U0262078

卫生健康法精品丛书

公共卫生与公共政策哲学

Philosophy for Public Health and Public Policy

打破盲区的桎梏

BEYOND THE NEGLECTFUL STATE

[英] 詹姆斯·威尔逊（James Wilson）著
龙柯宇 译

中国社会科学出版社

图字：01-2022-2122 号
图书在版编目（CIP）数据

公共卫生与公共政策哲学 ： 打破盲区的桎梏 / （英）詹姆斯·威尔逊著 ； 龙柯宇译 . -- 北京 ： 中国社会科学出版社，2024. 8. --（卫生健康法精品丛书 / 赵万一主编）. -- ISBN 978-7-5227-3882-6

Ⅰ. R126.4； D0

中国国家版本馆 CIP 数据核字第 2024YF9237 号

出 版 人　赵剑英
责任编辑　郭曼曼
责任校对　王　龙
责任印制　李寡寡

出　　版　中国社会科学出版社
社　　址　北京鼓楼西大街甲 158 号
邮　　编　100720
网　　址　http：//www.csspw.cn
发 行 部　010－84083685
门 市 部　010－84029450
经　　销　新华书店及其他书店

印　　刷　北京君升印刷有限公司
装　　订　廊坊市广阳区广增装订厂
版　　次　2024 年 8 月第 1 版
印　　次　2024 年 8 月第 1 次印刷

开　　本　710×1000　1/16
印　　张　21
字　　数　340 千字
定　　价　98.00 元

《卫生健康法精品丛书》
总 序

岁聿云暮，时乃日新。党的二十大报告明确指出，要推进健康中国建设。人民健康是民族昌盛和国家强盛的重要标志。把保障人民健康放在优先发展的战略位置，完善人民健康促进政策。党的二十届三中全会进一步强调，要聚焦提高人民生活品质，健全社会保障体系，增强基本公共服务均衡性和可及性，推动人的全面发展。要实现上述使命任务，并不断满足人民群众日益增长的健康需求，就离不开卫生健康法治的保驾护航。在新时代全面依法治国的背景下，必须更好地发挥卫生健康法治固健康之根本、稳健康之预期、利健康之长远的保障作用，以此进一步全面深化改革、推进中国式现代化，最终实现中华民族伟大复兴、促进人类文明进步。

卫生健康法学作为一门新兴交叉学科，是以卫生健康法及其规律为研究对象的法学学科，其涉及面向之广，且权具技术性、开放性和国际性等特质。2024 年 1 月，国务院学位委员会法学学科评议组编修发布了《研究生教育学科专业简介及其学位基本要求（试行版）》，首次将卫生健康法学列为法学二级学科。这是我国法学学科建设过程中的里程碑事件，标志着中国自主法学知识体系的不断完善，以及健康中国战略在法学领域的纵深推进。

西南政法大学于 2022 年自主设置了全国首个以“医事法学”命名的目录外法学二级学科。该学科定位为研究生阶段的交叉复合型法学专业人才培养，现拥有带生资格的硕士生导师 8 名、博士生导师 4 名，并于 2023

年招收了首届18名学术型硕士和2名博士研究生（一名为法学背景，另一名为医学背景），2024年招收了第二届11名学术型硕士和3名博士研究生。近年来，该学科专业团队抓住了国家实施健康中国战略以及成渝地区双城经济圈建设的重要契机，针对我国卫生健康事业发展中急需但目前发展较弱，甚至欠缺的法治领域进行挖潜补短，形成了“卫生健康法学基础理论”“数字医疗法治”“健康医疗保障法治”“医事组织合规治理”“医事纠纷多元化解机制”“人口调控与卫生服务法治”这六个极具“西政特色”的学科研究方向，并产出了一系列高水平的学术成果，促进了卫生健康法学研究向系统有序化方向发展。在此基础上，学校审时度势、与时俱进，于2024年6月正式成立了西南政法大学卫生健康法治与社会发展研究院。

在深入开展学习习近平法治思想和习近平总书记关于卫生健康工作重要论述精神的关键时期，我们与中国社会科学出版社精诚合作，打造了这套《卫生健康法精品丛书》，收录了学界极具代表性的著述，包括专著、译著、教材、论文集、案例汇编、名家讲坛实录等多样化形式。该丛书是我校卫生健康法学科教师潜心治学、刻苦钻研的代表性成果集群，旨在反映学科研究的最新进展，加快学科推陈出新、迭代更新、交叉创新的步伐，构建中国特色卫生健康法学学科体系，探索形成具有鲜明特色的多学科交叉融合研究路径。这套丛书的内容大多围绕卫生健康法治领域的重大现实议题展开，既有国内研究，又有比较法研究；既有经验挖掘，又有理论探讨；既有规范研究，又有实证研究；既有个案追踪，又有类案分析。需要说明的是，“卫生健康法精品丛书”是一套与时俱进、持续开放的大型系列丛书，今后学界同人的学术书稿在经过遴选后，仍可纳入其中出版。相信经过不断的积累和沉淀，该丛书必将蔚为大观，成为卫生健康法学界极具标识度和影响力的文库典范。

举网以纲，千目皆张。当今时代，各国都面临着卫生治理的历史性考验，通过加强卫生健康法治以保障经济生产和维护社会稳定是法治国家的理性选择。这不仅关乎国家及人民的卫生健康利益，也影响着未来若干年全球卫生治理格局的演变。我们希望能够秉持“人民健康至上”的理念，以“卫生健康法精品丛书”的出版作为新起点，以更加严谨的态度，更加专业的研究，以及更具深度的实践，不断开创卫生健康法治建设的新局面。

春山可望，未来可期。唯愿我国卫生健康法学科扬帆起航，蓬勃发展，长风破浪会有时，直挂云帆济沧海！

西南政法大学卫生健康法治与社会发展研究院院长，教授，博士生导师

2024年7月1日

序言一

国家维护公民健康权的伦理反思

胡玉鸿

中国法学会法理学研究会副会长、

华东政法大学人权研究院院长、教授、博士生导师

“健康”是洛克《政府论》中明列的自然权利之一，代表着生存于世间的人们对幸福生活的渴望。在现代社会，“健康”更以其普遍性、重要性和现实性而广为人们所关注。“普遍性”是因为健康与每一个体的生存、生活质量密切相关，谁也不能无视健康问题；“重要性”是因为是否拥有健康的体魄和精神状态，决定着个人才干能否施展、人生抱负能否实现，而总体的健康更代表着一个国家、一个民族的基本素质；“现实性”则是因为自然的、社会的各种因素无时无刻不在影响着人们的生存，例如空气质量如何、是否存在疫情等，就直接或间接地决定着人的寿命与体质。与此普遍性、重要性和现实性相对，“国家”在人们的健康问题上扮演着怎样的角色，无疑也是法学、政治学、社会学等学科关注的话题。正如学者强调指出的那样，“虽然个人健康这个概念可能是主观的不确切的，但它是人之为人的幸福和尊严的重要条件。一般认为，国家在此方面承担一定的责任。显然，国家不能保证个人的健康，但它们是最适合创造个人健康得到保护甚至可能得到改善的某些基本条件的实体”。[①] 换句话说，每个

① ［挪］A. 艾德等主编：《经济、社会和文化权利教程》（修订第 2 版），中国人权研究会组织翻译，四川人民出版社 2004 年版，第 140 页。

人固然是自己健康的“第一责任人”，但是否能够获致健康又与国家的积极施为有着密切的关联。正因如此，健康权脱颖而出，成为现代人权种类中的一项重要内容。根据学者的界定，健康权包括以下两部分：一是使用公共卫生医疗服务的权利；二是传染病与地方疾病可在其中加以防范和控制的公共卫生秩序权利。简言之，健康权是每个社会成员都有权获得来自国家的健康服务，例如病有所医且能让人们看得起病、吃得起药；人们有权要求在发生大规模疾病风险如疫情时，国家必须采取措施加以防范与控制。正是从这个意义上说，健康权不是指每个人都能获得健康的权利，而是指国家和社会提供相应的资源、平台，采取必要的政策、措施，来为人们提供健康方面的服务与保障。由此可见，健康权是一种典型的积极性权利，即要求国家从维护人们健康的角度出发，通过主动预防、积极应对等方式，为人们健康权的实现尽可能提供全面和完整的保障。在联合国经济、社会和文化权利委员会的第 14 号一般性意见中，将各国在健康权方面的“核心义务”概括为如下几个方面：（1）确保能够在不受歧视的基础上获得卫生设施、物资和服务的权利，特别是对弱势和被边缘化的群体而言；（2）确保能够获得最低限度的、有充足营养和安全的基本食物，确保所有人免受饥饿；（3）确保能够得到容身之处、住房和卫生条件，以及充分供应安全和洁净的饮用水；（4）根据世界卫生组织随时修订的《基本药品行动纲领》，提供基本药品；（5）确保公平地分配一切卫生设施、物资和服务；（6）根据流行病的实际情况，采取和实施国家公共卫生战略和行动计划，解决整个人口的卫生关注。[①] 应当说，这都是从“最低限度”的角度来确定国家义务，所有对本国人民负责的国家，都必须履行最低限度的国家义务。

对个人发展而言，健康权的意义与功能都是明显可见的。如果说能否生存与是否健康明显相关，那么，没有健康也就不能生存，自然也就没有个人的发展。正如学者指出的那样，“对于那些缺乏物质性和生产性资产的人，劳动力或健康的身体构成了大多数生存策略的核心内容，因而可能是最重要的资产……损失一位有生产能力的成年人，‘无论是由于疾病、死亡、离婚，还是由于不负责任，都会显著地削弱一个家庭面对外界冲击的能力，因而是

---

① ［澳］本·索尔、［澳］戴维·金利、［澳］杰奎琳·莫布雷：《〈经济社会文化权利国际公约〉评注、案例与资料》（下册），孙世彦译，法律出版社 2019 年版，第 860 页。

导致贫困的主要原因之一'"。[1] 自然，这还只能算作健康权在个人发展方面的间接作用，而其直接的作用表现在：首先，只有具有健康的心理素质和强壮的身体素质，人才能借助这一健康的躯体为自己的发展提供可靠的人力资源。人们现实生活中常言的一句话“身体是革命的本钱”，就体现了健康对于个人发展所具有的决定性意义。不仅如此，健康还不只是躯体的健康，同样包括心理的、社会的等多方面的因素。世界卫生组织给出的健康定义就很能说明问题，即健康指的是“健康的个体和群体能满足其生存的期望，能适应各种环境的改变。健康是人类与物理、生物和社会环境的平衡，是各种功能活动的和谐”。[2] 可见一个健康的人不仅能够保持身体的强壮与活力，而且能拥有健康的心灵以及适应社会环境的生理和心理能力。可以想象，只有这样的人才有真正意义上的发展能力，因而健康权的保障，对于人们更好地塑造自我、发展自我提供了前提条件。其次，健康涉及人之方方面面，而没有哪个人能在一生中保证自己不生疾病、不遇风险。正是因为疾病与个人如影随形，所以学者专门提到：“医疗是人类的一种基本需要，任何人都不应该因为缺乏获得医疗的经济资源而遭受疾病的痛苦或者死亡。”[3] 特别是之前被人关心忽视的精神疾病问题，在很大程度上影响着人们的自我发展。联合国委派的健康权特派员保罗·亨特发布了一份有关精神疾病的报告，其中就提到：“每四个人中就有一人，会在其人生的某个阶段遭受精神失调的痛苦。此外，这种失调情况的发生率还在不断增长。”这种精神类疾病“除了有时受到使人痛苦难熬的限制外，各种情况带来的污名化往往导致对那些受影响者的歧视，而这又可能致使他们被边缘化”。[4] 不难想象，处于这一境地之下的人群，不仅生存方面会遭遇极大的困难，发展自我、提升自我、展现自我的人生梦想同样会是南柯一梦、终成泡影。再者，虽然每个人都是自己健康

---

① ［印度］迪帕·纳拉扬等：《谁倾听我们的声音》，付岩梅等译，中国人民大学出版社2001年版，第61～62页。

② 见窦孟朔等《中国特色社会主义民生理论研究》，人民出版社2018年版，第753页。

③ ［美］戴安娜·M·迪尼托：《社会福利：政治与公共政策》（第七版），杨伟民译，中国人民大学出版社2016年版，第329页。

④ 《健康权特别报告员的报告》，载［澳］本·索尔、［澳］戴维·金利、［澳］杰奎琳·莫布雷《〈经济社会文化权利国际公约〉评注、案例与资料》（下册），孙世彦译，法律出版社2019年版，第861～863页。

的第一责任人，但健康所遭遇的风险往往是个人难以预料、难以应对、难以防范的。当人们面对如传染性非典型肺炎、新冠这类传播性极强、危害性极大的流行性疾病而言，由个人来承担照护自己的责任明显是不合适的、也是不公平的。正因如此，在人的健康方面产生了新的观念，也催生了新型的健康权利。所谓新观念即“预防与治疗不再被认为纯属私人按照自己的意愿加以关心或忽略的问题，而是关系整体社会的”。① 只有为全体人民的健康赋予丰富的法律权能基础和奠定坚实的制度保障，才能为全体人民守好健康的防线，为人们的发展提供政策、制度和法律上的助力。

正因如此，英国学者詹姆斯·威尔逊所著的《公共卫生与公共政策哲学：打破盲区的桎梏》一书在国内的翻译出版，就具有重要的理论借鉴意义。在作者看来，国家在公民健康问题上既不能是过度干预的“保姆式国家”，也不能是“失职的国家”，即没有采取本可以采取的简单措施来降低健康风险，结果让大量的人受到伤害或者死亡的国家。在这二者之间，如何找到合理的平衡，正是本书的主旨所在。为此，作者从哲学角度探讨如何为公共卫生政策提供基础性的指引，特别强调了伦理价值在公共卫生中的作用。与传统反对国家干预的主流政治理论不同，作者认为，对其治下公民的健康问题不管不问的“失职的国家”，不仅会导致人们的健康遭遇普遍的风险，同时也在伦理上欠缺正当性和道义性。这一视角为我们理解“健康权”或本书所称的“公共健康权”的权能内涵有着极为重要的意义。一定程度上而言，健康权很重要甚至很神圣，但健康权同样很奢侈也很脆弱，如果没有来自国家和社会的帮助、扶持，人们就很难真正完整地实现这一权利。因此，人权理论中的防御权固然重要，但受益权也不可或缺。

译者龙柯宇博士长期致力于医事法的教学与研究，发表了许多重要的学术成果，是国内此领域年轻学者的代表。其译文练达精确、文义传神，读来质朴流畅，无有些译著佶屈聱牙之弊。承蒙不弃，令我为序，却之不恭，勉力为之，以此祝译著问世。当然，我们也希望通过这一著作的出版，能推动国内有关健康问题的学术研究，为人们幸福生活的达致构想出更为合理的公共卫生政策和法律方案。

---

① ［法］Jacques Donblet：《人权与社会安全》，黄昭弘译，载李钟桂主编《福利国家与社会安全》（宪政思潮选集之六），“国民大会宪政研讨委员会”1981 年版，第 543 页。

序言二

再谈翻译作品的“信、达、雅”

写在《公共卫生与公共政策哲学：打破盲区的桎梏》出版之际

李文彬

清华大学出版社编审，法学资深编辑

“信、达、雅”翻译作品三原则，早已是学者在翻译原著过程中所追求的最高信条，也是大家评价一部译稿翻译水平高低的不二法门。

此刻，我再谈起这个话题，是源于应龙柯宇老师之邀，为其译作《公共卫生与公共政策哲学：打破盲区的桎梏》出版写序。

龙老师翻译的这本专著，作者是英国伦敦大学学院哲学系詹姆斯·威尔逊（James Wilson）教授。这是一部学术性很强的著作，作者立足于哲学的本性，从功能主义视角出发，探讨了好的哲学可以为公共卫生政策做出何种贡献，旨在使读者更为理性地看待国家在保护和促进健康方面的职能。作者通过大量的事例分析，提出将价值纳入卫生领域决策的可行性路径。作者在针对尽责的决策过程中可能出现的一系列重要问题，诸如伦理推理的内部与外部有效性、公共健康权、健康不平等、传染性疾病等，一一阐明了政策制定者应当采用的、用于改善人口健康的战略举措。

面对这样一部学术性很强的著作译稿，我立足编辑的视角将其通读完成，并明确推荐给她的特定读者：在法学、哲学、医学、社会学、政治学以及公共卫生管理领域中的研究者、从业者，还有相关专业的高校师生。

“信、达、雅”三字最先是我国清末新兴启蒙思想家严复提出的。其在《天演论》中的“译例言”讲道：“译事三难：信、达、雅。求其信，已大难矣！顾信矣，不达，虽译，犹不译也，则达尚焉。”

按照严氏所曰，“信”，是指意思不悖原文，即译文要准确，不偏离，不遗漏，也不要随意增减其原来意思。“达”，是指不拘泥于原文形式，译文通顺明白。“雅”是指译文所选用的词语要得体，追求文章本身的古雅，简明优雅。

然而，面对当下数以万计的翻译作品，哪一部著作可为“信、达、雅”完美经典的体现，可谓仁者见仁，智者见智。但在佛教界，鸠摩罗什大师翻译的《金刚经》确为信众一致公认的最好佛经，从“信、达、雅”翻译标准来看，堪称佛经译文中的经典之作。

《金刚经》从印度经西域传入中国，自东晋到唐朝共有6种译本，除鸠摩罗什大师的译本外，还有玄奘、菩提流支、真谛、达摩笈多、义净的5种译本。

与其他译本相比，鸠摩罗什大师的翻译在文体上一改过去朴拙的风格，务求达意，译文简洁晓畅，妙义自然诠显无碍，深受众人的喜爱，也成为至今传播最广泛的一种佛经。

鸠摩罗什因羁留凉国十余年，对中土民情已经非常熟悉，加之他谙熟汉语文字，使其将印度(梵文)外来文化与中国文化融会贯通。他翻译的《金刚经》译文“一切有为法，如梦幻泡影，如露亦如电，应作如是观”，文辞优美，郎朗上口，信众相传。

鸠摩罗什在翻译《金刚经》过程中，深悟佛经要义，创造出一种特殊的翻译佛经的方法，即不去直接翻译原有的意思，而是采取用音来译，这种介于汉语与梵文之间的翻译，被民国时期新文化运动的领袖胡适先生大为称赞。比如“波罗蜜多”，其亦为梵语意译。“波罗”是“彼岸”的意思，“蜜”是“到”的意思。直接译文就是“到达彼岸”。印度人常把做某件事从开始到达目标之间所经历的过程，称为“波罗蜜”，即为佛教中常用的“度”（到彼岸）的意思。鸠摩罗什在面对“波罗蜜多”时，认为若将其意思直接翻译出来，便失去佛经中的“波罗蜜多”真正含义，即生命是如何度过的，如何从虚空的阶段到达真理的过程，于是鸠摩罗什在翻译时直接采用“波罗蜜多”音译。

再比如，《金刚经》中的“波若”（bō rě），其表面意思为“智慧”。鸠摩罗什在翻译时，也没有把它翻译成汉语中的“聪明或智慧”。他认为，《金刚经》中的“波若”与汉语中讲到的普通人的聪明或智慧存在着巨大的差异。“波若”是佛家所说的特殊智慧，是能够了脱生死、超凡入圣的大智慧。所以他便采取了用音来译的方法，让人们通过诵读去深刻领会“波若”的含义。

在外来文化传译到中国的历史中，鸠摩罗什大师的《金刚经》开创了空前的盛况，其翻译的《金刚经》不仅成为佛教界的永久经典，同时在文化传播、语言文学以及科技发展等领域也产生巨大的影响力，《金刚经》已成为学者们翻译外来作品永远学习、膜拜的典范。

告别佛经，回归法学，我们来看法学翻译作品中的“信、达、雅”。

在与我合作出版翻译作品的多位译者中，其中孙新强老师（北京航空航天大学法学院，知识产权法教授、博士生导师）是与我讨论译稿内容最多的一位译者，孙老师通过国内知识产权这个学科，因翻译错误出现各种问题，导致教学与科研陷于困境，指导我认清翻译作品三原则中，“信”是法学译稿中最重要的内容。

下面，我截取孙老师发表在《人大法律评论》（2016 年卷第 2 辑）文章中的摘要，来论证在翻译过程中，对基本概念翻译出现的错误，导致了知识产权法在教学中出现的种种困境，加深认识与理解“信，是指意思不悖原文，即译文要准确，不偏离，不遗漏，也不要随意增减其原来意思”的定义内容。

在英文中，Intellectual Property 的本义为“智力财产”，指由人的智力劳动所创造的财产，以区别于传统的 Physical Property（“体力财产”），即由人的体力劳动所生产的财产。20 世纪 70 年代初期，在我国学界尚未对 Intellectual Property 进行过深入考察和全面研究的背景下，相关工作人员在翻译 WIPO 一术语时，误将其中的 Intellectual 译为“知识”，又以经济学术语“产权”对应另一个法律概念——Property，从而形成了今天的“知识产权”。此汉译概念不仅未能表达原文的本义，更未能传达出原文所隐含的联想信息，被立法机关接受后在概念法学盛行的我国学界遗患至今。[①]

众所周知，我国知识产权教学、研究是从20世纪90年代开始的，21世纪初进入了高速发展的时期，体现在全国不少高校专门设立知识产权学院，培养本科生、硕士研究生、博士研究生；知识产权法院在北京、上海、广州、成都相继建立；知识产权教育与科研，司法审批与保护整个体系建构完成。中国知识产权单以专利申请一项也成为全球专利申请量最多的国家之一。

然而，我国成熟科学的知识产权理论体系现实中并没有构建起来，知识产权的基础理论，如知识产权的概念、知识产权的特点、有体财产权和无体财产权的划分等，国内学者依然观点相左，争议不断，尚未达成一致的理论共识。在教学课堂以及本科教材中可以明显地感觉到这种争议。

目前，国内出版的知识产权法教科书给知识产权下的定义就有多种表述，仅列举以下4种。

1. 知识产权是人们对自己的智力活动创造的成果和经营管理活动中的标记、信息依法享有的权利。[②]

2. 知识产权是法律赋予权利主体对创造性智力成果和工商业标记等知识享有的专有权利。[③]

3. 知识产权是人们依法对自己的特定智力成果、商誉和其他特定相关客体等享有的权利。[④]

4. 一般认为，知识产权是对智力成果与工商业标记享有的民事权利。[⑤]

面对同一知识产权概念，就出现不同文字的表示内容，这给学习知识产权入门的学生造成巨大的认识困惑，反思现状，其中造成这一概念混乱的原因之一，就是在最初引进 Intellectual Property 概念时，翻译者对 Intellectual Property 的不理解，按照翻译 WIPO 术语，误将其中的 Intellectual 译为“知识”，又以经济学术语“产权”对应另一个法律概念——

---

① 孙新强：《“知识产权”——民法学之殇》，《人大法律评论》2016年第2期。

② 吴汉东主编：《知识产权法》（第四版），法律出版社2011年版，第3页。

③ 李春华、董文晶主编：《知识产权法》，法律出版社2014年版，第3页

④ 王迁：《知识产权法教程》（第四版），中国人民大学出版社2014年版，第3页。

⑤ 北京市科学技术进修学院编：《企业知识产权》，科学普及出版社2013年版，第3页。

Property，从而形成了今天的“知识产权”。

“知识产权”定义难的困境是因误译 Intellectual Property 而造成的。因此，走出当前困境的出路，是正确理解和把握 Intellectual Property 的本义——智力财产。例举这一事例，就可看出翻译三原则的重要性，尤其是对“信”的理解与遵守。

通过前文正反两个实例，再谈翻译作品三原则的重要性，“信”是翻译著作内容的基石，“达”是基石上的形式要求，“雅”则是基石的锦上添花，不理解不遵守翻译三原则的“信”，就会出现诸如现实中知识产权学科的一片混乱。

最后，作为从事出版工作的资深编辑，我为像龙柯宇老师这样负有学术追求、在学术引进中甘为铺路石，攀登学术之峰勇做人梯的奉献精神表达最崇高的敬意。

中国法学在 20 世纪 80 年代，法学界著名的学者、教授当年为中国的法学发展，法治建设，他们不负辛苦，耕耘不止，翻译出大批国外经典的学术著作，成为影响几代法学人的精神食粮，在今年商务印书馆“汉译世界学术名著丛书”1000 种首发式现场，我们看到了学者翻译作品的薪火传承。

译者所承担的文化传递与情感沟通的独特价值，是促进人类文明交流的重要工作；中国需要更好地了解世界，世界也需要更好地了解中国。

前言

本书旨在帮助读者更为清晰地思考国家在保护和促进公民健康方面的职能。欲达成此目的，需要对一系列深层次的问题进行反思，诸如公共政策的制定，价值观的本质以及如何对其展开缜密的思考；健康的概念，为什么保护并促进公民健康理应成为任何一个宜居国家的一项承诺义务。

包含医疗保健专业人员在内的许多人，对于健康以及国家应采取的健康保护措施（包括生物医学式健保和被动式健保），都有自己的看法。生物医学模式将医学视为一门预防疾病和修复身体机能障碍的科学，信奉无病即健康。被动式卫生体系并没有将疾病预防置于首位，相反，只有在个体患病之后，才会竭力促使其完全恢复健康。被动式的生物医学体系，很可能会导致系统性地优先使用昂贵的、先进技术的终极治疗手段，而非那些更为经济的、可以拯救更多生命的长期性措施，即使其拥趸者一边又在宣扬重视预防工作。

在本书的结尾，笔者试图说服读者转向一种更为深入、积极的方式去思考健康问题，以及国家在保护和促进公民健康方面的作用。这种更为深入的方法，以人类健康权的理念为基础，特别是涉及公共健康权的部分。为此，需要我们越过医疗权是否应该存在的争论，转而关注更为广阔的领域，去考量享有健康生活所需必要条件的权利。

将保护和促进公民健康置于政府公共卫生政策的核心，不仅在实践中较难落实，在伦理上也存在争议，有人指摘此种政策是“保姆式国家”或“健康主义”，抑或是对个人甚至企业自由的非法干涉。笔者认为，这样的看法，是彻底的本末倒置。安全和保障是美好生活的基础，而“国家失职”的预期至少和“保姆式国家”一样令人生畏。国家失职，意味着其未能采取具有成本效益的适当措施来提高公共安全，对所有人的生命和健康给予无情的漠视，尤其是对弱势群体。

本书也探讨了哲学的本性问题，以及好的哲学可以为公共政策做出何种贡献。笔者认为，哲学对于有条理地检视卫生政策，甚至是更为广泛的公共政策，不仅有效果，而且至关重要。但是，为了让哲学发挥它应有的作用，哲学家也有必要去容忍那些偶然的、棘手的和政治性的事件——一种借鉴哲学实用主义传统的方法。

致谢

笔者对公共卫生伦理的兴趣，源自与安格斯·道森的一次对谈。在2007年前后，我们一同在基尔大学的专业伦理中心任职。从那时起，安格斯就对笔者的思想发挥着引导性的作用。自2008年以来，笔者任职于伦敦大学学院（University College London, UCL），学院提供了绝佳的研究环境，终成此书。从2009年开始，笔者与乔纳森·沃尔夫在一起执教数年，讲授有关“国家和全球层面的健康正义”的课程。与当时的哲学、正义和健康中心的其他成员一起，我们召开了一系列关于正义和健康公平的研习会和正式会议。

从2012年起，笔者成为伦敦大学学院健康哲学、政治学和经济学硕士课程的召集人。本书中的大部分素材都与该课程的各届学生讨论过，非常感谢他们提出的相关见解和疑问。笔者还很幸运地与一群非常有天赋的研究生合作过——书中对他们的部分工作予以了回应，包括加布里尔·巴达诺、本·法德尔、贾斯珀·利特曼、波莉·米切尔、亚历山大·加耶维奇·萨耶格以及弗朗西斯卡·斯图钦。特别是在书中关于优先次序的探讨，笔者从与伦敦大学学院—伦敦国王学院社会价值小组的长期跨学科合作中受益匪浅，成员包括：维多利亚·查尔顿、克莱尔·库塔斯、卡塔琳娜·凯斯利希、彼得·利特尔约翰斯、凯瑟琳·麦克斯、波莉·米切尔、安妮特·里德、本尼迪克特·朗博尔德、阿尔伯特·威尔、格里·韦斯特以及其他偶尔合作的伙伴。

多年来，笔者与艾伦·克里布就哲学与社会科学之间的关系进行了多次对话，尤其是如何在保留分析哲学标志性的严谨与清晰的同时，又能以一种更具情景化、动态性和权力关系意识的方式去重构哲学，获得了许多帮助。艾伦撰写的《健康与美好社会》（牛津大学出版社2005年版）

一书，在笔者最初接触上述话题时起到了重要的作用，并持续从他的建议和彼此友谊中受益。

与政策专家共事以及作为各类国家委员会成员的经历，极大地影响了笔者对公共政策哲学的态度。在2011年到2012年，笔者借调到皇家学会的科学政策中心担任高级政策顾问，并与杰西卡·布兰德、托尼·麦克布赖德和杰克·斯蒂尔戈展开了密切合作，这段经历产生的影响尤其深远。自2013年起，笔者一直是多个国家委员会的成员，就规划、科研和商业活动中所涉伦理和数据治理，向英国国民保健署（National Health Service, NHS）提供建议。自2016年起，笔者成为了国家数据保护顾问小组的成员，有机会近距离观察国家层面的政策制定，并为之贡献一己之力。从乔安妮·贝利、已故的菲奥娜·卡尔迪科特爵士、艾伦·哈西、乔纳森·蒙哥马利爵士和伊芙·萨里扬尼杜身上，笔者获益良多。

多位同事对该书的全部或部分内容给予了评论。在此，笔者要特别感谢乔纳森·安诺玛莉、理查德·库克森、艾伦·克里布、安格斯·道森、维姬·恩特威斯尔、丹尼尔·赫伦、斯蒂芬·约翰、布鲁斯·劳伦斯、波莉·米切尔、帕拉什科夫·纳切夫、本尼迪克特·朗博尔德、伊丽莎白·拉塞尔、马塞尔·维尔维伊吉、维丽娜·怀尔德以及乔纳森·沃尔夫。

本书所用素材的早期版本已在如下地点发表：安特卫普大学、亚里士多德学会、贝尔法斯特女王大学、伯明翰大学、布里斯托大学、布罗切尔基金会、卡迪夫大学、剑桥大学科学与政策中心、根特大学、基尔大学、伦敦国王学院、兰卡斯特大学、伦敦大学、里昂高等师范学院、曼彻斯特大学、明斯特大学、纳菲尔德生物伦理委员会、牛津大学、梵蒂冈宗座科学院、罗汉普顿大学、波鸿鲁尔大学、苏黎世大学，以及在里耶卡、新加坡、鹿特丹、墨西哥城、爱丁堡和班加罗尔举行的世界生物伦理学大会。感谢所有听众提出的问题和评论。

最后，笔者要感谢家人朋友的帮助和支持，书中所述问题经过了多年的讨论，感谢维克多·杜拉-维拉、米莱娜·努蒂和拉吉·塞加尔。对于阿比·帕特里克，在此致以特别感谢。

第2章收录了笔者最初发表于《莫纳什生物伦理学评论》（2014年第32卷，第3—21页）的论文《拥抱复杂性：理论、案例和生物伦理学的未来》

中的部分段落内容。而第3.2章节和第3.3章节，包括表3.1，也采用了上述论文的相关内容。第3.4—3.8章节修订了笔者发表于《亚里士多德学会会刊》（2016年第116卷第2期，第1—26页）的论文《思想实验的内部和外部效度》。第2.2章节和第3.2章节借鉴了笔者一本尚未出版的、关于哲学与伦理学转化研究的书稿材料——感谢该书的合著者莎拉·爱德华兹和杰伦特·里斯。第5章修订了笔者发表于《公共卫生伦理学》（2011年第4卷第3期，第269—279页）的论文《为什么是时候停止担心卫生政策中的家长制了》，还有部分内容来自笔者发表于《医学伦理杂志》（2016年第42卷，第367—375页）的论文《公共卫生权》。第6章也大量引用了《公共卫生权》一文的内容。第7.6章节修订了笔者发表于《应用哲学杂志》（2012年第29卷第3期，第186—199页）的论文《为专利药物付费很难证明是合理的：关于时间折现和医疗需求的争论》。

第8.6章节引用了论文《慈善资本主义和全球卫生》里的几段文字，该文载于所罗门·贝纳特和吉莉安·布洛克主编的《全球卫生：伦理挑战》（剑桥大学出版社2020年版）一书的第416—428页。转载的这部分内容得到了剑桥大学出版社授权。论文《健康不平等》——载于A.道森主编的《公共卫生伦理学：政策与实践中的核心概念》（剑桥大学出版社2011年版）一书——中的部分内容以修订版形式呈现于第9章。转载的这部分内容得到了剑桥大学出版社授权。第10.3章节的部分段落以及第1章的1个段落的早期版本出自《谁拥有抗生素的有效性？》一文，载于J.科根和S.戈拉主编的《全球卫生与国际社会：伦理、政治和监管挑战》（布鲁姆斯伯里出版社2013年版）一书的第151—164页。这部分段落已由布鲁姆斯伯里出版社授权转载。第10.4章的几个段落借鉴了笔者与特蕾西·钱特勒和埃米莉·卡拉菲拉基斯发表于《应用卫生经济学和卫生政策》（2019年第17卷第3期，第265—271页）的《疫苗接种——是否可以对不遵守规定的行为予以惩罚？》一文。第10.5章节修订了最初发表于《疫苗》（2014年第32卷，第7179—7183页）的《根除疾病的伦理学》一文。

目 录

第三部分 结构正义

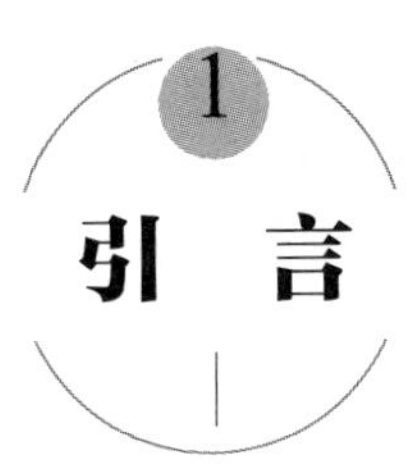

1 引 言

政府为了保护我们的健康，所采取或未及时采取的措施，会对我们的生活前景产生重大影响。几乎所有人都认为长寿（尤其是更加健康的长寿）是件好事，但为此有时需要付出高昂的代价。抵御健康风险不仅需要大量的财政支出，还需要国家积极发挥监管作用，通过强制力解决，干预公民的选择。

将健康置于首位，势必要求大多数政府全面重构办事优先顺序——对于这种转变，一部分民众会持积极接受态度，另一部分民众则会强烈反对。世界各国的决策者们都在竭力寻找一种平衡。就公共卫生政策而言，常见的情形是：干预力度超过了相当一部分公民的接受程度，但仍不足以降低特定疾病的发病率，尤其是在导致健康风险增加的因素存在争议或不易为政府所掌控的状况下。

肥胖症的增多为我们提供了一个强有力的但过于常见的例证。从 1980 年至 2015 年，195 个国家中有 73 个国家的肥胖症患病率增长了一倍，其余大多数国家都呈现出持续增长态势（Afshin et al., 2017）。肥胖呈流行趋势，日益成为影响人类健康的一种全球性疾病，因为它是诸如 2 型糖尿病、冠心病、中风、骨关节炎、部分癌症等疾病的重要危险因素之一。全球疾病负担研究（Global Burden of Disease Study，GBD）的研究者们在 2015 年曾做出估算，高体重指数（Body Mass Index, BMI）每年导致 400 万人的死亡，全世界失去了 1.2 亿年的健康生活时间。

虽然肥胖症的患病率在各个国家几乎都处于上升状态，但国与国之间仍存在较大的不同：在 2017 至 2018 年间，美国男性肥胖症的患病率为 42.7%，英国为 27.4%，而日本只有 3.8%（World Obesity Federation,

2020）。各国肥胖症患病率的上升，以及显著的国别差异，都亟须进行分析。尽管人们一致认为社会可控因素会对肥胖症患病率有非常大的影响，但具体哪些因素最具关联性，仍存在争议。可能的成因包括（非完全列举）：久坐不动的工作取代了体力劳动；汽车通勤增加，而其他交通方式减少，如步行或骑自行车；食用传统的家庭饭菜减少，而预包装和加工食品增多；相较于加工食品，新鲜水果和蔬菜变得更加昂贵，导致“食物沙漠”（food deserts）现象；① 高脂肪和高糖分的食物价廉且随处可得；食物分量增加；肥胖常态化，他人的体型对健康体型的认知起着锚定作用；大量使用抗生素影响肠道菌群结构，使肥胖症更容易发生。

总的来说，对肥胖症增加的解释是复杂且有争议的，这只是问题的一个方面。人们也越来越意识到，即使对相关原因有了较好的理解，也不一定意味着能够预防肥胖（Kelly and Russo, 2018）。在减少肥胖这件事情上，国家是否应介入，也存在广泛的分歧（Anomaly, 2012）；进而，一些潜在的有效政策，譬如对肥胖的污名化，是否只因为存在伦理问题，就不在考虑之列（Callahan, 2013; Ulijaszek, 2017）。决策者在面对日益严峻的健康问题时，既没有充分了解患病率上升的原因，也无可行的、社会可接受的解决方案，肥胖症只是诸多情况中的一种。

本书旨在利用哲学工具来阐明国家保护和促进健康的行动背后的伦理正当性，以及决策者应当采用的、改善人口健康的高级别战略。我们将进行一次研究之旅，去阐明公共政策中关于证据性质的若干重要问题：为什么决策者需要采用复杂的系统方法来开展工作，以及为什么哲学需要适应现实并增加其历史性和语境关联性。引言的结尾处会更详细地介绍本书的总体论点，但在此之前，笔者需要就伦理价值在涉及健康（尤其是公共健康）的政治决策中的作用稍加说明。

1.1 伦理价值和协商式社区

所有的公共政策选择在关键点上都依赖于评估判断以及伦理分析和承

① “食物沙漠”概指“那些相对排除的地区，身处其中的人们要获得健康食品会遭遇物理和经济方面的障碍”（Reisig and Hobbiss, 2000）。

诺的核心所指。换言之，它们依赖于对是好与坏或对与错的判断。公共卫生亦不例外。有时，政策选择的伦理维度是显而易见的，比如某个国家需要决定是否将安乐死合法化，或调整投票年龄。即使在看似常规的情况下，决策者也必须选择是否要走这条路而非另一条，并在有限的预算范围内应该优先考虑哪些计划。这些选择，预设了对政策进行伦理价值评估的前提，即它们将实现或体现哪些伦理价值。

有时，会有人试图掩盖这一事实。对选择的描述和介绍，显得好像只纯粹关乎技术或财务层面的问题，抑或好像没有其他选项。针对任何重要的决定，此类描述都是为了避实就虚或混淆视听。尽管成本效益分析有时被表述为纯技术性的，实则蕴含了大量的伦理选择，从对于什么算作效益、什么算作成本的理解，到如何予以衡量，再到如何确定成本和收益的分配方式，以及是否（如果是，又该如何）对那些受损者进行补偿。决定一项可以降低死亡风险的干预措施代价过高，实质上是采取了某种评价拯救生命价值的伦理主张。

我们赖以生存的价值与我们选择嵌入制度中的价值，在实践层面是存在重大差异的。① 作为政治共同体的我们所面临的最严峻的问题是，如何以及用哪些价值来指导政策。探究这些问题的“正确”答案困难重重，因为不仅引发政治决策的具体价值存在争议，价值彼此间应该如何权衡取舍或相互协调，也存在广泛的分歧。

对一个价值问题而言，什么样的答案更好，以及应由谁来予以判定，并非显而易见；但重要的是，不要落入假设的陷阱之中，即因为这些问题难以作答，还伴随争议之声，便不值得认真对待相关尝试。当感到有些事情涉及底层的利害关系时，我们的选择也事关重大，只有在坚信这些评估性问题存在或好或坏的答案时，这种感觉才有意义。

有些人想当然地认为，出于一些原因，政治家最了解应该如何聚合伦理价值以及维系多价值之间的平衡，这是很荒唐的。在一个民主国家里，

① 笔者将价值理解为可以用来帮助理性决策的指南或措施。伦理价值只是价值中的一种，还有其他诸如财务价值或审美价值。在本书中，当笔者谈及价值时，除非另有说明，概指伦理价值。从最普遍的意义上讲，伦理学是一门旨在研究什么是正确和错误，什么对个人和社会有益的学科。

哪位政治家当选，是由选民决定的。如果政治家在伦理价值观方面的专长对国家福祉至关重要，那么建立民主制度的理由就值得怀疑了：在民主制度之下，所有的成人公民，无论自身的伦理学知识状况如何，都有资格在政治选举中自由投票。因此，如果把当选的政治家视为价值领域的专家，这将是一种奇怪的民主。政治家的伦理专长问题与他们的利益冲突并存，并被放大化。在利益冲突的领域中，取证行为与价值判断很可能受到影响，这意味着利益冲突所涉之人在判断何为公共利益时可能存有偏见。除了那些更加具体的、因个案而异的利益，政治家们的利益诉求在于获得连任以及其所在政党继续成功。尽管政治家们可能很难公开承认这一点（如果他们已经完全将政党路线内化，私下里也很难承认），但他们的自身利益很容易与公共利益相冲突，例如采取权宜之计（quick fixes），或避免做出必要但不受欢迎的决定。正如杜威等所说："一个权威的掌控者，只要他凭借权力强制执行其要求，就很难不去假设他的意志就是正确的。而且，即使他拥有世界上最美好的意愿，也很可能背离其他人的真正需求，无知与自私的危险重叠在一起。历史揭示出私人特权与官方身份相混淆的趋势。"（Dewey and Tufts, 1981: 226）①

公民之间的分歧与政治家之间的分歧相比，至少是一样多的。公民权和投票权通常会被赋予同一个地区出生的所有人，而不考虑任何的伦理品格抑或道德能力水平。因此，即便某些公民具备相关专业知识，但似乎不可能所有人都能如此。就拥有相关的伦理专业知识来说，多数决投票看起来并不是一种有效运用这种专长的方式，因为似乎不能保证伦理上最好的选择以及价值观是最受欢迎的。②

同样地，公民也会在令个人（或其他个体）受益和符合公共利益的事

① 有人可能认为，在代议制民主中，公民还是相信政治家会代表他们做出合乎伦理的决定，而且只要他们愿意，他们便有权信任政治家。对此，重要的是要区分作为一种态度的信任和值得信任的程度。信任既可以是好的，也可以是坏的。信任不值得信赖之人并非一件好事（O'Neill, 2002b）。因此，如果公民信任政治家会代表他们做出合乎伦理的决定，那么核心问题便是他们这样做是否明智——在这一点上，政治家在伦理学方面明显的学养不足与利益冲突的问题再次变得突出。

② 出现该问题的部分原因，归结于民主的协商方式要么强调一种开放式的商议模式，允许所有人根据自身的特定利益与专长去发表意见；要么体现一种基于自主的模式，强调参与决策的权利，无须依赖自身专长。

情上面临利益冲突。商业人士希望减少税收和相关规制，歌剧爱好者则发起保护对艺术的公共补贴的运动。即使人们普遍认为需要新建造一个有毒废物倾倒场，但很少有社区会同意最好的选址位于自己的辖区。

由于在识别和调用伦理专长方面存在明显困难，以及任何既有的伦理专长在实践中都有可能被部门利益左右，人们可能会对政治中的价值效用持悲观态度，进而相信即使存在伦理推理方面的专长，其在政治中也只能发挥边缘作用。

笔者坚信我们可以做得更好：我们必须寻求把价值以及合理的价值推理引入决策核心环节的方法。由于政治和哲学方面的原因，要成功实现该目标并不容易。在政治上，影响公民和政治家做出判断的利益冲突，会阻碍构建超越狭隘部门利益的政治生态。将定义价值的哲学理论转化为有助于指导实际政策的可行见解，也还存在着许多重大困难。正如第一部分所探讨的，哲学家要提供有用的伦理指导，需要了解特定政策领域所特有的复杂性：没有谁的知识领域大到足以设计出既具有普遍适用性又足够具体的、能够明智地指导实践的原则。

通过事例，本书给出了一种将价值纳入卫生领域决策的方法，这样做的目的不仅是对卫生领域进行反思，也为其他人在不同政策领域做类似的事情提供了可能性。探究价值在政策中的作用，卫生政策是一个很好的出发点，因为在该领域中，伦理价值是很难被忽视的。正如后续章节所述，医学伦理和公共卫生伦理领域已充斥着大量重要文献，而且还存在很多以制定、监督该领域伦理标准为宗旨的国内、国际机构。因此，若要研究价值观在政策制定中的作用，比起交通或城市规划政策，卫生领域是一个更为坚实的起点——尽管笔者相信本书采取的方法可扩展至各个领域。

1.2 定义健康

本书首要探讨的，是国家保护本国民众健康的能力和义务。健康是一个内涵丰富、含义广泛的概念，对于健康的界限划分，以及它与其他相关概念的关联，诸如福祉、疾病和残疾，学界存在明显的分歧（Boyd, 2000）。

许多医生和卫生官员迄今仍局限于狭义的生物医学健康概念。在生物医学模式下，健康意味着没有疾病，而医学则是一门旨在预防疾病和修复身体机能障碍的科学。通常与这种理念相关联的，是认为疾病可以用不涉及价值观的方式来定义：什么是疾病，以及某个人健康与否，都可以用纯粹的科学术语来确定（Boorse, 1977, 1997）。

与之相反，世界卫生组织（World Health Organization, WHO）一直以来主张健康是个包罗万象的概念，即“健康是一种生理、心理和社会福祉至臻完满的状态，而不仅仅是脱离了疾病和虚弱的状态”（World Health Organization, 1948）。这种更为宽泛的健康定义亦被人权文件采纳，例如《经济、社会及文化权利国际公约》第 12 条，不仅体现了对医疗保健权利的关注，还有对生理、心理和社会福祉所需条件的关注。这样的定义明显属于评价性层面，无法用纯粹的科学或不涉及价值观的方式加以概括。①

任何关于健康的概念都会将一些内容囊括其中，而将另一些排除于边界之外。由于对健康存在不同的理解，为了充分地保护和促进人口健康，所需的活动范围可能收窄或扩大。“健康”的定义到底是什么？这个问题未免太过简单。更好的提问方式是，我们想用“健康”这个概念来做什么。有理由认为，除非我们对健康有一个包含了某种功能标准规范的明确诠释，而非单纯的统计规律性，否则我们所希冀的健康的各种社会用途将无法实现，因此，用不涉及价值观的方式来定义健康，对政策制定者来说是无益的（Kingma, 2007）。那么，相关联的问题便是哪些价值应该贯穿于我们的健康概念和健康测量，以及它们应该如何做到这一点，而不是健康和健康测量是否应该是评价性的。定义和测量健康的正当目的存在多样性，而对于公共政策来说，明确地强调健康的某种特定解释以及如何测量健康，可能不会有什么成效。为了弄清原因，须得说明“健康”概念化时所需做出的选择。

辨明偏离健康的三种状态——疾病（disease）、病感（illness）和疾病属性（sickness）是有助益的。疾病主要是个生物医学概念，通常指涉生物医学上的功能障碍（biomedical dysfunction）或统计标准（statistical norm）

① 实践中，尽管存在官方定义，但世界卫生组织仍经常默认采用更容易操作的健康衡量标准，如预期寿命或死亡人数等指标，为衡量政策成功与否设定基准点。笔者在本书的第 9 章会更多地讨论与健康不平等有关的健康测量问题。

上的偏离。我们希望医疗保健专业人员能在某个特定个体是否患有疾病这个问题上发挥主导作用。病感与病人的看法和经历相关联，包括疼痛、不安、痛苦或者身体上其他的不适感。某人是否生病，通常是由自己来确定的，这是他的一项特权。

疾病属性是指一个人由于健康状况不佳，而涉及的社会认同的特定角色分配问题。某人是否具有疾病属性要从社会的角度来加以确定。具有疾病属性的人往往会被免除一些平时承担的义务，可能得到额外的帮助，也可能被剥夺平时的权利或特权。例如，当被赋予“疾病属性”后，相应的社会角色可能意味着被要求停止工作，并领取福利津贴，或被禁止驾驶。被赋予不同疾病和病感（diseases and illnesses）的社会角色存在文化变量，而且会随着时间的推移而改变——塞缪尔·巴特勒（Samuel Butler）在其1872 年的反乌托邦小说《埃瑞璜》中生动地探讨了这一点。他设想在某个国家里，健康状况不佳被赋予了与犯罪相关联的社会角色，极端不道德行为则与健康状况不良的社会角色联系在一起。①

有一些情况——许多人可能认为是健康状况不良的典范案例——疾病、病感和疾病属性同时发生。以腿骨折或一场流感为例，在这些情况下，身体的某个器官或某个部分在生物医学意义上不能正常运作（腿骨折了或感染了流感病毒）。此人处于痛苦之中，感觉很不舒服，而且这些疾病也被赋予一个公认的病态角色（sick role）（例如，不会要求一个患流感的人上班；人们会在公共汽车上给一个腿骨折的人让座）。

如果一种情况只结合了疾病、病感和疾病属性这三个要素中的一个或

① “这是我所了解的情况。在那个国家里，如果一个人健康状况不佳，或染上任何疾病，或在七十岁之前身体出现任何问题，他就会在由同胞组成的陪审团前接受审判，如果罪名成立，就会被公众奚落，并根据情况判处或多或少的刑罚。如同犯罪行为一般，疾病也被分为重罪和轻罪——一个人因重病会受到重罚，而 65 岁以上的人视力或听力不好，但迄今为止身体健康，则只作罚款处理，或在不罚款的情况下对其予以监禁。但是，如果一个人伪造支票，或纵火烧屋，或暴力抢劫，或做出任何其他在我们国家属于犯罪的行为，他会被送到医院，进行公费医疗和精心护理，或者如果他健康状况良好，他会跟所有的朋友说，自己严重不道德行为发作了，就像我们生病时一样，而朋友们会怀着极大的关怀来探望他，并饶有兴趣地询问这一切是怎么发生的，最初有什么症状，等等——他将毫无保留地回答这些问题。虽然人们认为不良行为同疾病一样应受到谴责，而且毫无疑问，做出这些不良行为的人问题严重，但其仍被视为是先天或后天不幸的结果。”（Butler, 1910, chap.10）

两个，那么事情就变得更加模糊了。例如，某人可能感觉病了，但如果医学上无法解释其症状，那么医生就无法诊断其患有何种疾病。如果这些症状没有得到更广泛的社会认可，那么它们也可能无法通过治疗处方或提供病假条等行为而获得指定的病人角色。①

没有任何一种疾病、病感和疾病属性的范畴是静止不变的，随着时间的推移，相关界限会随着社会态度的改变而改变。所谓“正常的悲伤”和“病理性悲伤”之间的区别便是一个很好的例证。悲伤是一种非常糟糕的体验，所以会被视作一种病感。因为人们视悲伤为一种普遍的且往往是暂时性的体验，所以医生通常认为，体现在悲伤中的那种对世界的逃遁并没有被正确地归类为一种疾病。然而，如果这种体验的持续时间明显超出文化上普

---

① 为了完整起见，有六种类型的两义情况可以被分离出来，不过，需要注意的是，随着社会态度的改变，抑或生物学知识的增加，个体状况可以而且确实在这些类型之间发生了转移（Hofmann, 2016）。

疾病，无疾病属性或病感（Disease without sickness or illness）：许多人有过这样的经历：去看医生做检查时发现，尽管自我感觉良好，但都被诊断有轻微的高血压或者胆固醇略有升高，并因此被开了药或要求改变生活方式。假设病情被诊断为轻度，就不会有相关的病人角色。因此，人们可能更想知道，如果有人声称自己生病了该怎么办。

疾病与疾病属性，无病感（Disease and sickness without illness）：处于癌症早期阶段的病人可能不会感觉不舒服，而且发现自己得了这种疾病时可能真的很惊讶。一旦有了诊断结论，此人通常会被赋予早期癌症病人的不同社会地位。例如，如果有必要，可以休假去进行化疗。

病感，无疾病属性或疾病（Illness without sickness or disease）：例如，某人可能感觉病了，但如果医学上无法解释其症状，那么医生就无法诊断为某种疾病。如果这些症状没有得到更广泛的社会认可，那么他们也可能无法获得病人角色的认定。

病感与疾病，无疾病属性（Illness with disease, but without sickness）：病人可能会感到不适，医生也承认该疾病可能是真实存在的。但可能没有与该疾病相对应的社会角色或支持机制，也许是因为该疾病被认为不严重，或者太常见，以至于不被认为是不正常的，或者太罕见，以至于无法适用任何公认的社会框架。

疾病属性与病感，无疾病（Sickness and illness without disease）：一个病人可能经历了失能状态，但医生可能无法为其找到适当的生理解释，或者，这种状态虽然得到认可，但却不视其为一种疾病（如，怀孕期间的晨吐）。尽管如此，在这两种情况下，病人是可能具有一个公认的病人角色的。

疾病属性，既无疾病也无病感（Sickness without either disease or illness）：从外部观察者的角度来看，某种状况可能被定义为疾病或功能障碍，但被贴上该标签的个人或团体事实上并没有遭受生理功能的损害，也不认为自己有病。现在人们普遍认识到，将某种差异性归类为一种疾病，除其他因素外，可能只是一种道德主义或社会控制的形式。同性恋的医学化在如今看来就是一个典型例证，但是，究竟哪些现代的疾病标签（如果有的话）可以归属于该范畴，仍有很大争议。

遍接收的程度，或者如果出现同样的痛苦和逃遁的感觉，却没有文化上合理的直接原因，那么赋予它的社会角色就倾向从“正常的”转向“病理性的”，会认定其为抑郁症（Major Depressive Disorder, MDD）而不是“正常的悲伤”。《精神障碍诊断与统计手册》（*Diagnostic and Statistical Manual of Mental Disorders*, DSM）从第四版（DSM-4）到第五版（DSM-5）的变化反映了这些界限的转变是如何发生的：虽然以往对抑郁症的诊断存在“丧亲之痛豁免条款”（bereavement exemption），但取消“丧亲之痛豁免条款”可能是 DSM-4 到 DSM-5 的最有争议的变化之一（Pies, 2014）。

老龄化的普遍经验提供了另一个复杂的示例。老龄化毫无疑问会导致各种形式的功能衰退和健康问题。但是对于人类而言，常见的功能限制和衰退往往不被认为是疾病。例如，一个 100 岁老人的视力要比一个 20 岁年轻人的低得多，但这种视力的下降应该认为是一种疾病，还是仅仅被视作衰老的必然结果？还是说，应该把衰老本身看作一种致命疾病，我们必须寻求治疗的方法？①

除了区分疾病、病感和疾病属性三者间的细微差别，还需了解我们在社会和自然环境中所处的位置，在一定的语境内以生态学的视角去理解不良健康状况产生的环境，以及它与不利境况（disadvantage）和痛苦之间的关系。举例来说，人类的免疫系统和功能能力（capacity to function）取决于与肠道和其他部位的细菌的共生关系。正如第 10 章所探讨的，传染病的流行可能在很大程度上取决于其生态环境和常规疾病的控制措施（对于前者的依赖度更高）。病原体本身会因选择压力（selection pressures）而发生改变，例如，变异的毒性更强或更弱，或者以某种方式对以前易感的药物产生耐药性。如果一种疾病存在一个或多个介体（也叫病媒），那么介体本身就会对我们了解疾病轨迹平添系统复杂性。介体之间存在综合效应：人类的个体行为仅仅是一个更为广大的连锁成因网络中的一个元素，特定疾病暴发的规模和致命性由所有成因共同决定。

疾病的因果关系不仅具有生态性，而且对于某个特定的偏离完全健

---

① 如果有较为划算的介入治疗方法推向大众消费市场，我们或许能够以这种方式来看待衰老。超人类主义者（transhumanists）将“衰老和死亡是不可避免的”戏称为“死亡主义”。超人类主义者在这些问题上的有趣观点，可参见 Bostrom（2005）。

康的人来说，其病况有多糟，在很大程度上取决于社会可变因素。长期以来，残障社会模式（social model of disability）的拥趸者一致认为，有缺陷的弱势个体所经历的不利境况主要应归因于社会环境的组织形式。特定的身体机能损伤（例如失聪或失明），对个体在追求美好生活的能力方面产生的负面影响，在很大程度上取决于支持性技术（supportive technologies）和支持性社会结构（supportive social structures）提供的可能性。例如，在一百年前的玛莎葡萄园岛，由于几代人都患有先天性耳聋，几乎每个人都会打手语，所以耳聋并不是一种劣势（Groce, 1985）。在一个对残疾人不友好的地方，坐在轮椅上对一个人发展能力的影响程度要大于那些设置了很多轮椅通道的地方（Allotey et al., 2003）。

总的来说，就健康的性质，以及为了实现公共政策目的如何衡量健康等相关问题而言，可能最初看起来像是现实或科学层面问题，但是经过仔细观察可以发现，我们探究的对象至少在一定程度上是评价性和社会性建构的。对健康状况不良的模式建构方式及其相关背景的反思，应该引发我们的质疑：是否存在一个单一的关于健康或如何衡量健康的正确描述。

本书重点探讨了国家在保护和促进健康方面的职能，相关内容虽然受到了关于健康性质的讨论的启发，但并不局限于此，理由有如下两点。

首先，本书的大部分内容将集中在健康状况不佳的范例上，将疾病、病感和疾病属性三者结合起来讨论。在一些病案中，显然需要对健康、病感、疾病和衡量方式进行更广泛的讨论，在遇到这些病案时会加以注意。

其次，相互冲突的健康概念可能会对诸如社会隔离等现象是否应被视为健康问题产生重大影响。但是，健康的概念边界变化对于政府对其公民的责任承担方面的影响程度却不那么明显。无论视健康为福祉的同义词，还是一个更为狭义的术语，确保公民有条件获得体面的福祉，似乎已经成为政府的一个重要目标。每个政府部门都有独立的职责，这样的标准结构是符合政府职责的复杂性和多样性的，但如果认为将社会隔离归属为健康问题，而不是社会关怀或交通问题，会对改善这一问题的职责带来根本性的改变，那就大错特错了。与其将某件完全符合现有“部门筒仓”（departmental silo）的事情视为政府需介入的范畴，政府更应从个人和他们能够过的生活类型入手，然后再考虑如何构建政府的应对措施。①

1.3 公共卫生问题的概念

笔者所使用的“公共卫生”（public health）一词，意指以保护或提高人口健康为目的的活动集合（Verweij and Dawson, 2009）。公共卫生涉及两种意义上的典型集体干预措施：一是涉及若干人或机构的一致行动（concerted action），以实现干预目标；二是以改善群体或人口层面的健康为目标，而不仅仅是个人层面。公共卫生应与人口健康形成对比，笔者将其理解为对某一特定群体的健康水平的衡量。

鉴于公共卫生干预措施的双重集体性质，个人可以通过很多干预方式来改善自己或他人的健康，但这并不等同于公共卫生。普通临床医学中，一名（或多名）医疗保健专业人员为一个病人的利益服务，不能算作公共卫生问题；某个人戒烟的决定也不能算作公共卫生问题。是否开展轮状病毒疫苗接种活动或促进戒烟的活动，这一类涉及面更广的决策则属于公共卫生决策范畴。

公共卫生和个人层面的健康干预措施之间的界限是不断变动的，特别是在英国或加拿大这样的制度体系中，绝大多数个人层面的健康干预措施都发生在公费医疗系统中，此类系统由公共卫生目标所决定并相互融合。随着本书内容的展开，读者会发现，笔者所提论点的最终效果就是在公共卫生视域下重新审视普通临床医护问题。在笔者看来，公共卫生并非一个需要在概念上与临床医护相界分的不同事物，相反，它是正常开展临床医护的规范基础。

将某种状况或行为描述为公共卫生问题，意味着包含如下两个方面的意思：首先，它大大降低了人口健康（无论“人口健康”采取何种定义）；其次，应该通过公共卫生措施来抵制这种人口健康的下降。后一点至关重要，因为人们很有可能会同意，例如，肥胖症会导致人口健康的显著下

① 译者注：“部门筒仓”意指阻碍政府部门间相互沟通的“山头政治”。政府部门间各自为政，只有垂直的指挥系统，没有水平的协同机制，就像一个个筒仓，各自拥有独立的进出系统，但筒仓之间缺少沟通和互动，这将不利于政府的职能实现与绩效提升。

降，但同时又对减少人口健康赤字（population health deficit）是否应成为公共卫生活动的目标持怀疑态度（Anomaly, 2012）。

将一些导致人口健康下降的事项排除在公共卫生问题之外，理由通常有两类，具体如下。

首先，应该承认健康风险的存在，并将其视为那些自担风险者理应付出的代价。自愿承担健康风险的人，如果宁愿每天喝一瓶酒，减少预期寿命，也不愿意活得更长、更清醒，那么可以认为国家没有义务强迫他们保持健康。而且，把往往会降低人口健康的个人自由选择所产生的群体效应（collective effect）描述为公共健康问题这是不合理的。

本书的第二部分详细研究了这种论点，并最终予以摒弃，因为选择这种损害健康的行为方式是否能免除国家采取行动的义务，尚存疑虑，而且总体来说，即使这些风险在某种情况下描述为“自愿承担”，国家也可能有义务减少健康风险。

其次，有人会提出，国家的职能应该是有限的，而公共卫生的本质与合法性也应遵从这样的限度。这种观点，通常与国家行为合法性的作用这一特定概念相关联，即除非有特定的表征，如存在需要国家干预以确保公共物品的供应或预防侵权的事实现状，否则很难证明国家对个人自由的干预是合法的。上述论点以一种较为突出的方式得以提出，即声称公共卫生的目的只在于（或应该只在于）提供公共物品——一种非竞争性和非排他性的福利（Anomaly, 2011, 2015; Horne, 2019）。

在笔者看来，这在经验上和规范上都是错误的。诚然，公共卫生政策的某些目标（如根除脊髓灰质炎）确属公共物品的典型案例。但是，根除某种疾病，在一个连续统一体上处于最末端的位置，而大多数疫苗接种活动则有着各自明显不同的具体情形。一些疫苗接种活动（如麻疹疫苗接种）旨在建立起对公众有利的群体免疫（herd immunity）以及保护个人；另一些疫苗接种活动（如针对英国的季节性流感）的主要目的却是为最易受损群体提供保护，而非致力于构建具有足够覆盖面的群体免疫。针对破伤风的疫苗接种活动并不能创造公共利益，因为破伤风在人与人之间不具有传播性。将麻疹疫苗接种视为一项公共卫生活动，但季节性流感或破伤风疫苗接种却不是，这让笔者难以置信。

因此，笔者倾向于，在界定公共卫生时，公共物品的概念只是一个为分散注意力而提出的不相干想法罢了。公共卫生的核心在于尝试系统性地减少健康风险，而非提供公共物品。在国家进行合法性干预之前，并不要求证明某个问题具有公共利益的特征，或者是“市场机制失灵”的典型例子。重要的是，这样做可以确保公共物品具有伦理层面的重要性（Dees, 2017）。因此，笔者采用了一个包容性的公共卫生问题概念：任何健康问题都可以被视作公共卫生问题，只要它能产生群体影响，并且适合采取大规模行动。

1.4 公共卫生伦理学的背景

医学伦理学是伦理学的一个分支，它将伦理学分析应用于医学和医疗保健。现代意义上的医学伦理学（以及更广泛意义上的生物伦理学学科）在 20 世纪 60 年代初起源于美国。早期生物伦理学所关注的伦理问题类型，以及针对这些问题所采取的方法，是由 20 世纪六七十年代更为广泛的社会变革的某些特征所决定的。尽管公共卫生措施由于自身的特点，往往会引起伦理问题，但最终结果是，在相关文献中，关于公共卫生的伦理讨论很大程度上未能引起重视，直至千禧年之交。相关细节暂不赘述，但就目前所涉及的内容，有两个方面的特点尤为重要。

首先，生物伦理学的诞生和发展恰逢对医学前景充满乐观的那段时期。自 1945 年起，随着青霉素的普及和随后在发现新的抗生素方面取得的快速进展，医学迎来了革命性的发展（Le Fanu, 2000）。同时，疫苗接种制度的有效实施，让结核病和脊髓灰质炎这样的疾病得到了控制，而天花则被彻底消灭了。心脏移植和试管婴儿（IVF）等创新技术也开始出现。当时的假设是，这些新技术是未来医学的关键，传染病将不再构成长期威胁。[①]

其次，社会变得更加个人主义，而且人们也更愿意挑战传统形式的权威。

---

① 美国卫生局局长威廉·斯图尔特有一句话广为流传（或是杜撰），代表了当时的一种乐观主义情绪：“现在是结束传染病的时候了。我们基本上已经在美国消灭了感染。”虽然巴廷等（Battin）学者曾于 2008 年指出，很难找到这句话的原始出处，但是据说源自 1970 年前后。由于这种乐观态度的存在，早期关于传染病的生物伦理学文献非常少，唯有艾滋病病毒 / 艾滋病例外，它往往被当作一个特殊的案例对待。

随着社会的个性化越来越明显，传统的医患关系开始受到质疑。病人变得更有发言权，并希望在与医生的互动中获得更多的控制权。一个关键性的问题是，如何在医生的权力和专业知识面前捍卫病人的自主权（Katz，2002）。

鉴于这样的时代背景，生物伦理学早期（19 世纪 70 年代到 2000 年）的核心议题便是知情同意（informed consent），研究伦理（ethics of research）（受到“塔斯基吉梅毒实验”等丑闻的反向刺激），以及器官移植和试管婴儿等新技术带来的“普罗米修斯挑战”（Daniels, 2006）。相关工作往往集中在医患关系上，而且是从个人主义角度予以考量的，却没有更多地去关注医学实践所处的更为广泛的社会结构。美国社会的独特性——比如高度的个人主义——似乎增加了对个人的关注，从而忽略了更为广泛的社会背景（Holm, 1995）。

自千禧年以来，此类生物伦理学连同其背后的假设，已经被社会变革和新型的跨学科学术研究全面摧毁了，相关学术研究表明，健康与更为广泛的有关社会结构的决策之间有着密不可分的联系。可将其归纳为四个标题：老龄化社会和慢性病的日益凸显，健康的社会决定因素，不断上升的医疗保健成本，以及传染病的回归。

1.4.1　老龄化社会和慢性病的日益凸显

在过去的几十年里，人们的预期寿命大幅提高。这种预期寿命的增长是世界范围内死亡率和发病率模式的变化引起的，而且随着人口的老龄化，也带来了痴呆症和 2 型糖尿病等长期病症增加的问题。从 1970 年到 2016 年，全球男性出生时预期寿命从 56.4 岁增加到 69.8 岁，全球女性出生时预期寿命从 61.2 岁增加到 75.3 岁。从 1970 年开始，全球人口出生时预期寿命每十年增加 3—4 岁，但 20 世纪 90 年代除外（当时男性出生时预期寿命是增加 1.4 岁，女性出生时预期寿命是增加 1.6 岁）（Wang et al., 2017）。

这种变化，最重要的驱动力之一是孕产妇和 5 岁以下儿童死亡率以及传染病致死人数的下降，随之而来的便是非传染性疾病致死人数和比例的上升。2016 年，传染病、孕产妇、新生儿和营养性病因所致死亡数占全球死亡总人数的 19.3%，相比 1990 年的 34.2%（4650 万人中的 1590 万人）有所下降。与此同时，在 1990 年至 2016 年期间，因非传染性疾病而死亡的人数增加了不到

800 万人，到 2016 年占全球总数的 72.3%（3950 万人）（Wang et al., 2017）。

随着人口老龄化，更多的人患上了需要管理的慢性病——无论是通过个人护理还是更广泛的公共卫生措施。从定义上说，慢性病目前是无法治愈的。在无法治愈的情况下，最好能从维持或增进病人福祉、提高病人自理能力这样的角度，去理解什么是成功的医疗，而非纯粹地只是为了维持生物医学功能。慢性病患者往往需要进行自我护理。他们通常会定期去看医疗保健专家，但一年可能最多几次。在看病的间隔期内，他们会尝试在遵循保健计划的同时也尽力过自己的生活。病情管理得好坏，影响最大的因素是病人在临床环境之外的绝大多数时间里做了什么和发生了什么。这就要求将生物伦理反思的重点从医患关系中脱离出来，扩大其范围（Walker, 2019）。

1.4.2 健康的社会决定因素的重要性

为了确保每个人都有条件过上健康长寿的生活，需要做的事情远不止根据需求为所有人提供医疗保健服务。事实上，平等地享有获得医疗保健服务的权利是与预期寿命的巨大差异相适应的——例如，2008 年世界卫生组织健康问题社会决定因素委员会特别指出，苏格兰格拉斯哥市最富有和最贫穷的地区之间，男性预期寿命存在 28 岁的差异（Commission on the Social Determinants of Health, 2008）。

因此，医疗保健服务仅仅是健康的若干决定因素之一。其他的决定因素包括工作场所压力、社会排斥（social exclusion）、早期的培养环境和社会收入分配不平等，并且与社会经济地位有高度关联性（Wilkinson and Marmot, 2003）。此外，有能力利用现有的全方位医疗保健服务，并且能够根据新的健康信息改变自身行为，这本身也与社会经济地位高度相关。令人不安的是，即使成功地改善了人口健康的政策，最终也往往会加剧健康方面的不平等。吸烟便是一个强有力的例证：在多尔和希尔对吸烟和癌症之间的关联进行开创性研究之前（Doll and Hill, 2004），吸烟在社会各个阶层都非常普遍。当吸烟的健康风险变得明显时，吸烟率在富人中的下降幅度要比在穷人中大得多，进而加大了富人和穷人之间的健康差距。[①]

---

① 截至 2016 年，在英国最不贫困的 10% 群体中，吸烟率下降到 7.9%，但在最贫困的 10% 群体中，吸烟率仍然为 27.2%。参见 Office for National Statistics(2016)。

1.4.3 不断上升的医疗保健成本

发达国家的医疗保健支出轨迹已被广泛认为是不可持续的。举例来说，当英国国家医疗服务体系（UK National Health Service）于 1948 年成立时，它的预算为 4.37 亿英镑。按今天的币值计算，大约是 150 亿英镑。2016—2017 年度，该预算达到 1440 亿英镑。换句话说，将通货膨胀纳入考量，英国在医疗服务方面的支出是 70 年前国家医疗服务体系成立时的 10 倍。自 1948 年以来，英国公共卫生支出的实际增长为平均每年 3.7%（Harker, 2018）。

上述增长的一部分已经被 GDP 经济增长所抵消——但事实上，在 1949 年到 1950 年间，英国政府的卫生支出大约占国内生产总值的 3.5%，而到了 2011 年，约占 7.3%（Stoye, 2018）。这一数字后来上升至 9.6%，其中包括非政府支出（Office for National Statistics, 2019）。许多国家的支出要比英国多得多：德国 2011 年的医疗保健支出占到 GDP 的 11%，而美国则为 17%（World Bank, 2019a）。

医疗保健预算随着时间的推移而大规模增长，成因错综复杂：部分原因是老龄化社会所引发的流行病学转变，以及诸如痴呆症等长期疾病的日益凸显，但个中原因也包括了医学研究带来的好处以及往往偏高的新药价格。例如，在 1939 年，患有囊性纤维化（CF）的儿童，中位生存年龄是 6 个月（Davis, 2006），但到了 2015 年，则超过了 40 岁（Keogh et al., 2018）。在 2015 年，CF 复方药物 Orkambi（lumacaftor/ivacaftor）获批上市，有望显著提高约一半 CF 患者的寿命和生活质量——但价格不菲，每个病人每年的花销高达 272000 美元。

类似地，因重大成就导致成本显著增加的情况在医疗保健领域反复上演。简言之，尽管医疗保健的水平和质量一直在提升，且可以支出的相关预算总额也在增加，但成本的上涨速度超过了预算。这就留下了一系列棘手的问题：在一个我们可能无法满足所有医疗保健需求的环境中，如何最好地分配医疗资源。

不断上升的成本，特别是由于无法治愈而只能加以管理的长期病症所造成的成本，要求我们更多地去关注初级预防（primary prevention），而非次级和三级预防（secondary and tertiary prevention）。初级预防旨在减少疾病或伤害的发生可能性（例如禁烟活动）。次级预防旨在进行疾病的早期诊断，以便进行干预，将其影响降至最低（例如癌症筛查；培训员工去发现工作场所压力的迹象）。三级预防旨在尽量减少已经严重到对患者的生活造成明显差异的疾病或伤害的影响（例如，中风后的康复计划；诊断出艾滋病病毒后的抗逆转录病毒药物）。本书认为，初级、次级和三级预防均应被视为同一综合系统的一部分，而且在优先级决策时，需要权衡次级和三级预防的潜在健康收益与初级预防（通常更具成本效益）的健康收益。①

1.4.4 传染病的回归

对长期病症的兴起给予应有的重视是至关重要的，但同时也要认识到，企图消灭传染病，无异于白日做梦。结核病的死灰复燃，急剧增加并越发普遍的耐药性感染威胁，以及埃博拉等新型疾病的出现，都表明生物伦理学不公正地忽视了传染病，甚至远在新冠疫情（COVID-19）之前（Selgelid, 2005; Littmann and Viens, 2015）。现在，仅耐多药结核病一项，就导致每年超过 15 万人死亡（World Health Organization, 2018b）。② 据 2016 年奥尼尔《抗菌药物耐药性审查》（*Review on Antimicrobial Resistance*）估计，耐药性感染已经在全球造成每年 70 万人死亡，如果不采取措施，这一数字可能上升到每年 1000 万人（Review on Antimicrobial Resistance, 2016），时任世界卫生组织总干事陈冯富珍将此种耐药性感染带来的威胁形容为"一场缓缓推动的海啸"（Chan, 2016）。

对待传染病需要拓宽视角，而不再局限于个体医患关系上，原因有以下两点。首先，利于传染病传播的条件与贫困密切相关。传染病负担持续加重的主要原因，是未能保障世界上最贫穷的那十多亿人健康生活所需的基本先决条件：清洁水、环境卫生的提高、充足的营养、住所、空气质量和卫生设施。

其次，糖尿病等非传染性疾病与肺结核或流感等传染性疾病之间存在

---

① 本书第 7 章将更为详细地讨论这些问题。

② 即使在欧盟，耐多药细菌也于 2015 年造成了大约 33100 人死亡（Cassini et al., 2019）。上述死亡数很可能被低估了，因为死亡证明上经常缺乏对抗生素耐药性的相关记录。

着重要区别。某人若患有传染病，除了是一个病人，还对其他人的健康构成了威胁，这种威胁如果不加以控制，可能会导致不计其数的新病例。巴丁等撰写的一部学术著作便是《作为受害者和疾病媒介的病人》（Battin et al., 2008）。

1.4.5　风险因素的系统性关联和集聚

因此，千禧年后的前二十年，医学伦理学和生物伦理学的重点发生了普遍性的转变，从几乎只关注医生和病人之间，或研究人员和研究参与者之间发生的事情，转向更具社会参与性和复杂性的话语体系，并将可能影响人口健康的所有因素都作为伦理分析的抨击对象。

前文所述四大因素——老龄化社会和慢性病的日益凸显、健康的社会决定因素、不断上升的医疗保健成本以及传染病的回归——应视为连锁性的挑战，而非孤立的、互不关联的，因为疾病的风险因素往往集聚在一起，并遵循一定的社会梯度。回到本章开头的例子，肥胖症是很多其他疾病的诱发因素和加重因素（predisposing and exacerbating factor）。在大多数国家，肥胖率与社会地位高度相关：社会地位越低，肥胖率就越高。肥胖症可能会与污名化等其他社会因素产生进一步的协同增效作用，这既导致健康问题的恶化，又会减少寻求医疗帮助的行为。在此类以及其他许多情况下，风险因素的集聚可以相互强化，减少福祉，并且让干预措施更难获得成功（Powers and Faden, 2008:71–8）。

认识到系统性关联的重要性，要求我们转变伦理反思和公共政策的重点。正如第 2 章所深入探讨的那样，那些看起来代表着医学和公共卫生前景的方法，其中具体的干预措施是基于随机对照试验（Randomized Controlled Trials, RCTs），可能需要予以修正并由优先考虑复杂系统的方法所取代。

1.5　本书的主要内容与框架

本书对哲学为什么以及应该如何为公共卫生政策的基础提供参考进行了阐述。这既需要政策制定者重新思考公共卫生政策的性质，也需要哲学家重新思考哲学的性质。

第一部分“公共政策的哲学”主张将哲学重新定位于解决现实世界的问题——这种哲学承认我们所面临的伦理问题是具有历史性和语境化特征，而且解决了一个问题往往会导致其他问题的恶化。

第 2 章探讨了证据在公共政策中的作用。简易测试环境，如随机对照试验，通常被认为是建立因果主张（causal claims）的最严格方式。在此基础上，有人声称，公共政策的制定需要 RCTs 提供坚实证据基础，然后整合为对有效措施的描述。然而，外部有效性（external validity）并不源自内部有效性（internal validity）。即使一项试验于内部是有效的——也就是说，可以充分地证明干预措施在特定时间对试验人群产生了特定规模的效应——但并不意味着外部有效，即干预措施在更加广泛的场景下，特别是在我们的情境中会产生效应。为了确保干预措施能够成功地从一个情境迁移至另一个情境，研究人员通常需要充分了解使干预措施原先能够取得成功的支持因素，以及他们自己所处的场景与实验环境的不同程度，还有就是如何根据这些差异来改进干预措施或支持因素。许多因素，包括控制难度较大的混杂因素（confounding factors）以及可变性较大的支持因素，使公共政策的外部有效性要比临床医学更难实现。

在第 3 章，笔者提出内部和外部有效性之间的区别也适用于伦理推理。近些年，一种特殊的伦理推理方法开始在大部分英美哲学中占据主导地位——一种最为严格的、通过思想实验来进行分析的方法。在这样的思想实验中，剥离了背景、历史等特征，将除伦理利益以外的所有因素平等对待。这种方法面临着与 RCTs 完全相同的问题：即使思想实验产生的结果是内部有效的——为正在讨论中的高度受控和简化实验场景提供了真切的伦理见解——但这也不意味着外部有效。就像在实证性实验中，在受控和简化的环境下建立内部有效性这一相对容易的项目，相较于在更加混乱和复杂的现实世界中建立外部有效性这一更加困难的项目，两者之间存在巨大差距。然而，伦理学中的外部有效性问题甚至很少有哲学家注意到，更不用说开始解决了。

第 4 章指出，外部有效性所带来的挑战规模需要得到同等的回应。不仅行医者应该以不同的方式进行证据收集和政策干预，而且哲学家也应该改变他们对伦理的构想方式。不应该再默认从过于简单的因果模型或思想实验开始，而要隐约地意识到这些方法将排除一些与现实世界决策相关的特征。相反，行医者与哲学家都应该认识到，社会过程是一系列复杂的系统。在复杂系统的方法中，创建和测试模型对于负责任的干预措施至关重要，但也要深刻认识到，模型在本质上比它们试图模拟的系统更简单。因此，模型预测也可能会在一些重要的方面与实际发生的情况有出入。此外，复杂系统在许多重要方面都是具有述行性的（performative），例如，失信或侵犯隐私的行为有哪些，无法一次性都列举出来，但社会规范和个人期望构成其中的一部分，而这些规范和期望本身也会随着政府行动而改变。认真对待述行性意味着要重新审视存在静态伦理现实的假设，而伦理概念和理论应该起到准确映射的作用。

第二部分“超越失职的国家：公共卫生的伦理框架”研究了伦理价值在公共卫生中的作用。本书第二部分和第三部分的分析以一个特定的背景为前提：中等或高收入的民主国家，政府高效运转，并承诺平等对待自己的公民。这些国家接受（即使尚未完全同意）保护和促进人口健康，不仅是合理的国家目标，而且具有潜在重要性。这些国家也非常重视个人的自由和自主权，并承认在政府行为涉及对自主权的重大干预或减少自由的情况下，有义务提供理据。笔者认为，这种描述适用于经济合作与发展组织（OECD）中的所有国家或几乎所有国家，以及经合组织以外的大量国家。

第 5 章分析了国家通过干预个人生活来改善健康状况，这在很大程度上是有问题的。该章认为，对公共卫生政策中家长式管制的抱怨远没有人们想象的那么有说服力。首先，要挑选出哪些政策应该算作家长式的政策，这本身就是一个棘手的问题；我们最多只能谈论家长制政策的正当理由。其次，使家长式管制在个人层面上成为问题的两个因素——与自由的关系和缺乏个人同意——在一般的公共政策背景下是普遍存在的，因此不能用来单独否定家长式管制。我们不应该争论某项政策是不是家长式的，而应该问它所包含的对自由的侵犯是不是合理的，而不要把这些对自由的侵犯局限在家长式管制的问题上。一旦我们这样做，就会发现各种干预性的公共卫生政策都是有道理的。

第 6 章认为，需要通过权利框架来重新思考公共卫生问题。拥有健康权，意味着个人有权利对公共卫生产生影响。笔者认为，虽然干预性的公共卫生政策经常被指责为家长式作风或“保姆式国家”的行为，但事情实际上更为复杂。鉴于公共健康权的存在，我们还需要防范一些可以说是更糟糕的东西：失职的国家。“失职的国家”一词，指没有采取本可以采取的简单措施来降低健康风险，结果让大量的人受到伤害或死亡的国家。因此，公共卫生政策的伦理挑战并不是单方面地避免“保姆式”，而是要在“保姆式”和“失职型”之间进行复杂的闪转腾挪。避免失职，则可能涉及以各种方式限制自由。尽管认为个人的公共健康权可以作为限制自由的依据似乎是自相矛盾的，但该章认为这是其他权利（如安全保障权）的公认含义，因此事实上并不存在自相矛盾。

第 7 章讨论了如何在健康权的语境下确定公共卫生政策的优先次序。这种方法的检验标准在于公共卫生干预措施对个人来说需要是正当的。例如，如果干预措施涉及的干扰对大多数受影响的人来说似乎是不相称的，那么仅仅引用人口健康收益的大小是不够的。设计出对个人具有充分合理性的排序方法可能是极其困难的。澄清该问题的一个工具，在哲学文献中已经有过广泛的探讨，那就是“主张”这个概念本身——个人主张的强度取决于一些特定因素，如他们的处境有多糟糕：受益能力，需求产生的时间，以及不利境况的到来是确定的还是仅存在可能性。该章提出，认为存在一种单一且唯一正确的衡量主张的方式是错误的。因此，确定优先次序的方法需要是多元的，并且需要考量针对特定政策挑选最合适的措施。

第三部分“结构正义”，将第一部分阐释的复杂系统分析与第二部分阐释的伦理框架相结合。这部分研究了公共卫生政策需要做出选择的三个领域——责任、平等和网络，主要包含三个方面的挑战：（1）如何运用责任判断，以及由谁负责；（2）如何明确健康平等的目标，以及达成这一目标的方法；（3）大多数健康风险具有传染性，或经由社会介导，在相互关联的因果关系中得到放大。

第 8 章批判性地研究了责任的概念，认为个人状况的哪些方面可以合理地被追究责任，应该由卫生系统推崇或尊重的价值观来判定，而不是将个人责任作为卫生系统设计的外在道德要求。因此，解决卫生系统追究谁的责任以及如何追究的问题，首先要有一个框架。只要可以公平地提出不负责任的主张，这些主张首先就应该针对那些通过政府或公司机构侵犯公共健康权的人，而不是孤立的个人。卫生系统应致力于扩大和保护个人对其健康负责的有效能力，但通常情况下，追究这些人的责任（或威胁这样做）不会是一个非常有效的手段。承认个人对自己的健康负责的重要性，与坚决反对指责（或以其他方式追究）那些由于某种原因未能做到的人是一致的。

第 9 章探讨了卫生系统应如何衡量并应对与健康有关的不平等现象。健康公平通常被认为是公共卫生的一个核心目标，但健康公平确切要求的内容更难以确定，原因有以下两个方面。首先，可以测量的、与健康有关的变量不计其数，而其中每个变量的变化都可以用许多不同的方式来测量。其次，考虑到变量之间的系统性关联，使一种情况在某些方面更加平等，往往会使它在其他方面更加不平等。本章认为，现有的一些哲学方法过于简单：它们倾向于假设只有一种类型的健康不平等才是真正重要的，而且倾向于假设不平等本身才是问题，而不是伴随不平等的种种特征。本章认为，最好是采用多元化的方法来衡量健康公平。健康公平的衡量标准需要对个人的生活经验和权力带来的具体影响负责。对造成与健康有关的不平等现象的最深、最顽固的原因进行反思后发现，这些不平等现象往往是相互交叉的结构性权力集中的结果——这种结构至关重要，但极难打破。

第 10 章探讨了传染的概念——通过网络放大并改变风险。虽然在公共卫生领域这再熟悉不过了，但采用复杂系统方法可以凸显出网络在其他方面对公共卫生的重要性：社会规范、饮食文化和对待体型的态度等因素都是通过社交网络共享和放大的，因此也是具有传染性的。这一章研究了三个案例，每个案例都提出了关于因果复杂性、述行性和决策的相互作用的不同问题：疫苗接种政策、耐药性感染和疾病根除。在疫苗接种政策中，实现群体免疫往往是至关重要的，但要实现这一目标，在很大程度上取决于公众的信任。耐药性感染的产生，除开其他原因，是自然选择带来的不可避免的影响，因此需要向疾病的生态学观点转变。疾病根除的可能性是一个重要的问题，即何时、以何种方法，确保从环境中系统地、永久地消除易感的健康威胁。

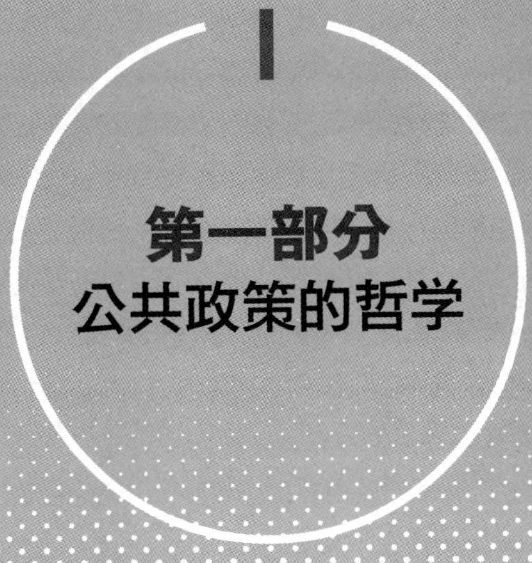

第一部分 公共政策的哲学

Part One

The Philosophy of Public Policy

证据、机制与复杂性

2.1 引言

公共政策经常会失灵。为解决某个问题而制定的政策，要么对问题的改善作用甚微，要么导致了意外，使人们的状况恶化，这样的情况并不罕见。本书的第一部分将解释其中的原因并提供解决之道。

对于任何需要政府关注的重要事项，都可以从以下两个方面进行分析。首先，问题产生并存续的机制是什么？其次，应该采取什么干预措施来消除或改善该问题？一项政策未能实现预期目标，原因有很多。最明显的，莫过于政策制定者可能错误地理解了干预措施与目标行为或问题之间的关系。例如，他们会认为，纯禁欲式的性教育是降低青少年女性怀孕率的有效途径，但这种认识可能是错误的（Stanger-Hall and Hall, 2011）。

政策本身可能是成功的，但却无法改变潜在的系统性问题。本书第1章解释了对于公共政策问题（诸如肥胖症的增加，或健康方面存在的巨大而持久的不平等）产生并存续的机制有很多种，其中一些在政府行为的影响下更容易发生变化。即使能正确地识别出导致问题恶化的一种或多种机制，而且干预措施成功地消除了影响，但如果干预作用机制相对于整体因果结构的影响不够大，那么深层次的问题就可能继续恶化。

本章将重点从两个方面来探讨关于证据在公共政策中的作用。什么样的证据能充分证明某项政策是行之有效的？表明一项政策在某种情境下获得成功的证据，是否能适用于其他情境？为此，本章将阐述循证医学运动，并讨论“循证医学所采用的方法（证据收集、分级和协作）也适用于政策制定”这一观点的产生和引发的争议。

正如我们将看到的，循证医学建立的基础是，假定证明某一特定干预措施在某种情境下具备有效性的证据，也能证明该干预措施在其他情境下具备有效性；同一干预措施在多种不同情境下实施的相关证据，可形成证据库，其对决策的指导效果，远大于依赖任何单一干预措施的结果。虽然这样的假设在临床医学中通常是准确无误的，但在公共政策中却存在很大问题。

因此，讨论证据在公共政策中的作用，会越来越强调情境和复杂系统方法的重要性，这将在第 3 章和第 4 章中予以探讨。本章的核心是在本书中会经常提到的一个见解：进步既不简单，也非单维。通常情况下，即使是真正的进步也会在未来产生新的问题。

2.2 循证医学的兴起

循证医学（Evidence-based Medicine, EBM）始于 20 世纪 70 年代，是由麦克马斯特大学的戴维·萨基特（David Sackett）和戈登·盖亚特（Gordon Guyatt）领导的研究小组牵头发起的一次医学运动。如今，这场革命早已画上了句号。循证医学现在成了一场世界性的运动，其基本理念已经融入医学培训、医生执业方式以及评估期刊文章证据质量的方法之中。随着运动的发展，它的波及范围也在不断扩大，它所改变的，早已不仅是医生和医疗保健专业人员的行为，还有各个领域从业者的职业行为，故又被称为“循证执业运动”。

萨基特教授等将循证医学定义为“审慎、明确并明智地应用目前可获取的最佳证据来决定个别患者的治疗措施”（Sackett et al., 1996）。从表面上看，这样的说法无可厚非，而且显而易见。很难相信，那些受到循证医学运动批评的人会承认自己的医疗实践并非基于实证。因此，在循证医学所定义的“最佳证据”中，存在一个具有说服力的元素。格林哈尔希（Greenhalgh）给出了一个更具启发性的定义：“循证医学是凭借高质量的人口样本研究，得出的利、害风险的数学估计值，并以此为诊断、检验或管理个体患者的临床决策提供参考依据。”（Greenhalgh and Russell, 2006:1）

从这个角度来看，将高质量的人口样本研究形成的利、害风险数学估计值置于医疗实践的核心地位，确实是一种新颖的做法。在历史上的大多数时间里，西方医学深受关于疾病本质的假设的影响，而这些假设对上述观点带有强烈的排斥性。例如，从古希腊时期到19世纪，占据着主导地位的体液医学认为，人体构造中有四种体液（黑胆汁、黄胆汁、黏液和血液）。疾病是由体液之间的不平衡而引发的。每个人都有自己独特的体液平衡，因此，就其本质而言，医学是一种需要关注（和倾听）个体病例特殊性的实践活动。基于这样的假设，医生们并不认为自己需要掌握适用于所有患者的普遍性原则。

遗憾的是，这种临床医学模式在治疗疾病方面效果不佳。事实上，有人认为，在漫长的医学史上（直到19世纪60年代），医生提供的治疗方法几乎没有一种比安慰剂更为有效（Wootton, 2007）。放血、催吐和灌肠等广受青睐的治疗方法都是有害的。此外，医生提供的治疗方案是否有效，抑或弊大于利，当时也没有系统性地进行测试。

19世纪下半叶到20世纪初，对于疾病本体和科学在医学中的作用，人们的基本认识发生了决定性的转变。[①]治疗方法的测试、证据整理和医疗实践改善等方面，进展得越发缓慢。第一个严格的随机对照试验直到1948年才得以发表，当时英国医学研究委员会验证了链霉素对肺结核的治疗效果（Medical Research Council, 1948）。此后，使用随机方法测试治疗效果成了标准做法——美国食品药品监督管理局（U.S. Food and Drug Administration）要求从1962年起通过随机对照试验证明新药的疗效（Jones and Podolsky, 2015）。

即便如此，医疗实践中对研究证据的采纳和使用仍然不很理想。对于病情基本相同的患者，在实践标准上也存在广泛的差异（Eddy, 2005:10）。大多数应用中的操作流程从未经过严格测试，即使已经发表了高质量的研究成果，但医疗实践环节也需要很长时间才能做出相应的改变。将上述问题公之于众，阿奇·科克伦（Cochrane, 1972）起到了重要作用。他认为证

① 相关的标志性事件包括：疾病的细菌理论、无菌手术、科赫（Koch）关于传染病因果关系的假设，以及弗莱克斯纳报告（Flexner Report）对以科学为基础的医学教育的倡导。

据未能发挥有效作用，其代价便是生命损失。例如，未对早产接生使用皮质类固醇的证据进行系统审查，导致医生在实践中不予采用——但如果对现有数据进行适当的整理，就会发现这种方法的效果显著（Roberts et al., 2017）。本书所使用的森林图后来成为以阿奇·科克伦命名的科克伦系统综述图书馆的标志。

循证医学作为一种运动，一直主张证据应该分级，并且这种分级应该基于已发表研究的设计特征，而不是基于研究所采用的生理机制的具体细节或其中的论点。分级方法的两个关键点是：首先，相较非随机试验，给予随机试验更大的权重；其次，假定对多个不同研究的综合证据进行系统性综述或荟萃分析（meta-analyse）将比单一研究的证据更可靠。循证医学也倾向于淡化机理和理论研究的重要性，此类研究试图提供证据或论据以说明哪些干预措施会在生理学原理或更为广泛的解释原则基础上发挥作用。[①]

正如本章第 4 节所探讨的，这种对机制的淡化代价巨大。最重要的是，如果不深入了解干预措施所针对的机制和因果路径，就可能不清楚一项干预措施为何能有效发挥作用，尤其是在与干预措施的背景条件有所差距的情况下，它的可靠性如何。因此，有理由怀疑循证医学对随机化的支持，是否代表着医学中曾经流行的因果关系思维取得了明显进步，例如希尔标准（Hill, 1965）对于存在的关联属于因果关系还是偶然关系的判定。希尔标准不仅包括可以通过随机试验检验的要素，还包括只能通过机理或理论研究（mechanistic or theoretical studies）来证明或质疑的核心要素，例如所提出的原因是否先于结果发生，因果关系的理论合理性及其与现有科学知识的一致性。继卢梭和威廉姆森（Russo and Williamson, 2007）之后，越来越多审慎的、关于循证医学的理论研究接受了这样的观点：医学中的病因追溯，若要做到严谨，需要来自实验性试验的概率性证据和机理证据。帕尔基宁等（2018）对如何将机理证据纳入循证医学进行了阐释。

---

① 在一本重要的循证医学教科书中，萨基特等（2000:108）曾经提出了一个现已臭名昭著的观点：只有随机研究才值得一读。“如果这项研究不是随机的，建议您就不用读了，换一篇吧。”最近达成共识的 GRADE 指南仍然非常推崇随机研究。参见 Guyatt 等（2008）、Balshem 等（2011）。

2.3 从循证医学到循证政策?

政策领域可以而且应该采用循证方法，这一想法最初看起来像是循证医学的逻辑延伸。伊恩·查默斯爵士（Sir Iain Chalmers）在循证医学运动的发展中发挥了重要作用，他提供了一个早期积极尝试的范例。他列举了若干政策失败的事例：学校的驾驶教育课程可能会增加道路交通事故的总体死亡率，因为人们被教导要尽早学会开车并上路，但却不考虑事故率；"恐吓从善"（Scared Straight Programs）旨在通过向年轻人展示监狱的真实情况来预防他们犯罪，但实际上却产生了相反效果；斯波克博士（Dr. Spock）建议父母让婴儿俯卧睡眠，因为（他觉得）仰躺有两大坏处：一是可能被呕吐物呛噎，二是头型不好看，所以婴儿都应该趴着睡，但这却大大增加了婴儿猝死综合征（Sudden Infant Death Syndrome, SIDS）的概率（Chalmers, 2003）。

查默斯（Chalmers）认为循证政策的论点十分简单：鉴于政策制定者通过改变人们的生活条件来干预公民的生活，而制定的政策最终可能弊大于利，因此重要的是要将干预措施建立在最佳证据的基础上。按照这种观点，与临床医学实践类似，政策研究人员必须进行随机试验，因为随机试验比非随机试验更能控制偏差，对照不足的研究往往会高估干预效果的大小。正如查莫斯所言："拒绝随机化的人是在暗示自己对社会环境中的影响复杂性有足够的了解，他们知道在进行组别比较以评估干预效果时，如何考虑所有潜在的具有预后重要性（prognostic importance）的混杂因素（confounding factors），包括那些未经测量的因素。"（Chalmers, 2003:30）有效信息应该通过系统评价进行整理校核，把相关证据汇总成决策者可以全面了解的一种形式。如果与政策相关的证据基础存在空白，则应进一步开展与政策相关的随机研究来予以填补。[①]

要是事情能这么简单就好了。这种策略存在许多深层次的困难。首先，

---

① 这种做法得到了内阁办公室行为洞察小组（Cabinet Office Behavioural Insights Team）等机构的提倡，参见（Haynes et al., 2012）。随机对照试验在发展研究中的应用也越来越普遍，参见（Banerjee and Duflo, 2011）。

即使随机对照试验提供了比其他任何方式更好的、用于测试干预措施有效性的路径，但某些类型的干预措施还是比其他干预措施更适合通过随机对照试验进行测试，并且公共政策尤其可能涉及那些难以通过随机对照试验进行测试的干预措施。正如第 9 章所探讨的那样，一个社会的健康分布具有结构性的社会决定因素，例如财富不平等、种族主义和心理健康问题的污名化，以及更多的地方性决定因素。健康的结构性决定因素可能很难通过小规模的干预措施得到改变——只是因为它们本身是由强大的社会力量所创造并维系的（Sommer and Parker, 2013）。[①] 旨在进行结构性改变的干预措施尤其难以在随机对照试验中进行测试。我们有充分的理由认为，存在许多非常有效（或者非常具有破坏性）的干预措施，但由于各种原因无法在随机对照试验中进行测试。[②] 重要的是，不要把缺乏随机对照试验证据与缺乏采用某项政策的理由混为一谈。

其次，相较于临床试验，公共政策中对混杂因素的控制能力通常要差得多，因此数据会更加混乱。在临床试验中，会明确地控制允许参加试验的人员的特征；受试药物也会精确指定，而且不会在参与者之间发生改变；试验将按照精确的方案进行；试验通常采取双盲的方式。在公共政策场景下，这样的控制更加困难，有时甚至是不可能的。例如，如果一项干预措施在设计上，需由一个地区的所有教师来实施，目的是减少学龄人群中肥胖学生的身体羞辱感，那么要将干预措施的效果与其他的系统效应（如广告的转变、更为广泛的公共文化以及其他相互作用的政策的影响）充分分离就远非易事。干预措施本身要比药物干预更难标准化，因为信息提供和建议的接受程度，部分取决于诸如对提供建议者的信任程度等特征。此外，在政策层面进行盲目干预要困难得多，因为从干预措施的性质来看，人们

---

① 这并不是说小规模的干预措施没有效果，或者众多小规模的干预措施协同作用也不能对健康的结构性决定因素产生重大影响。关键是政策制定者需要预测可能使简单干预措施无效的结构特征，并相应地重新进行设计。比尔和梅琳达·盖茨基金会的发展历程，从 21 世纪初倡导使用离散和孤立的干预措施，到 2020 年关注妇女赋权（women's empowerment），为我们提供了一个极为有用的案例研究（Fejerskov, 2018; Gates, 2019; Wilson, 2020）。

② 《英国医学杂志》（*British Medical Journal*, BMJ）上一篇知名论文的标题很好地说明了这一点：《使用降落伞预防重力导致的死亡与重大创伤：随机对照试验的系统性综述》（Smith and Pell, 2003）。

显然已经接受了干预，未给安慰剂的使用留下空间。[①] 最终的结果是，在实验环境中准确测量政策干预的效果大小，比测量药物随机对照试验的效果大小要困难得多。

最后，如果要探究的潜在事实是人体的生理机能，那么可以合理地认为，与那些更具文化内涵，更依赖于共同的、不断变化的社会意义的干预措施相比，将研究结果从一种情境转移至另一种情境将发挥更大的作用。事实上，作为能够诠释自身所处环境的生物，我们能够在一定程度上对这样的诠释给出回应，但可能并不存在任何普遍的、不变的相关机制，或者说，需要在更广泛的理论背景下去理解这些机制（Hacking, 2007）。研究人员或政策制定者或许能够设计出在大多数情况下都行之有效的干预措施，但这些干预措施很容易受到突发性社会变迁的影响，而药物干预措施则不会。

甚至循证医学的一些主要支持者也认为，可以在政策领域不加调适地重复使用相同的方法是一种错误的认识。正如格林哈尔和卢梭所言：

> 科克伦协作组织（Cochrane Collaboration）建立在一个错误的认知之上，即证据合成（evidence synthesis）所需的判断从根本上说是技术性的，是通过熟练应用行业工具（例如协议、数据提取表、方法清单和证据等级）来实现的。当评估简单的临床干预措施（如药物治疗）时，这种错误认知与现实如此接近，仿佛世界真就如此运转。但是，政策制定的世界并非一个可转移的、经久不衰的科学真理世界，也并不完全（甚至主要）去关注什么是有效的，系统综述运动必须相应地做出调整（Greenhalgh and Russell, 2006: 35）。[②]

在实验性研究设计（experimental research design）的文献中，通常会

---

① 政策试验通常采用整群随机试验（Cluster-Randomized Trials, CRT），即干预措施不是在个体层面上随机进行的，而是在学校或城镇等更高层级的实体上施加的。虽然受集群干预影响的人数可能非常多，但如果集群的总数较少，那么检测出差异性的可能性也可能很小，特别是如果干预点的人与确定为对照组的人发生了互动（Campbell et al., 2012; Hemming et al., 2017）。

② 即使在生物医学领域，耐药性（将在第 10.3 章中讨论）等现象也表明，有效机制有时是脆弱和局部的，而非不变和普遍的。

区分内部有效性和外部有效性。

2.4 随机化与内部有效性

内部有效性是对研究设计质量的衡量：一项实验在某种程度上是内部有效的，意味着它的设计方式能够正确测量一个或多个自变量对一个或多个因变量产生的因果效应。

实验设计是诸多文献的研究主题。我们的目的是从随机对照试验的文献中指出几个主要因素，这就足够了。在随机对照试验中，符合条件的患者被随机分配到干预组或对照组。参考对照组来测试一项新的干预措施，并将参与者随机分配到其中一个实验臂的过程中，已知和未知的潜在混杂因素都受到控制。通过单盲或双盲试验排除了安慰剂效应和治疗偏倚等混杂因素，从而使提供或接受干预的人不知道自己得到的是干预还是对照。除了盲法和其他控制措施外，确定样本大小还有一套详尽的要求（以确保在给定预期效应大小的情况下，群体大小足以在设定的置信区间内检测到它）；还需确保用于分析的终点（endpoint）与试验方案中表述的终点相同（以降低偶然相关性被错误描述为因果关系的风险）。综上，可以这样总结：一项试验只有经过仔细和系统的设计，有足够的信心使报告的结果能够准确地测量干预措施的性质和效应大小，才具有内部有效性（并且符合可以发表的方法学阈值标准）。

众所周知，那些真正重要的事项，通常很难甚至不可能被准确测量。选择一个更容易测量但与真正重要的事项没有直接关系的终点（替代测量，proxy measure），还是一个直接相关但更难测量的终点，经常需要权衡、取舍。替代测量与我们真正关注的事项间，可能是相当间接的关系，而且即便干预措施对替代测量有显著影响，也并不一定意味着它对我们关注的事项也有显著影响。此外，随机对照试验的设计是为了测量试验人群的平均治疗效果。这与干预组内效应大小的显著性差异相符。例如，总体上微量的平均正效应，与那些对某些人非常有益，但对大多数其他人完全无效或轻微有害的干预措施应该是一致的。

随机化被认为是重要甚至是至关重要的，因为它提供了一种非常有效的减少偏差的方法。然而，正如迪顿和卡特赖特（Deaton and Cartwright, 2018）指出的那样，事情其实更为复杂。随机对照试验允许研究人员测量的是对照组和干预组之间的平均差异（mean difference）。他们认为，将会存在两组差异，结合起来形成两组之间的平均差异：第一，那些因干预措施而产生的差异；第二，由两组之间因果因子（causal factor）的不同而产生的差异。

有时人们认为，随机化将确保两组之间没有差异，我们所看到的唯一效应便是真实的效应大小，但事实并非如此。这完全取决于随机化程序是否在事实上以这样一种方式在两组之间分配人员，即与干预措施无关的因果因子将被抵消掉。如果样本无穷大，或者随机化过程进行了无限次，然后所有这些试验的结果趋于平衡，那么可以预计，所有非干预性的差异都将趋于平衡，但是没有理由认为这会在参与者数量有限的一次性分配中发生。

有一种方法可以凸显这一点，如果研究人员将参与者随机分为对照组和干预组，他们最终可能会得出看似“错误”的结果——也许一个组的女性比例比另一个组更高，或者一个组的平均年龄低于另一个组。如果研究人员认为解决这种“不平衡”的随机化的方法是重新随机化，这意味着他们实际上依赖于一种解释哪些因果因子具备相关性的理论。因此，迪顿和卡特赖特认为，随机化是一种控制组间差异的方法，但不是唯一的，也不一定是最佳的：

> 如果我们对问题有足够的了解，可以很好地加以控制，那就是我们会（也应该）做的。当我们对控制的了解不足时，随机化是一种替代方法，但它通常比不上良好的控制。
>
> （Deaton and Cartwright, 2018:5）

简而言之，随机化似乎很容易让人知道什么会起作用，而无须对基本机制（underlying mechanisms）和因果结构（causal structures）有任何了解，但这种表象具有误导性。如果我们缺乏对因果结构的足够了解，不清楚什么是需要控制的，并且样本量不够大，那么随机混杂的风险可能会很高。

韦纳（Wainer, 2009）给出了一个有用的例子，说明随机模式很容易引导研究人员推断出并不存在的原因。在 20 世纪 90 年代末和 21 世纪初，研究发现小型学校在表现最好的学校中所占比例过高，于是比尔和梅琳达·盖茨基金会便在资金上支持将大型学校转变为小型学校。然而，该发现恰恰是建立在零假设（null hypothesis）之上的预期结果，即学校规模对学生成绩没有影响。小样本的标准偏差要比大样本大得多，因此，小型学校更有可能在学生个体的学业成绩方面成为异常值——无论结果位于好的一端还是坏的一端——即使学校规模对成绩并无影响（有个简单的方法可一窥究竟：将抛硬币的结果与之进行比较。尽管硬币是无偏的，并且每抛一次都有一半的机会正面朝上，但是掷 4 次硬币，获得 3/4 正面朝上的机会却要比掷 400 次高得多）。正如零假设所预期的那样，在分析数据时，小型学校在表现最差的学校中所占比例也过高，并且转变为小型学校似乎对成绩并无独立的影响。盖茨基金会在进行分析后，还是放弃了对学校规模的关注，尽管支出已逾 10 亿美元。①

考虑到随机混杂（random confounding）的可能性，重要的是能够估算出观察到的结果仅仅是源自随机混杂而非干预措施的概率。标准的做法是，如果观察到的平均差异通过随机机会（random play of chance）发生的概率小于 5%（P<0.05），则该差异具有统计显著性（statistically significant）。统计显著性标准意味着，即使一切都按部就班地进行，也会出现 1/20 的情况，干预措施对目标群体中的目标变量的平均效应为零，甚至是有害的，但随机机会使干预措施看起来似乎是有效的。② 再加上研究人员更倾向于将“有效”的干预措施写成文章发表，而期刊也更有可能发表正面而非负面的研究结果，这就大大增加了任何特定出版物所报道之“效应”实际上是由于随机分布造成的可能性。再加上对 P 值篡改（p-hacking）③、偏见等的担忧，约

---

① 笔者 2020 年的一篇论文中简要介绍了比尔和梅琳达·盖茨基金会对全球健康的贡献（Wilson, 2020）。

② 如前文所述，即使是平均正向效应也与无效或对某些人有害的干预措施不矛盾。

③ P 值篡改指在一个数据集上进行大量的统计测试，并只允许报告具有统计显著性的测试。如果对不同的变量进行了数以百计的统计测试，那么发现具有统计显著性的偶然相关性的机会就很高。这就是为什么，至少在医学领域，现在都要求将试验方法上传至临床试验注册中心（clinical trial register）。在进行研究并获得结果之前，详细说明将要测试的假设，可以使 P 值篡改变得更加困难。有关 P 值篡改范围的研究，参见黑德等人发表的论文（Head et al., 2015）。

阿尼迪斯（Ioannidis, 2005）指出，大多数已发表的研究结果都是错误的。

2.5 外部有效性

即使随机对照试验对试验人群的平均效应大小进行了正确的评估，也可能无法获知相同的干预措施在其他情况下是否有效。这是因为随机对照试验针对特定人群得出的结论具有很高的置信度。如果接受干预测试的人群不能代表我们现在希望施加干预措施的目标人群，那么这项研究对目标人群的影响就是未知数。举一个常见的例子，如果一种药物只在21—30岁的健康男性身上进行了测试，那么如果将这种药物用于一个身体虚弱的患有多种疾病的老年妇女身上，并且她已经服用多种其他药物，是否会产生相同的效果就不是很清楚了（Rothwell, 2005）。

用一句话来概括，正如卡特赖特（Cartwright, 2013）所指出的那样，随机对照试验可以证明干预措施在某个地方曾经有效，但不能证明它对当前的情况仍会有效。如果一项试验的结果适用于其他各类情况，特别是如果有理由认为其干预措施对当前的情况也有效，则认为该试验具有外部有效性。将试验描述为缺乏外部有效性本身，并不是对研究质量表示怀疑：随机对照试验的性质决定了实验设计的严谨性是内部有效性所必需的，这限制了如何将研究结果在必要的情况下外推到其他情境（Cartwright, 2007）。

循证医学所倡导的评估证据质量的方法——侧重于随机对照试验以及随机对照试验的系统综述和荟萃分析——对外部有效性的挑战不是很敏感。正如我们所见，随机化的主要优势在于其可以一下子控制住大量潜在的混杂因素，而无须了解这些混杂因素是什么。在费雪（Fisher）的经典表述中：

> 随机化的正确实施……使得实验者从考虑和评估可能干扰数据的众多原因的焦虑中解脱出来（Fisher, 1935, sec. 20）。

然而，这是一把双刃剑。这也意味着对循证医学的更大挑战：随机对照试验本身并不会告诉我们干预措施是如何起作用的。机制被视为一个黑匣子；研究人员仅凭随机对照试验便有权说，改变一个变量的值在一定范围内对其他一些变量的值产生了影响。

如果不清楚特定的干预措施是如何以及为什么会产生这种效应，研究人员就无法很好地了解干预措施的效应是否会传播，或者纯粹只是局部效应。这就是为什么一些研究人员一直在劝说要从观念上放弃针对公共政策的固定证据等级（fixed evidence hierachies），而转向适当证据（appropriate evidence）的原因之一（Petticrew and Roberts, 2003; Parkhurst and Abeysinghe, 2016）。

前文已经提到，在公共政策中控制干预措施比在药物随机对照试验中要困难得多。其中一个潜在观点便是，在政策层面要保持恒定的背景因果结构（background causal structures）会困难得多。在实验的背景因果结构中预设的部分，如果在干预措施转移到的目标环境中不再成立，则应该预料到外部有效性的失败。这就是政策干预措施即使在一个地方成功实施，却常常无法普及开来的主要原因之一：干预措施只有在一系列因果条件的背景下才能取得成功，而这些因果条件在不同的情境下并不一定都成立。

卡特赖特和哈迪（Cartwright and Hardie, 2012:66）在他们对加利福尼亚州缩小班级规模计划（California class-size reduction programme）的分析中提供了一个有用且简单的例子。在田纳西州获得成功的一项随机对照试验表明，缩小班级规模可以有效提高学生的阅读成绩，随后人们尝试在加州应用相同的干预措施。然而，在加州，此种干预措施未能提高阅读成绩。该计划之所以失败，是因为田纳西州干预措施的一些背景特征并未复制到加利福尼亚州——例如可用的教室空间，以及可以聘用足够的合格教师。缩小班级规模，是足以改善田纳西州教育的一系列原因之一，但缩小班级规模本身并不足以改善儿童教育。成功的公共政策干预需要对背景条件有更丰富的了解，而不是仅仅依赖于从随机对照试验中收集到的信息（Cartwright and Hardie, 2012:24）。[①]

① 此外，在政策环境中，几乎总是有其他方法可以达到同样的效果。在这个特定的案例中，原本可以向儿童提供更好的教育资源。在不同的潜在政策具有不同的成本效益水平，或者对自由产生不同的干涉程度的情况下，考虑实现类似结果的不同潜在路径是非常重要的——正如第二部分所述。

除了这些关于因果效力的观点外，重要的是要注意，政策领域的分歧和争论程度要比临床领域大得多。具体说明一项政策如何“起作用”要比具体说明药物如何起作用困难得多。这一点被查默斯关注的一些例子所掩盖（Chalmers, 2003），比如他大肆宣扬斯波克（Spock）博士在他编写的《婴儿与儿童保健》一书中提出的错误建议，导致人们让婴儿趴着睡觉，从而增加了婴儿猝死综合征（SIDS）的风险。正如查默斯所描述的那样，只有一个合理的价值在起作用：一开始很难想到父母有什么理由不愿意让孩子仰卧而是趴着睡，因为这样做不会产生任何成本，而且还降低了死亡风险。然而，卫生政策中很少有如此简单的事情：几乎总会有相互竞争的价值在起作用，而且几乎总会有人反对任何既定政策，而更热衷于另一种政策（Hammersley, 2005）。

乔纳斯和哈雷图库探讨了新西兰是如何提供安全睡眠建议以减少婴儿猝死综合征的发生的。在毛利人和波利尼西亚人居住的社区，父母与婴儿同床睡觉的传统由来已久。“同床被认为是积极和有益的，可以促进母子之间的联系，使母亲能够安抚和照顾好孩子。”因此，给出的建议是既要让婴儿仰卧而睡，又要反对同床睡。尽管这项倡议成功地减少了婴儿猝死综合征的死亡人数，

> 但反对与婴儿共同睡眠的信息传递方式使许多人感到疏离，尤其是土著毛利人，进而导致整个家族群体（whānau）完全远离了婴儿猝死综合征的预防信息。有些人将这场倡议解释为将婴儿死亡归咎于毛利人。在持续倡议婴儿猝死综合征预防几年后，毛利人中的发病率仍然高得不成比例（Jonas and Haretuku, 2016: 213）。

这类案例表明，即使政策制定者认为相关的生物医学证据是明确无误的，人们仍然可能认为基于这些证据的建议是不可接受的。如果是这样，建议可能收效甚微，甚至适得其反——导致人们对国家和相关政府部门的信任度降低，可能还远不清楚政策应该对此作何回应。①

① 乔纳斯（2016）分析了案例中关于提供建议的伦理问题。第 10.4 章节讨论了疫苗接种背景下的公众信任问题。

在其他情况下，由于因果网络（causal networks）的复杂性和政策选择的价值负载性，需要我们进行更深入的思考。例如，社会收入分配是健康的重要社会决定因素，但显然我们也有其他重要的理由去关心收入分配，这不能简化为收入分配对健康的影响。由此可见，仅仅凭借所得税对健康的影响来制定我们的所得税政策，实际上是在假设健康是社会政策中唯一重要的事情，或者健康比任何其他考虑因素都重要。因此，即使我们确信特定的收入分配，对于在群体中实现某种理想的健康成效模式是必要的，但考虑到所有因素，这是否为最佳方法，将是一个深入的问题（Wilson, 2009b）。如果不在伦理上反思如何协调各式目标和其他需求，就无法解释什么才是政策成功。

2.6 小结

健康政策应该基于可靠的证据，这样的观点似乎显而易见且无可争议，但当我们开始具体说明应该如何解释需求以及它在实践中应包含哪些内容时，事情就变得不那么简单。尽管循证医学最初带来了一些曙光，但证据质量不能仅仅以抽象的方式进行评估和排名。虽然研究设计的质量至关重要，但认为一份报告就等同于随机对照试验或随机对照试验的系统综述，而且它为政策制定者提供的可操作见解比理论性、机械性或定性研究更多，这种观点是错误的。

随机研究既有优点也有缺陷。虽然随机化相较于其他实验方法，有时可以使我们更为有效地控制不同因素，但这可能只是一种虚幻的表象。此外，不同的因果机制可以在决策者需要采取行动的背景下，而不是在进行研究的背景下发挥作用。随机化试验的这两个缺陷——这也影响到随机化试验的系统综述——意味着决策所需要的不仅仅是随机对照试验的证据，而是一种理论，一种使我们能够理解为什么干预措施会起作用的理论，以及如果要在此处实施类似的干预措施，需要做哪些调适。

本书余下的大部分篇幅，希望通过简单的循证政策模式的失败所引发的一些挑战来描绘出一条路线。在一篇历史悠久但仍然有借鉴意义的文章中，林德布洛姆对比了两种截然相反的决策模式：一种是理性主义的方法；另一种是他称为“渐进调适”（muddling through）的方法。理性主义方法试图在整个决策过程中以科学严谨的方式将证据和价值观结合起来。首先，决策者们要弄清楚他们要推广的价值都有哪些。其次，他们需要决定不同价值之间应该如何平衡（例如，多少自由或安全相当于多少健康）。再次，他们需要整理出所有与他们的目标相关的不同政策选项。最后，他们会计算出哪项政策能够最大限度地实现他们在前两个步骤中确定的价值（Lindblom, 1959: 79）。

另一种模式是一种渐进调适型，也是林德布洛姆所倾向的模式，他认为这是政府内部实际决策时所采用的方式（即使在官方层面可能有不同说法）。渐进型的决策者不会试图在他们考虑的政策范围内做到面面俱到，而是只关注几个突出的政策，然后对其进行比较。这种比较通常不要求运用精确的理论体系来进行指导，而是“在很大程度上依赖于过去那些在小范围内采取的政策措施的经验记录，以此预测未来相似措施的后果”（Lindblom, 1959: 79）。在这种方法中，决策者将一个相当简单的目标视为既定目标（如减少贫富间的健康不平等，同时提高平均预期寿命），却忽略了大量其他的、与该目标似乎没有直接关系的社会价值。即使决策者确实分离出了与所选目标相关的价值，该渐进调适模式也不会试图得出一个抽象的排名，而只针对特定情境做出决策。

理性主义的方法最初听起来似乎非常有效，但林德布洛姆振振有词地指出，事实上不可能用该方法来决定公共政策，因为我们没有相关的经验信息，而且缺乏如何权衡各种价值的理论。相较于狂妄地幻想决策者对所有相关价值、不同价值之间的相互作用、所有可能的政策以及基于所选价值的加权和每个潜在政策的所有预期效用都能了如指掌，渐进决策模式的谦逊性看起来更有吸引力。

然而，将社会政策的追求目标限制在渐进调适的维度，也会因此限制我们去帮助那些现行制度所辜负的人。从管理者的角度来看，渐进决策可能是合乎情理的，因为他不想犯任何重大错误，或者被认为是在制造事端——但对于那些孩子们的生活环境遭到污染破坏的人，或者面对肥胖或气候变化等大规模健康问题而呼吁采取行动的人来说，这似乎不太合理。结构性不公正需要的不仅仅是边际调整。

接下来的两章将在理性主义和渐进调适这两个极端之间勾勒出一条新的路线图。第 3 章加深并扩展了对外部有效性问题的理解：它不仅适用于经验研究，也适用于伦理推理本身。该章指出，哲学家用于伦理推理的一些核心技巧，如思想实验——即使内部有效——也往往不具备外部有效性。

第 4 章提出，经验研究和伦理学中的外部有效性和失灵相互结合，这要求哲学家根据复杂系统思维的洞见，对伦理学（和卫生政策）进行重新思考。大型机构，如卫生系统机构，不仅具有复杂性，而且是复杂的系统；不仅组成部分众多，而且是由相互作用并对整个系统的运行产生较大影响的部分组成。要成功干预这些系统，需要的不是审慎的“渐进调适”，而是一种缜密的，甚至激进的方法，这种方法的基础是对相关系统结构的理解，以及部分构成这些系统的人员的价值观。

3 伦理推理的内部与外部有效性

3.1 引言

要做出明智的伦理选择是很困难的。伦理学的一个重要任务，是让这类决策变得更加容易，但不能伪造或过度简化选项的实质。困难之处在于：简化到什么程度算好，如何算是过度。本章所要反思的，是哲学家们在界限判定上的错误：他们倾向于认为，通过辨析和分类案例、讨论思想实验并提出道德准则，可使我们在现实生活的案例中做出更明智的判断，实则不然。

第 2 章所阐述的内部与外部有效性理念是分析的重点。正如我们看到的，近期许多伦理学领域的哲学著作都认为，抽象和简化（尤其是思想实验的创立与分析）是一条提升伦理思考质量与严谨度的捷径。

研究人员针对内部有效性进行实验设计，所采取的相关举措与实验科学中的做法类似。以实验干预为例，专注于抽象和简化分析的工作只有在没有严重的外部有效性问题的假设下才具有合理性。如果在建立规范伦理学的外部有效性方面存在系统性问题，那么就没有理由认为，在更简单、更抽象的案例研究中所得到的见解，足以应对更混乱、更复杂的案例。

本章的背景中潜藏了一个有关伦理学性质以及如何做好伦理实践工作的深层问题，这将在第 4 章中重点讨论。该问题的症结在于，应该从根本上把伦理学看作一种以发现规范性真理为目的的理论追求，还是应该把它看作一种试图解决持续的、复杂的人类生活中各种协调性问题所必需的实践活动。笔者认为后一种观点是正确的，而前一种观点则被严重误导了。笔者对这一结论的论证将在接下来的两个章节中进行。

本章指出并探讨了在现实生活中如何在抽象 / 简化与明智选择之间进行转换的一系列问题，无论将伦理学视为根本上是理论性的还是实践性的，都需要应对这些问题。正如本章大部分篇幅所探讨的，正确处理现实世界的个案，很可能需要在特定语境下进行烦琐而复杂的研究工作，而较抽象的理论只能提供有限的指导。因此，即使一个人的伦理取向完全是理论性的，如何在基于简单案例的判断和复杂案例的判断之间转换，也是至关重要的问题。第 4 章提出，理论方法对公共政策中伦理问题的性质有着根本性的误解，所以我们需要认识到问题的本质，即各种人类立场与文化所构成的复杂系统，既是伦理问题的源头也是解决办法之所在。

3.2 医疗保健研究中的线性模型

死亡和痛苦无处不在，而将新药推向市场存在技术难度，费用高昂，政府在资助医疗保健研究找到有效的治疗方案又需要大量投资，因此关于理论进步和实际效益之间关系的问题，在医疗保健研究中尤为紧迫。相较于伦理学，关于理论与实践之间的关系，在医疗保健研究中存在着更为明显、持久和滔滔不绝的争论并不令人意外，但争论之间也彼此促进，蕴含着巨大的潜力。

将关于医疗保健转化研究的论争，用来探讨伦理学上理论与实践的关系问题，使我们可以重新审视伦理学的基本理论方法和基本实践方法之间的争议。从外部伦理（outside ethics）出发，在一个相对没有争议的领域中，存在着需要探究发现的理论事实，很显然，即使在该领域中，也不会出现抽象的理论真理（theoretical truths）价值高于具体真理（concrete truths）的情况，或者探究活动仅以追求理论真理为导向的情况。①

① 运用类似的理念，菲利普·基彻（Philip Kitcher）提出了一种在科学中设定优先级的方法，他称之为“良序科学”（well-ordered science）（Kitcher, 2011a）。简而言之，他的论点是，研究人员在任何时候都会面临无数个可能的理论问题，无论他们解决了多少，总还有无数个尚未解答。鉴于此，有理由认为，应该有某种规范来指导研究，而不仅仅是寻求真理或正当的信念。当有无穷的真理有待探索之时，仅仅宣称“我正在寻求发现真理”，似乎是不够的。即使全人类每天都在尝试，持续到时间的尽头，仍然会有无穷的未知真理。正如丹尼特（Dennett, 2006）所描述的那样，在一些问题上很可能耗费大量的智力劳动，尽管这些问题本身确实存在，但资源有限，并未投入必需的研究之中。

第二次世界大战期间，人类史无前例地将科学运用于战争领域。美国于 1941 年设立了科学研究与开发办公室（Office of Scientific Research and Development, OSRD），将目标设定为“开启并支持与战争机制和装置相关的科学研究，创造、发展并改进国防所需的工具、方法和材料”（Roosevelt, 1941），其中最引人注目的便是曼哈顿计划（Manhattan Project）。随着战争接近尾声，美国政府面临科学资助方向的问题：是应该继续将科研预算用于为高层选定的目标提供短期解决方案，还是最好让科学家们不考虑实际应用而坚持自己的研究方向？

科学研究与开发办公室主任范内瓦·布什（Vannevar Bush）对上述问题进行了解答。一份名为《科学：无尽的前沿》（*Science: The Endless Frontier*）的报告应运而生，为之后三十年的科学资助方式定下了基调。布什从基础研究和应用研究之间的区别开始谈论。基础研究“是在不考虑实际目的的情况下开展的，得到的结果是关于自然及其规律的一般知识和理解”。虽然提供了与回答实际问题相关的知识，但不太可能具体到足以解决特定的实际问题。应用研究的目的，是为建立在基础科学之上或阐明基础科学的实际问题提供答案。

布什不客气地指出，政府的作用就是支持基础研究，而基础研究最好在大学里开展。他认为，应用研究（的成本）最好由企业承担。他的说法，有一点是至关重要的，对基础科学的投资将在未来产生巨大的回报（尽管无法预知）：

> 基础科学的特点之一是引领生产力进步的路径多样性。许多最重要的发现都是基于迥然不同的目的而进行实验的结果。从统计学上讲，可以肯定的是，基础科学研究中的一部分工作将会产生非常重要而且有用的发现；但任何一项特定科学研究的结果都无法准确预测。
>
> （Bush, 1945:ch. 3.3）

理论工作会产生实际效益，但会以出乎意料的方式产生，如果试图去预测，就会事与愿违。这种看法也是某些为哲学思想辩护的核心所在：强调哲学的长期影响，但否认这种影响在短期内可以有效地进行衡量或优化。[1] 当然，一个显著的相异性（disanalogy）在于，与科学相比，无论是商业部门还是民间团体，都明显缺乏转化能力，无法将基础规范性工作或其他哲学工作的成果，变为可商业化或有益于社会的结果（尽管博弈论在管理咨询和其他领域的使用可能是一种类似的情况）。

在接下来的 20 年里，有不少人引申并扩充了布什的创新方法，例如，戈丁（Godin, 2006）、巴尔科尼等（Balconi et al., 2010）的总括性阐述，由此产生的创新思维方法被称为线性模型。最为激进的线性模型，是对如何发明新药等创新产品做出了以下假设：

> （1.1）可以明确区分基础（科学）和应用（技术和工业）研究。……（1.2）基础、基本或先前的科学研究是技术创新的主要或唯一来源。……（1.3）通过基础研究获得的新知识，会近乎自动地渗透到应用研究、技术和创新中，即使在很短的时间内也是如此。
>
> （Balconi et al., 2010: 5）

线性模型的各个要素都受到了指摘。首先，正如斯托克斯（Stokes, 1997）所言，不能简单地将科学研究项目以探寻事物本原的基本真理或实际应用为目的进行划分。有些研究类型既着眼于实际应用，又着眼于发现基本定律。路易斯·巴斯德（Louis Pasteur）的研究是如何避免牛奶和啤酒变质一类的实际问题，但他通过疾病的病菌理论（germ theory of disease）等基本发现来解答这些问题，成了其中的一个重要典范（Stokes, 1997: 12-13）。

其次，基础科学的进步对于技术改良始终是必要的——用布什的话来说，“基础研究是技术进步的起搏器”（1945:ch. 3.3），但这种观点也受到了挑战。虽然在一些典型案例中，新疗法确实是在基础科学进步的基础上发展起来的（如干细胞疗法），但一味宣称医疗保健创新总是始于基础科学的进步，这就缺乏说服力了。事实上，像克莱恩和罗森伯格（Kline and Rosenberg, 1986: 288）等有影响力的创新学者都曾提出，由基础研究引领的创新属于例外，并非常态。

---

① 参见 Bovens and Cartwright（2010）。

最后，认为新的基础科学会自动导致医疗实践的变化，从而使病人受益，也是大有问题的。在医学史上，无法将基础科学和应用科学恰当地联系起来的例子比比皆是。即便是像发现青霉素（discovery of penicillin）这样的案例，初看它似乎是一个显而易见的成功故事，但也表明了从基础科学到应用科学的转变是多么的偶然。①

由于线性模型的缺陷，在医疗保健研究领域已经形成了一种共识，即资助者和研究人员需要从系统的角度思考研究的不同阶段——从最基础的科学到最实用的科学——如何能够最佳地结合起来。这种思维方式被称为转化研究（translational research）。随着转化研究的发展，人们越来越清楚地意识到，要想从研究支出中为患者带来最优利益，就必须严格地、系统地关注医疗保健研究不同阶段之间的路径和转换，寻找瓶颈和其他提高研究效率的机会。

3.3 道德哲学与线性模型

在伦理学研究中，人们更为强烈地担心基础理论进展与回答更具体问题之间缺乏直接联系，而这种担忧比在医疗研究中更为明显。可以合理地认为，抽象规范理论（abstract normative theory）中许多高质量的研究对实践影响很小。正如我们将要看到的，在完全抽象（fully abstract）和完全具体（fully concrete）的连续体（continuum）之间的不同位置上，伦理问题的效率也存在一些问题。

为了能够理智地探讨某个领域基本情境（basic context）和应用情境（applied context）之间的转换效率，我们至少需要一个粗略的连续体模型，进而可以提出和回答该领域不同层级的研究问题，以及这些问题之间潜在的各种转换方式。一旦有了这样一个模型，就可以更容易地确定目前的研

① 1928 年，弗莱明在其基础研究过程中偶然发现了青霉素的抗生素特性（the antibiotic properties of penicillin）。他发表了关于这一发现的论文，甚至用它来治疗一位同事的结膜炎（conjunctivitis），但这并没有引起同事们对此的兴趣（Fleming, 1980; Le Fanu, 2000）。由于青霉素的治疗用途几乎无人问津，加之未能找到提取高纯度青霉素的方法，他放弃了该项目（Ligon, 2004）。仅仅十年后，弗洛里和钱恩（Florey and Chain）偶然发现了弗莱明的论文，并进行了动物试验，结果显示青霉素对老鼠有效，对人类生命的潜在益处也变得越发明显。

究思路，是否能在这些不同层级之间尽可能有效地转换。

哲学家们通常不会问及他们学科中的研究效率问题，也不会明确回应如何在伦理思考的不同抽象层级之间实现最佳转换的问题，因此，医疗保健研究文献将再次提供一个起点。如表 3.1 所示，从最基础的科学到真正使患者受益的干预措施，这一过程可以分为五个阶段。[①]

表 3.1　　将规范伦理转化为可操作的结果

阶段	医疗保健研究阶段	伦理对等
第一阶段	基础科学	对规范理论进行讨论，但没有尝试去思考道德理论对现实生活案例的适用性
第二阶段	概念验证，例如 0 期试验，测试药物的药效学和药代动力学，以了解它原则上可以成为一种有效的疗法	了解在思想实验中应该做什么
第三阶段	疗效证明，例如 2 期和 3 期试验，证明该药物在理想条件下具有临床效果	了解在简化但具有真实性的情况下应该做什么
第四阶段	有效性证明，例如实用性试验，旨在确定该药物在现实的临床环境中的有效性	考虑到现实世界中的各种因素，了解我们应该做什么
第五阶段	实施，例如在医疗保健研究的支持下，改变政策以造福患者	改变政策或采取行动，使世界更接近它本该有的样子

如果要从基础科学中衍生出一项有益于患者的干预措施，则必须经过上述每一个阶段。[②] 在医疗保健研究的优先次序中，重点关注在第五阶段如何实现患者利益是无可厚非的，但如果事实证明优先考虑基础科学在实现患者利益方面的效率明显低于以研究为主导的方法，例如改善医生处方习惯等，那么该模型就会立即引起对研究资金优先次序的质疑。

转化模型源自观察的结果，即许多基础研究并没有明显或直接的临床应用，例如发现一种特定蛋白在调节炎症方面的作用。可能需要大量的基础研究工作才能发现一个潜在临床应用。因此，可能首先出现转化失败

① 转化研究文献中包含了许多关于这个连续体的不同概念。关于这场论争的概述以及相关的各种回应，参见德罗莱和洛伦齐的论文（Drolet and Lorenzi, 2011）。

② 使患者受益的创新也可以有截然不同的轨迹，承认这一点是从线性模型转变的关键。医疗保健创新不需要“从实验室到医院”，而是可以“从医院到实验室”的（Marincola, 2003）。其他重要的创新可以来自在特定研究阶段的组织优化，例如通过临床试验来减少管理延迟。

的环节是从第一阶段基础科学到第二阶段潜在临床应用的概念验证的过程中。从第二阶段概念验证到第三阶段疗效证明，即干预措施在理想化和受控条件下发挥作用，这个过程是漫长而艰辛的。在该过程中，有许多地方都有转化改进的空间，例如更好地了解动物模型的局限性，更好的研究监管，更快的市场审批，等等。一旦有了疗效证明，下一个主要阶段就是证明干预措施比既有的其他方式更安全、更有效。仅仅知晓一项干预措施第四阶段是有效的，本身并不能拯救生命，因此我们可以把最后的难关看成是从第四阶段有效性证明到第五阶段通过将干预措施纳入标准临床实践而使患者受益的转化过程。

如果基本规范理论的新见解能带来实质性的伦理改进，我们就可以构建一个大致平行的伦理轨迹，追踪所需发生的步骤。[①] 与医疗保健研究的情况一样，这个想法并不意味着伦理上的变化会不可避免地遵循这个轨迹，或者应该遵循这个轨迹；相反，该模型使我们产生了如下疑问：时间和其他资源当下正在路径上的哪个位置集聚，以及是否可以改进不同元素之间的转化。

笔者的印象是，许多规范性伦理学领域的哲学家，特别是那些大量使用思想实验的学者，都遵循了（也许是不知不觉地）这种自上而下的线性模型。在这种情况下，基础研究就是对“纯粹”道德理论展开讨论，而不用考虑道德理论对现实生活案例的适用性；在思想实验中弄清楚应该做什么，仍然接近于基础研究范畴，而在现实世界中弄清楚应该做什么则属于应用研究范畴。就像在科学创新的线性模型中一样，人们假设见解会从偏基础理论场景流向应用场景，但却不认为见解也需要从“应用”理论流向偏“基础”理论场景。[②]

---

① 多年来，与艾伦·克里布（Alan Cribb）的多次对话丰富了笔者对伦理学理论与实践关系的思考（Cribb, 2010, 2011）。克里布（Cribb, 2010:207）提出了转化伦理学的想法，但只将其视为一种“启发式方法”（heuristic device），来促进对“将伦理学研究转化为政策或实践”这一更广泛项目的反思。本章非常重视转化伦理学这个理念，并更多地将其作为与政策相关的伦理学的潜在路径。

② 例如，科恩提出，政治哲学的主题是寻求与事实无关的基本正义原则：“事实与确定正义的基本原则是不相关的。人性和人类社会的事实必然会：（1）对正义告诉我们要做的具体事情产生影响；（2）告诉我们能获得多少正义；（3）关系到我们应该在多大程度上向正义妥协。但是，我相信，它们对正义本身的性质没有任何影响。”（Cohen, 2009: 285）

虽然这种模式仍然存在，但已经过时了。确实，哲学家们经常试图从基本的规范理论直接转向现实世界的行为准则，这就是阿拉斯（Arras, 2016）所描述的应用伦理学的早期“英雄主义阶段”。但现在看来，这在方法论上是极其幼稚的。[①] 基本伦理中有着根深蒂固又未得到解决的分歧，因此，即使特定伦理理论在某个案例中有明确的行为建议，但当其他“屹立不倒”的伦理理论提出不同的建议之时，便不会产生多大的指导作用了。此外，越来越清楚的是，伦理理论缺乏特殊性，无法在许多实际问题上为我们提供明确的引导：与基础科学的情况一样，要把基本规范理论的主张发展到对实践产生显著影响的程度，即使是在理想化的情况下，也往往需要付出很多努力。

除非有理由认为自上而下的方法具有外部有效性，即对较为简单和抽象的案例进行研究，足以产生有助于应对较为混乱和复杂的案例的见解，才采用这种方法。本章以下论述，将阐明在此类方法中发挥关键作用的思想实验是如何以及为什么经常都不具有外部有效性的。紧随其后的第 4 章，构建了一个自下而上且更为流畅的伦理推理观。

3.4 思想实验

笔者在这里所理解的思想实验是一种伦理案例模型，旨在从多个维度进行简化，让伦理问题变得在哲学上更容易解决。[②] 雷切尔斯（Rachels）于 1975 年做的一次经典思想实验提供了很好的初始示例。他要回答的问题是，杀人本身是否比任由他人死去更不道德。他提请读者注意自己构建的两个平行案例，“除了一个涉及杀人，而另一个涉及放任他人死亡之外，其他情况完全一样”。

在第一个案例中，如果史密斯那个六岁的表弟发生意外，他会获得一

① 关于这一点，参见 Caplan（1983），以及其中对应用伦理学“工程模式”的评论。

② 为了预测一些结论，思想实验处于一个从比较朴素到比较丰富的描述连续体之上。所有的思想实验都是有选择地展示世界中的某些要素，供人们思考。这种对世界的选择性呈现，也是文学的一个特点，开启了文学作品可以成为思想实验的可能性。

大笔遗产。一天晚上，趁表弟洗澡时，史密斯偷偷溜进浴室，将他淹死，然后布置好现场，让事情看起来像是一场意外。

在第二个案例中，如果琼斯六岁的表弟出了什么意外，他也会从中获益。像史密斯一样，琼斯打算在浴缸中偷偷摸摸地淹死表弟。然而，他进入浴室的那一刻，琼斯看到表弟滑倒并撞到了头，脸朝下栽倒在水里。琼斯很高兴地站在一旁，准备在必要时将表弟的头推回水里，但事实上，已经没有必要了。表弟仅仅做了轻微挣扎，就自己“意外地”淹死了，而琼斯则在一旁看着，什么也没做。

（Rachels, 1975: 79）

雷切尔斯的理由是，研究两个只存在单一不同点的案例，可以使读者厘清杀人与任由他人死去之间的伦理差异（如果有的话）。他的描述和方法表明，应该将思想实验的运用与科学控制实验作同等理解——这是笔者将在下文中继续阐述的一个主题。

雷切尔斯的思想实验，属于一个被笔者称为“介入序列”（interventional sequence）的思想实验类别。在某介入序列中，先提出一个基本案例，然后在一个或多个深入的案例中进行修改，目的是发现要素的改变对伦理判断的影响。我们可以将介入序列与一次性的思想实验进行区分，后者只提供了一个单一场景供伦理考量，并不试图以受控的方式对场景进行修改。

一些思想实验是为了验证特定伦理判断的适当性或不适当性，作为明确或典型案例而提出的。彼得·辛格（Peter Singer）的浅塘例子就是一个令人难忘的范例：“如果我路过一个浅塘，看到一个孩子在里面溺水，我会涉水救人，将孩子拉出来。这意味着我的衣服会被弄脏，但这并不重要，毕竟孩子的死亡可能会是一件非常糟糕的事情。”（Singer, 1972: 231）此类情况被称为“明确的案例”（clear cases）。明确的案例可以是一次性的，也可以是介入序列的一部分。①

其他的思想实验是以问题案例（problem cases）的形式呈现的。在这些案例中，应该采取的行为，在本质上是困难的或不明确的，或者该案例

① 雷切尔斯的介入序列的假设前提是：史密斯和琼斯的行为是不道德行为的明确案例。

与常理之间存在一致性的问题。问题案例也可以是一次性的，或者构成介入序列的一部分。伯纳德·威廉姆斯（Bernard Williams）批评功利主义的著名思想实验是一次性的问题案例。例如，化学家乔治从事生化武器设计，摆脱了长期失业，于是，他提出了这样一个问题：一种不重视诚信的道德理论，能否充分说明道德生活的某些基本特征（Smart and Williams, 1973: 97-100）。在关于电车难题的文献中，富特（Foot, 1967）和汤姆森（Thomson, 1976）提出了一个复杂的问题案例的介入序列，即在何种条件下，为避免更多的人死亡，允许对一个人造成伤害。①

3.5 内部有效性与外部有效性

规范伦理学中的思想实验可以为规范性主张（normative claims）提供什么样的支持，严谨性又是指什么？思想实验这个术语所暗示的，是思想实验本质上就是一种实验，许多规范伦理学领域内的思想实验实践者也都认同这种说法。为了精确地回答研究问题，科学实验要受到严格控制，同时得将混杂因素污染结果的风险降至最低，思想实验也应如此。②

如果思想实验是一种实验，并且其结果的认知力（epistemic force）取决于研究设计的严谨性，那么在寻求思想实验的严谨性之前，最好先从已经非常成熟的实验研究设计文献入手。③ 正如我们在第 2 章中所提到

① 为了完整起见，也可以有混合的介入序列——要么是对最初的明确案例进行逐步修改，以阐明原本被认为是有问题的案例（例如，对某个明确案例逐个地增添并分析额外因素），要么通过逐步修改，将最初的问题案例视为明确案例。昂格尔（Unger, 1996）提供了这种混合方法的示例。

② 卡姆这样说道："现实生活中的案例，往往没有具备相关性或唯一相关性的特征，来帮助我们发现其中的规则。如果我们的目标是发现（比如说）两个因素的相对权重，则或许应该刻意地只考虑涉及这两个因素的案例，而不是用其他因素和选项来分散我们的注意力。"（Kamm, 1993: 7）

③ 有人可能会否认思想实验是一种真正的实验，或者会说，虽然思想实验是一种实验，但思想实验的严谨性是自成一格的（sui generis），因此没有什么需要向实验研究设计学习的。认为思想实验不应该像科学实验那样严谨，这本身并不能支持哲学思想实验的严谨性。接下来的章节将会阐释，内部和外部有效性的问题并不取决于思想实验是科学实验的这个说法，而是源于这样一个事实，即规范伦理学中的思想实验提供了一个可能场景的简化模型，并将这种模型作为反思和理解现实世界的一种方式。在思想实验的世界和现实世界之间进行严格的转换，这样的挑战与伦理学领域思想实验的运用密不可分，而且不能通过否定科学方法论来予以消除。

的，相关文献通常都会对内部有效性和外部有效性进行区分。内部有效性是对研究设计质量的衡量：一项实验在某种程度上是内部有效的，意味着它的设计方式能够正确测量一个或多个自变量对一个或多个因变量产生的因果效应。即使一个临床实验是内部有效的，它也可能无法告诉我们同样的干预措施在其他情况下是否有效。诸如随机对照试验之类的实验可以证明某项干预措施在某种情况下有效，但不能证明它在当前的情况下也有效（Cartwright, 2013）。如果一项试验的结果能够适用于其他各种情况，特别是有理由认为其干预措施将在当前的情况下发挥作用，那么就可以说该试验具有外部有效性。①

对内部有效性和外部有效性的区分，使我们看到思想实验的严谨性存在两个关键问题，具体如下。第一，伦理思想实验内部有效性的性质，下一节将对此予以重点讨论。也就是说，通过类比临床实验，思想实验在一定程度上的内部有效性是指：允许读者对它所要测试的假说或原则做出有把握的、没有偏见的或不受其他混杂因素影响的判断。然而，正如我们看到的，思想实验的内部有效性这一概念变得非常复杂，因为思想实验是对现实进行虚构，而对思想实验中的案例做出判断就是对虚构的现实做出回应。

第二，外部有效性，也就是第 3.8 章节的主题。思想实验世界中正确的伦理判断在多大程度上可以推广到其他各种情境中（包括真实世界）的伦理决策？分析结果预测：就像临床试验一样，设计思想实验的内部有效性是至关重要的。但类似于临床试验，从内部有效性到外部有效性是没有捷径的。

3.6 思想实验的内部有效性

笔者将思想实验的类型分为四种：（1）一次性的明确案例；（2）一次性的问题案例；（3）明确案例的介入序列；（4）问题案例的介入序列。介绍一次性的明确案例是出于修辞目的（rhetorical purposes），以此无争议的

① 内部有效性是外部有效性的一个必要条件。因此，内部有效性和外部有效性之间的区别，可以认为是类似于论证有效性和合理性之间的区别。一项实验得出的结果碰巧具有广泛适用性，但在研究设计上却缺乏严谨性，那么这样的实验就相当于一个具有真实结论的无效论证。

起点，可得出更多有争议的结果。通常，很少有人会去证明对明确案例的判断实际上是正确的，因为假定读者对这些判断是认同的。当然，即使是使用一次性的明确案例，也会有充足的怀疑空间，例如，作者可能误以为某件事属于明确案例，或者误以为某事与明确案例相关。但是考虑到一次性明确案例所起的修辞作用，它呈现的方式有多么精确，也就几乎没有什么哲学意义了。在某种程度上，如果需要提取一个明确案例，而作者的思想实验目前还未能做到这一点，那么该思想实验可以很容易地进行替换或改进。由于本章的重点是将思想实验作为提高道德洞察（moral insight）的一种方式，因此对于一次性的明确案例就不再赘言。

问题案例的设立需要更高的精准度。就其性质而言，问题案例很可能比明确案例更具争议性和震撼度，而且不太可能用于纯粹的修辞目的。案例的设立至少要做到以下三点，才能具有合理的内部有效性。

首先，在法律分析的背景下称作“案件事实”（facts of the case）的内容需要得到清晰、简洁和连贯的描述。举例来说，问题应该从全知的叙述者视角提出，还是从不可靠的、有限的主角视角提出，这一点必须予以明确。虽然增加剧情可能会让案例读起来更有趣，但这不应以混淆或场景过分复杂化为代价。其次，案例不仅要指出某个问题在概念上的可能性，还要能让读者把这个问题看作在可能的场景中发生的一个具体问题。最后，问题和分析都应具有真实性。只要问题所依赖的思想实验中，可供参与者选择的集合明显减少，就需要对此进行具体说明，至少需要证明合理性（正当理由可能仅包括约定条件）。

在明确案例的介入序列中，内部有效性在结构上与临床对照试验的内部有效性相似。在这两种情况下，都需要有一个对照案例和一个（或多个）干预案例，且干预案例仅在方法论的描述方式上与对照案例有所不同。因此，在这两种情况下，研究人员都需要明确正在测试的研究问题，并具体说明哪些变量在案例之间进行了修改，哪些变量保持不变。举例来说，如果思想实验想要比较两个只在一个方面不同的案例，那么公众需要确信这两个案例仅在这一个方面不同。此外，研究人员还需要控制案例陈述中潜在的顺序效应（order effect）。①

① 参见 Schwitzgebel and Cushman（2015）。

要想在问题案例的介入序列中实现内部有效性，需要作者结合一次性问题案例和介入序列的内部有效性经验。一个真正的问题，需要清晰、简洁、连贯的描述，细节充分，让读者能够明白这个问题是在特定的场景中产生的。然后，这个基本案例需要以一种受控的方式进行修改。重要的是，在案例描述的层面和道德分析的层面上，针对案例之间维持不变和进行了更改的内容，都要进行严格探讨。这通常很难做到：令某件事成为问题案例的原因，要么是对案例的直觉感知（intuition）和理论解释（deliverances of theory）之间的内在冲突，要么是不同个体对案例的评判之间的相互冲突。出于这种不确定性，人们很可能对所描述案例中与道德相关的内容产生分歧，例如案例的哪些特征应该保持不变，哪些应该修改才能取得进展。

规范伦理学中存在数量惊人的经典思想实验都未达到内部有效性的基本要求。例如，诺齐克（Nozick）提出的“无辜的威胁者”（innocent threat）问题：

> 如果有一个P抓起第三者Q，向深井底部的你掷来，那么可以确认，Q既是无辜的，对你又是一种威胁；现在假设是这种情况：如果Q选择以这种轨迹向你投掷他自己，那他就成了一个侵犯者。即使他被这样掷出，然后掉下去也不会丧命，你是否可以在他的身体飞过来压死你之前，用你的枪将他击落来脱险呢？
>
> （Nozick, 1974: 34）

诺齐克的思想实验令人印象深刻，但有些问题还是不明确。这个案例的情况介绍，将全知叙述者的视角与身处深井之底、正试图弄清楚如何应对快速坠落的他人身体的视角混为一谈。我们既可以从全知叙述者的视角来看待这种场景，能够确定地陈述出与案件相关的所有事实，也可以从需要应对这种情况且时间和信息都匮乏的视角来看待这种场景，但这两种视角不能同时并存。[①] 此外，诺齐克让案例更为生动的尝试，反倒增加了诠

① 鉴于案例所述的物理限制，实际处于深井底部的人似乎不太可能判断：（a）自己是否一定会被坠落的人体压死，或（b）坠落的人如果没有被激光枪击碎，是否一定能活下来。

释的难度。为什么这个人会在深井底部（是被扔下去的，还是自愿去到那里的）？如果井非常深，在井底的人是否能及时判断掉下去的是人的身体？为什么要加入枪这个元素，这就像是科幻小说中的场景，又不进行进一步的情境说明？

在其他一些案例中，作者想象出来的东西，可能无法具象化，或者不同读者之间的想象非常不同。举例来说，卡姆（Kamm, 2006: 352）讲了一个关于“伸手”的案例，仅提供了如下文字描述：“假设我身处印度的某个地方，但我的手臂很长，可以一直伸到印度的另一端，可以够到一个很远的池塘，那里有个孩子正在溺水。”卡姆想通过“伸手”来让读者明白，这个案例应该与孩子就在附近的情形一样来进行探讨。然而，人们还是不清楚这个案例应该如何展开想象。从上下文来看，卡姆似乎打算让超长的手臂成为人体不可分割的一部分。这对条理清晰的想象提出了一系列挑战：这个人身体的其他部分是否应该与千里长臂成比例地增大？从所处场景来看，并非如此。但是，如果我们要想象一个普通身材的人拥有千里长臂，那么人体结构又是什么样的呢？千里手臂得有多重？这等重量要如何支撑？他们要去哪儿买衬衣？

正如埃尔斯特（Elster, 2011）所探讨的那样，读者不仅需要能够具体地想象出思想实验中任何离奇的元素（如千里长手臂），还需要想象出这些离奇元素对于思想实验世界中的伦理规范和实践的影响。仅仅规定思想实验的世界与现实世界在诸多方面的不同之处，却不根据这些假设重构思想实验世界的其余部分，这意味着并没有将这个案例当作真实案例来认真对待。

3.7 再现性、虚构与思想实验

有些读者指责说，这种反驳对思想实验太过苛责：结合上下文，诺齐克或卡姆的意图是很清楚的。然而，通过与随机对照试验的案例比较可以看出，一边声称思想实验的严谨性源自方法论，一边又要求宽容以待，似乎不太合理。

实验研究设计将再现性（reproducibility）的理念置于核心位置。科学研究有一个基本要求：为了让实验的研究结果能够发表，对实验方法的描述，必须足以让读者对内部有效性进行评估，并允许具备适当技能的团队重现研究结果。读者通常不会试图再现所获得的结果（考虑到时间、资源和设备的限制），而且只有一小部分实验会被再现，但报告方法的核心目的是根据方法学的说明，结果应具有再现性。①

如果某个思想实验是可以由读者再现的，那么作者向读者呈现出自己进行思想实验所需的一切就非常重要了。如果作者提供的场景是模糊的或描述不充分的，并且有多种方式来填补或想象所述的情景，而不同的方式可能会有不同的伦理意涵，这就意味着作者做得不够，未能确保所有读者都在关注同一个案例。在这种情况下，案例就是不可再现的：从科学角度看，相当于方法论的一些核心要素不确定，例如，特定药物的给药剂量是多少，或者试验的纳入和排除标准是什么。

科学研究的再现性，不仅要求能够在所描述的方法的基础上建立一个基本特征相同的实验，还要求实验结果可以被重复性验证。②思想实验在规范伦理学中的运用是对原因做出判断，而不仅限于机械地引起反应。因此，虽然思想实验会要求案例具有再现性，即案例描述清楚、具有一致性，但对判断的再现性要求就不那么明确了。

思想实验中的案例再现性面临着一个深刻而明显的问题：思想实验是一种短篇小说。③就像在长篇小说中一样，作者呈现出一个特定事件发生并做出选择的世界，而作为读者，我们需要关注这个世界。④就像在长篇小说中一样，作者提供给我们的材料只能回答极少数关于这个世界的问题，其余都是不确定的。文学小说的作者都清楚这种不可避免的模糊性，因此常常选择进行主题化：他们并没有试图去呈现出一个充满细节的世

---

① 关于再现性的一些挑战，参见 Stodden（2014）。

② 发现结果的再现性遭遇大规模失败时，引发了心理学等学科的感知危机（Pashler and Wagenmakers, 2012）。

③ 正如埃尔金（Elgin）所解释的："我们通过想象某事发生的场景来进行思想实验——有开头、中间和结尾的事件顺序。思想实验被看作是一部有着严格限制、高度聚焦的极简主义小说，就像豪尔赫·路易斯·博尔赫斯（Jorge Luis Borges）的一些作品那样。如果博尔赫斯的极简主义故事是真实的虚构，那就似乎没有理由否认思想实验也是如此了。"（Elgin, 2014: 230）

④ 例如，卡姆曾说："可能只是我自说自话，但在我对案件有视觉体验之前，我无法作出真正经过深思熟虑的判断。我必须以开放的心态，深入想象自己正处于某种情况之下……我想说的是，为了对案例做出判断，你必须把自己置于这个案件中。"（Voorhoeve, 2009: 22）

界，让读者可能出现的所有问题都能得到解答；与之相反，他们呈现出的是一个故意留白、支离破碎或经过多个互不相容的视角过滤后的世界。这样一来，每个读者都能根据自身原有的认知内容去完善文本中的世界。

思想实验的作家们无法避免勾勒出的世界描述不充分。但是，从文学作家的角度来看，允许每个读者构建他或她想象中的世界，这可能是一种美德，但如果在构建思想实验时，其作者试图开展或让读者参与一项对照实验，这就很难说是一种美德了。如果思想实验采用的方法，是让个人对在很多方面都不确定的极短小说进行解读和判断，那么如何确保其再现性？

对于伦理学中思想实验的应用而言，这种非充分决定性问题（problem of underdetermination）可能非常棘手，往往未能引起重视。笔者认为，上述问题可以通过建立权威的道德框架（authoritative authorial ethical framing）予以改善。在这样的框架下：该案例确实引发了思想实验作者描述的伦理问题；该案例所引发的伦理问题是没有争议的。为了进一步阐明该框架的内涵，思想实验的作者已经根据定义详细说明了案例中与道德相关的所有要素。除了思想实验的策划者所规定的那些与道德相关的差异，没有任何其他差异适用于这种情况。尽管每位读者都会在想象中以自己的方式填补案例的细节，但其只能添加与道德无关的色彩和细节。①

思想实验的设计者试图进一步通过全知旁白者来巧妙地处理问题，使读者能够一目了然，将事件的关键点联系起来。这个旁白者能够清晰简明地告诉我们，思想实验中的每个参与者能够做什么，他们的心理状态如何，意图何在。旁白者往往会要求读者在预设的几个选项中做出选择，而且不能改变问题的条件。例如，读者可能会面临两个选择：拉动拉杆或者不拉。思想实验的世界也可能设定为按照现实世界中明显错误的规律运行。在这种情况下，现实模拟中可能有效的反应，在思想实验中或许会设定为无效，而不太可能有效的其他反应或许会被设定为有效。

① 将这一惯例应用于雷切尔斯构建的史密斯和琼斯案例之中，人们可以自由地想象史密斯处于不同的年龄段，并且有各种各样想要继承遗产的理由，但任何史密斯具有的特征，琼斯也必须具有，而且读者不能随意想象这两个人具有某些特征，会让人质疑他们是否应对杀人或放任他人死亡行为的道德责任（两人均不是精神病患者或缺乏自控能力）。

这种方法面临着一种矛盾：如果对案例的描述非常少，而且设定为只具有作者所说的事实或特征，那么就没有什么想象空间了，读者也很难将其当成真实案例去体验。但是，越是难以当成真实的案例去体验，就越不可能声称对案例的这种思考，会增加对问题的纯粹抽象思考，我们也越不相信从案例中得出的判断对现实世界有明显的意义。或者说，案例越丰富、越真实，而且作者给予作为解释者的读者越大的空间，去决定什么是突出的因素，那么读者就越容易体验到案例的真实性，但与此同时，将案例看作类似于受控的科学干预措施就越不靠谱，对案例的判断就越可能存在分歧。

判断的不可再现性对于所谓的明确案例来说是致命的。如果对一个案件进行了清楚的描述，但对案例内容仍然存在很大程度的分歧，那么该案就不是一个明确案例。在具体操作方法上存在持续的分歧，并不会彻底损害问题案例的作用，但就思想实验在伦理推理中应该发挥的作用而言，确实提出了值得深思的问题。至少存在三种可能性：第一，判断的不可再现性，可以表明思想实验在设计和描述上存在缺陷；第二，对案例的相关伦理特征，有相同理解的、有能力的道德行为主体之间，也可能存在持续的合理分歧，例如，罗尔斯（Rawls）所说的“判断的负担”（burdens of judgment）（1993: 53-7）；第三，在回应思想实验方面，有些人可能比其他人拥有更多的专业知识。根据这样的观点，如果非专业人士不能再现专家对思想实验的判断，这就和非专业人士无法再现需要高级实验技能和多年专业训练的实验结果一样，没什么大不了的。①

不管思想实验的解释遵循何种惯例，由思想实验引发的伦理判断应首先适用于思想实验的世界。就像其他类型的小说一样，虚构世界里正确的伦理判断，对现实世界有怎样的影响，这是一个悬而未决的问题。显然，如果针对思想实验的世界所做的正确伦理判断只适用于思想实验的世界，

① 有些人（或许是很多人）担心，自己无法对巴洛克式的或与日常经验相去甚远的案例做出自信的判断，甚至根本无法形成判断。卡姆对此表示，即使在哲学家中，可能也只有少数人有能力再现她对一些复杂案例的判断：“对复杂和不熟悉的案例作出反应，要求人们一次性纵观整个复杂的场景，而不是零散的。这往往需要高度集中注意力。只有少数人能够对复杂的案例作出坚定的反应……‘公主与豌豆’这个童话故事，与我所描述的方法有着高度的关联性：一个人即使受到很多干扰，也无法忽视案例中的某个细微差别，尽管其他人可能永远也察觉不到。”（Kamm, 1996: 11）。

而对现实世界没有任何影响，那么对思想实验进行分析，就无法解决作为伦理学的原发点的那些棘手的伦理问题。因此，若要使用思想实验进行伦理学研究，不仅要能够证明对描述不详的虚构案例做出的伦理判断是有益而准确的，而且要表明这种判断对现实世界的伦理判断具有启发性。无论如何，至少可以说，目前尚不清楚为什么我们可以通过严格分析比现实案例更简单（往往简单得多）的案例，进而对复杂的现实案例做出明智的决定（Dancy, 1985: 166）。

3.8 外部有效性的问题

思想实验可能至少在两个方面缺乏外部有效性。第一，如果在思想实验的世界中所建立的适当的伦理判断，取决于不同规范语境的非共通特征。这被称为规范语境的差异性（normative contextual variance）。第二，如果在思想实验的世界中建立起来的适当的伦理判断，预先假定了与其他语境中不同的因果结构。这被称为因果结构的不可转移性（non-transferability of causal structures）。

3.8.1 规范语境的差异性

在雷切尔斯的案例中，对比策略是预先假定在恰好均衡的状态下，史密斯的行为与琼斯的行为并无道德差异性，那么在杀人和放任他人死亡之间也就没有内在的道德差异性。更广泛地讲，潜台词似乎是说，如果对这两个案例进行了适当的设置和分析（也就是说，如果思想实验的设计具有内部有效性），那么某个特定的道德特征在思想实验中产生了影响，所以它在任何地方都会产生影响。卡根（Kagan, 1988: 12）将此描述为普遍性论点（ubiquity thesis）。如果普遍性论点成立，那么外部有效性就会伴随内部有效性一起产生。

然而，是否应该接受普遍性论点，目前尚不清楚。重要的是，应注意该论点的强度。这样的论点认为，如果我们能找到任何一对恰好均衡的案例，并证明这两个案例之间的不同特征要么重要，要么不重要，那么这个结果就适用于所有其他情况。但是，通常会认为伦理原则和伦理考量是以整体的方式相互作用。根据这种观点，在很多或大多数情况下，支持某种行为的伦理考量不再提供支持的理由，甚至可能改变极性，提供反对这种行为的理由。例如，在通常情况下，做某件事会给别人带来快乐，这属于支持性的理据，但在一些不难想象的场景中，某件事会给别人带来快乐却是反对的理据（假设这种快乐涉及虐待行为）。

因此，许多道德哲学家和许多非哲学家都赞同卡姆所说的“语境互动原则”（Principle of Contextual Interaction），即一个道德属性“在一个语境中的表现与另一个语境中的表现不同”。如果语境互动原则是正确的，那么可能会出现这样的情况：“在一些平等的语境中，伤害与不帮助在道德上被判定为是平等的，但在其他平等的语境中却不是这样。”（Kamm, 2006: 17）

普遍性论点可以发展出普遍主义的推论，而从语境互动原则的角度来看，这样的推论显然是不安全的。例如，普遍性论点可以推论出：如果我们能找到一对精确平等的案例（如史密斯和琼斯），并且这些案例之间没有道德差异，那么对于任何一对精确平等且只在这一个方面不同的案例之间也不会有道德差异。[①] 普遍性假设本身是有争议的，受到许多所谓的反例的影响，这表明，如果规范性伦理学的作者在使用思想实验时预先假设了自身的真理性，那么它将使规范性伦理学的研究严谨性降低，而不是增加。如果在伦理学中负责任地使用思想实验，那么应该预期和计划因规范性背景互动而导致的外部有效性的缺失。

3.8.2 因果结构的不可转移性

在科学实验的情况下，外部有效性的缺乏源自因果结构的不可转移性：在实验的背景中预设的因果结构，一旦干预措施转移到新的环境就不再适用。正如我们在第 2 章所看到的，这对政策层面的干预来说是一个特别大的问题，成功的随机对照干预往往预设有无限多的背景特征。

如果我们以严肃的方式，将思想实验作为行动的基础，就不得不面对完全相同的问题。在思想实验意图模拟现实世界的选择环境，但与现实世

---

① 这样一来，伤害与不帮助之间建立的对等性，就很可能被反例驳倒：“如果我们能找到哪怕是一组可比的案例，其中伤害在道德上比不帮助更糟糕，我们就驳倒了对等论，因为一个正面的例子不能证明一个普遍的主张，但一个反面的例子可以击败它。”（Kamm, 2006: 17）

界的环境有着明显不同的经验、心理、因果或认识结构的情况下，这个问题就会变得特别尖锐（Bauman et al., 2014）。与风险有关的思想实验在这方面特别有问题。在思想实验的世界里，通常会对效果的确定性进行规定：每一个确定的选择都会产生指定的效果。有可能事先确定谁会从每个预定的选择中受益，谁会有损失。即便是将选项规定为以一定的比例带来预期的效果，规定出的概率也是完全准确的。但现实世界里几乎没有任何风险施加的案例会有这种结构。①

以弗里克最近一篇有影响力的文章为例。事实上，这篇文章一开始就承认，迄今为止，契约主义对伤害的描述错误地集中在“对已知个人的某些伤害”（Frick, 2015 ：178），而这种情况实际上是罕见的。弗里克试图将契约主义分析扩展到社会政策中的风险类型，围绕下列案例展开分析：

大规模接种疫苗（已知的受害者）。一百万儿童受到某可怕病毒的威胁，如果不采取行动，这种病毒肯定会导致全部儿童死亡。我们必须在两种疫苗中选择一种进行大规模生产（由于生产能力的限制，无法同时生产两种疫苗）。

疫苗 1 肯定会拯救每个孩子的生命。然而，这个疫苗并不能提供对病毒的完全保护。如果儿童接种疫苗 1，病毒肯定会导致儿童的一条腿瘫痪，他或她的余生必须拄着拐杖行走……

疫苗 3 肯定会让 99.9 万名儿童完全不受病毒影响。然而，由于基因型存在一个已知的特殊性，3 号疫苗对其中的 1000 名儿童已确定完全无效。如果我们选择疫苗 3，这部分儿童肯定会因疫苗无效而死于病毒的侵害。

（Frick, 2015: 181-3）

稍微思考一下就会发现，上述案例与现实世界中传染病传播的因果机制存在着种种明显的差异。第一，在现实世界中，接触传染病病原体是形

① 正如弗里德（Fried，2012a，2012b）所认为的，这里还有一个关于外部有效性和背景差异的担忧。对涉及某些伤害的案件，个人的判断往往难以与他们对伤害风险的判断相协调。目前还不清楚，为什么在研究风险施加的伦理问题时，需要个人对其日常的风险经历进行想象，这会比在经验的基础上进行研究更具有方法论上的可靠性。

成临床意义上的感染的必要条件，但不是充分条件：是否出现临床意义上的感染，取决于宿主、环境和病原体的相互作用。

第二，在任何现实生活中，临床症状的严重程度会有一个分布，而不是清晰地分为两个同质的群体。此外，在现实世界中，疫苗很少是百分之百有效的：对一些人可能比另一些人更有效；一些人可能对疫苗过敏，或者在大规模接种疫苗的那天无法参加注射。因此，在任何现实世界的场景中，无论如何操作，总有一些儿童无法接种到疫苗。因此，在现实世界中传染病暴发案例的因果结构中，接触到病原体的人数，有多少人没有接种疫苗，有多少人会出现临床相关症状，其实是无法预知的，只能根据数学模型进行估算（结果通常位于某个较大的置信区间内）。

第三，将案例规定为致命病毒事件，但没有对传播方式进行讨论。通常情况下，任何攻击人类的病毒，会从一个人传播到另一个人，则应考虑群体免疫力。也就是说，接触病原体的可能性，取决于其他人接种疫苗的程度（因此，如果你自己没有接种疫苗，在所有其他人都接种疫苗的环境中，你感染疾病的可能性要比没有接种疫苗的环境低得多）。① 弗里克的“疫苗 3”方案忽略了这个因素，假设疫苗对 1000 名儿童无效，那么这些儿童将肯定会接触到病原体，并且因接触到病原体而死亡。

第四，不清楚为什么不能对疫苗 3 无法保护的儿童进行隔离，等疾病过去（这部分人规定为身份已知，并且只是 100 万人中的 1000 人）。总的来说，在弗里克的案例和任何实际的疫苗接种政策案例之间，存在着许多潜在的因果结构差异，即使假设弗里克对思想实验的分析具有内部有效性，并将任何规范语境的差异性问题放在一边，该思想实验与实际的疫苗接种政策决定的相关性也非常有限。

3.9　小结

哲学家们通常会认为，抽象化（特别是思想实验），是提高伦理学理论化严谨性的一个重要途径。然而，目前为止，伦理学理论家们未能充分

---

① 在疫苗接种的一般性原则里，破伤风是个例外，因为它不能在人与人之间传播。然而，根据案例描述，似乎没有任何理由认为弗里克想到的是一种非传染性的病毒。

区分两种严谨性：内部有效性和外部有效性。外部有效性更重要，也更难保证，但哲学家们绝大多数都倾向于关注内部有效性。

我们的分析结果表明，在内部有效性方面，伦理学中的思想实验明显弱于随机临床试验，但在外部有效性方面则大致相当。即使一个思想实验是内部有效的，也无法提供强有力的理由来证明它是外部有效的——因为有可能存在规范的语境差异，也有可能实际世界的因果结构与思想实验的世界有很大的不同。

一些读者错误地认为，这是在说应该放弃思想实验和伦理学的理想化。这部分读者中的一些人，踊跃地为思想实验辩护，认为不考虑假设情景就无法进行伦理学研究。这种所谓为思想实验辩护的说法是对笔者论点的误解。笔者并没有完全反对进行思想实验，而是主张在进行思想实验时要有更大的反思性。内部有效性不能保证外部有效性，并不意味着随机临床试验不能具有外部有效性。同理，内部有效性不能保证思想实验的外部有效性，也并不意味着思想实验不能具有外部有效性。在这两种情况下，相关的问题是在一种语境中看似正确的判断在多大程度上能够可靠地转移至其他语境。

哲学中的辩论往往是通过寻找反例来进行的，这是为了表明某一理论不可能是正确的，因为它在一个或多个假设的情况下无法成立（或给出“错误”的结果），而笔者的目的并非如此。对一个理论架构最好的质疑，并非在可以想象的情况下，它会不会给出错误或有问题的结果（当然会有），而是明确它提供有用和可靠结果的条件范围。如果能提醒我们注意到一种会被忽视的概念性或规范性的可能性，简单的思想实验就是有用的，就像某个非常简单的双方程模型，如 Lotka-Volterra（捕食者 - 猎物模型），对理解捕食动态的各个方面都很有用。然而，在一种情况下的有用，并不意味着这个思想实验或模型本身就能为制定政策提供明智的依据。

第四章提出，在因果推理、干预推理以及伦理推理中，外部有效性所带来的挑战，在规模上对公共政策的哲学和伦理有根本的影响。不应该再默认从简单的因果模型或思想实验开始，同时意识到这些方法会排除一些对现实世界中的决策有重要意义的特征。相反，行医者和哲学家都应该认识到，社会过程是一系列复杂的系统。这就需要在思维方式上，朝一个更具实验性和实用主义的哲学概念转变。

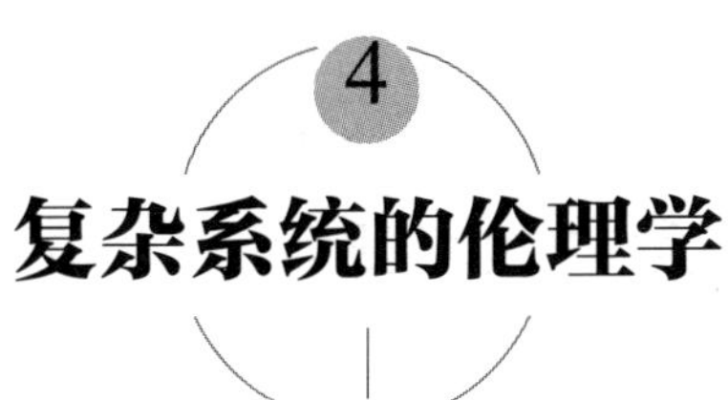

4 复杂系统的伦理学

4.1 引言

在公共政策领域，外部有效性失效的问题可能普遍存在。即使进行了大量高质量的研究，表明某项政策干预在某种情况下发挥了作用，也不足以确定干预措施对当前的情况同样有效。第 3 章表明，规范伦理学本身也出现了类似的外部有效性问题。来自思想实验的大量研究可能无法为我们现在面临的具体问题提供伦理上的思路。因此，公共政策干预必须面对外部有效性的挑战，不仅是在事实领域，而且是在价值领域，以及在两者相互关联的领域。

本章指出，如此规模的难题，需得到同等的回应：不仅要改变从业者对待证据收集和政策干预的方式，还要改变哲学家构想哲学任务的方式。不应该再默认从简单的因果模型或思想实验开始，同时还得意识到，光是这些是不够的。相反，研究的出发点应该是社会过程的系统复杂性。

复杂系统方法的出发点是一组假设，其不同于隐含在因果关系或思想实验中的常识性描述。下文会进行详细阐述，但我们先做一个对比，理解起来会更为直观。许多关于因果关系的常识性推理都建立在某种基础模型之上，比如台球桌——在这个模型中，一切都处于静止状态，直到球杆发力，母球受力随之撞击，另一个球落入球袋。同样，在思想实验的设计中，除了感兴趣的那个伦理问题外，一切都可以筛选出来保持静止状态。

生物与社会系统的行为方式，与这些静态模型有很大不同。如果它们表现出稳定性，那是一种动态的稳定性（dynamic stability）。核心的目标变量之所以保持不变，并不是因为没有任何变化，而是因为它们通过与其他一些调节系统的动态相互作用而保持在界限内。体内平衡（homeostasis）是一个典型的例子：尽管外部环境在发生变化，但生物仍能够将关键的内部状态维持在一个相当窄的值域内。对体内平衡而言，稳定性是自我调节的结果，是通过多层交互系统的运行来维系的；保持一个较为恒定的温度需要持续的动态调整。因此，用一个台球撞击另一个台球来类比病因，太过简单，也是有问题的。从扰乱维持体内平衡机制的角度去理解病因，并从重建体内平衡所需条件的角度去理解康复，会更有启发性（Billman, 2020: 1）。将同样的观点比照适用于社会系统，例如邻里的组成，要么保持稳定，要么随着时间的推移在关键方面发生变化。社会领域内的稳定或变化应该从交互机制的角度去理解，而不是预设为一个常量。

要追踪不同层次的不同调控机制之间的联系，特别是它们彼此的相互作用将如何影响变量分布，是非常困难的。即使能够将这些机制识别出来，它们之间的相互作用对微小的变化也会有高度的敏感性。构建模型有助于理解这些相互作用，但重要的是，要认识到这些模型在本质上是对它们试图模拟的现象的简化。应该预料到，通过模型得出的所有预测都可能与实际发生的情况有重大出入。特别是在政策领域，模型对于情景规划的作用要大于预测，相关原因笔者会在适当的时候进行解释。即使事情的实际情况与模拟场景很可能不一样，模型还是可以帮助研究人员和政策制定者厘清事件可能发生的一系列方式、并计划或实践应对措施。

重要的是，政策制定者必须采取行动的情况，在很多重要方面是不可知的。对于确定政策的实践意义，政策是否体现了公共价值的防御性平衡，以及政策是否会得到足够的遵从而取得成功，公民和其他利益相关者对政策的反应是至关重要的。应该将决策理解为一项即兴活动，公民是其中的主要合作伙伴。这种对社会过程复杂性的理解需要与“注重行而非知”的哲学理念相结合，并受到约翰·杜威（Dewey, 1917）和威廉·詹姆斯（William James）等古典实用主义者以及基切尔（Kitcher, 2012）等当代实用主义者的启发，他们呼吁将哲学重新置于人类生活的问题之中。这样的一种哲学会是折中的，它整合了学科的知识观点和体系，为采取行动提供信息。我们先来介绍复杂系统理论中的一些广泛的概念，然后再研究它们对思考公共卫生政策伦理的影响。

4.2 部分、整体和复杂性

自科学革命（Scientific Revolution）以来，科学领域的许多进步都得益于方法还原论（methodological reductionism）——假设理解看似复杂的事物的最佳方式是将其拆分为细小的组分，分别进行研究，再重建对整体的理解。只有在解决具有特定结构的科学问题时，方法还原论才是一种成功的策略，也就是说，那些经过识别，并以此为基础建立理解的各个部分，是以原子的方式单独发挥作用的，而不是由它们与构成整体的其他元素的关系所决定或调节的。

很多科学问题可以通过方法还原论成功解决。直到 19 世纪中期，大部分科学进步都来自对韦弗（Weaver, 1948）所说的“简单问题”（problems of simplicity）的关注——只让一两个变量改变而保持其他一切不变的科学问题。19 世纪后期，人们掌握了处理无组织复杂性（disorganized complexity）问题的能力——在这类问题中，大量变量之间的相互作用无法单独追踪并记录，只能使用统计方法进行处理，从而使作为一个整体的系统看起来像是按照统计规律（如热力学第二定律）在运行。然而，当韦弗在 1948 年撰写论文的时候，诸如天气预测、蛋白质基因编码原理以及某些化学品为什么会致癌等问题，很明显既不能作为简单问题，也不能作为无组织复杂性问题来处理。解决这些有组织复杂性（organized complexity）问题，需要一套不同的工具和技术。

在接下来的几十年里，为了更好地理解有组织复杂性并将其理论化，涌现出各种不同的学科方法，包括控制论（cybernetics）、系统动力学（systems dynamics）和系统理论（systems theory），归属在复杂科学（complexity science）的范畴下（Waldrop, 1992; Pickering, 2010; Rid, 2016）。研究有组织复杂性的关键，是将系统视为相互关联或相互依存的组分集合，组分可以被视为一个整体的元素，且整体大于各部分的总和。并非所有的项目集都可描述为一个系统。显然，如果不同元素之间的联系很微弱或很偶然，那么将它们描述为一个系统就不会有什么收获。此外，在某些情况下，即使构成某个系统的元素确实存在相互关联，但通过对各个部分的理解，可以“自下而上”地充分理解这个复合实体的行为，而不需要援引任何更高层次或系统性的原则。①

复杂系统是系统的一个子集。什么是系统复杂性，以及如何衡量复杂性，这些本身就不是简单的问题：整个行业都致力于提供复杂性的定义，并就如何测量它达成一致（Ladyman et al., 2013）。就本书的目的而言，关键是将复杂性视为一种假设现实世界的结构方法，并由此推定，无论在科学层面还是哲学层面，好的探究应该呈现出的面貌。正如亚瑟（Arthur, 2014: 3）所说：“复杂性不是一种理论，而是一场科学运动，它研究系统中相互作用的元素如何构建出整体模式，还有这些整体模式如何反过来引发关联元素的改变或调适。”赫伯特·西蒙（Herbert Simon）给出了一个直观的特征描述，虽然年代有些久远，但仍然非常有用，这为我们提供了方向：

> 粗略地讲，我所说的复杂系统是指由大量的、以非简单方式相互作用的部分组成的系统。在这样的系统中，整体大于部分的总和，这不是在终极的、形而上学意义上，而是在重要的实用意义上的论断，即根据组分的属性和它们相互作用的规律，要推断整体的属性并不是一件小事。面对复杂性，一个原则上的还原论者可能同时也是一个实用主义的整体论者。
>
> （Simon, 1962: 468）

---

① 整体是否大于部分之和，可以解释为一个形而上的问题，抑或是认识论问题。如果形而上地断言整体大于部分之和，其实是假定存在某个额外的、有自己独立本体的部分，只要各组分以正确的方式连接起来，就会出现。这种主张，如果在认识论的意义上提出，那么就没有形而上的实体在现实中存在；相反，却是在宣称更高阶上感知到的秩序，在较低的层次结构上是无法预测或揣度的。在解释中使用“更高层次的整体”这个概念是很有用的，可以让某些仅关注个别部分而不容易（或根本不可能）被发现的事情进入视野。哲学家有时将这两种立场分别描述为强涌现（strong emergence）和弱涌现（weak emergence）（Bedau, 1997）。

复杂性理论家几乎都是弱涌现论者。在他们看来，正是由于元素的排列组合和相互联系，才会在更高的组织层次上出现某些特征，而凭借这些高阶特征，把物体的组合当作一个系统才是有意义的。这样做并不需要系统论者认定设想出的整体有任何额外的或“怪异的”地方，或者整体最终不能用构成元素的行为来诠释。

这种类型的复杂系统在自然界和社会世界中随处可见，例如气候和天气，传染病的传播和变异，还有经济的运作，等等。

复杂的系统往往是相互嵌套的。对于一个具有科学素养的人，世界的概念已经包含了部分和整体的嵌套系统假设，并深入到许多层次。人类的肌体本身就是一个生动的例子。人体由大约 100 万亿个细胞组成，同时又是大约 130 万亿个微生物细胞的宿主。人体细胞平均由数十亿个分子组成；每个分子又由多个原子组成；每个原子再由多个基本粒子组成。

人体的每个细胞都是一个复杂系统，由细胞壁、细胞质、线粒体和细胞核组成，并且具有足够的内部复杂性，能够通过有丝分裂进行自我繁殖。所有这些能够存在，是因为复杂的分子链是生命的积木。病毒可以入侵细胞，劫持细胞的复制机器来进行自我复制。细胞反过来利用 Dicer 酶作为抗病毒防御的一部分。从细胞上升一个层次，我们可以在组织的层面上进行思考，例如，分布在消化道上的上皮组织，或者构成心肌的肌肉组织。

再上升一个层次，到整体器官，如肝脏或胆囊。继续上升一个层次，就有了消化系统、呼吸系统等器官系统。从器官系统的层面上升，就到达了人类有机体。再上升，便可以将个人视为家庭的一部分。继续上升，家庭可以被视为社区的一部分。因此，虽然我们可能不会经常用这些术语来思考自身，但人类个体是由层层嵌套的系统组成的，同时又深深地嵌套在更大的系统之中。①

在传染病暴发等情况下，我们很容易看到这些不同的层次之间是如何互动的。流感病毒通常通过空气传播。人咳嗽或打喷嚏，会释放出病毒颗粒，这些颗粒随后会以吸入或其他方式进入其他易感宿主体内。一旦进入宿主体内，病毒就会入侵易感细胞并繁殖，在呼吸系统中定植，从而给呼吸系统所在的人体带来许多系统性挑战。人类个体本身就具有传染性，可能会感染其他人。如果菌株的毒性足够强大，家庭或整个社区都可能会遭殃。当然，病毒每次复制都可能发生变异，而变异会改变病毒对各个人类

① 此外，“自我”与“他人”之间的区别要比常识中的内容模糊得多，也更难划清界限。这不仅是因为人体内微生物细胞的比例很高，还因为在某些情况下，例如肠道微生物群，对人体正常功能发挥着非常重要的作用。对相关问题的介绍，参见勇（Yong, 2016）。

系统的影响——毒性减弱或增强，人体战胜病毒的其他变种的能力随之提高或降低。

4.3 存量、流量和模型

了解存量（stocks）和流量（flows）的概念有助于理解复杂系统。某一特定项目的存量是指在某一特定时间，在相关系统中的数量。流量是指该存量的变化率（正或负）。你往浴缸注水的时候，里面的水量就是存量，而流量可以是正值（来自水龙头）或负值（如果你拔掉浴缸塞）（Sterman, 2001）。

从存量和流量的角度思考问题，在卫生政策的许多领域都是有用的。一个国家的现有人口是其人口存量，这个存量源自新生儿和外来移民的流入，以及死亡和移居国外的流出。在急诊室等待治疗的患者数量也是一个存量，随着更多新患者的到来而流入，随着患者分诊送出或转移到医院的其他科室而流出。某个国家的现有医生数量也是一个存量，随着新的医生获得执业资格或移居该国而流入，随着医生退休、死亡、移居他国或只是简单地决定要减少工作量而流出。

就像洗澡时放水需要时间一样，增加或减少存量也需要时间，而且时间取决于流速。在某些情况下，从决定增加流速到看见存量发生变化，会有明显的延迟。举例来说，如果某个卫生系统判定，存在医生短缺的问题，想通过增加医疗培训人数来予以解决，那么从最初的决定到增加执业医生数量将需要数年时间。

在复杂系统中，流速（以及存量本身）受制于反馈回路（feedback loops）：现有存量的大小会影响未来的存量大小。反馈回路可以加强现有的变化率，也可以平衡它。关于平衡回路，可用供暖系统恒温器这个简单的例子来说明：系统监测房间的温度，如果低于目标温度，锅炉就会加热，如果高于目标温度，锅炉就会关闭。关于强化反馈回路，传染病是一个明显的例子：一个指示病例（index case）可以传染到其他病例，而每个病例又可以传染更多病例，直到疫情大范围暴发。如果疫苗接种政策的目的是确保人口覆盖率，以保证群体免疫力，就会利用类似的动态，也就是说，即使有人确实感染了疾病，该疾病也不太可能会传播，因为普通感染者在疾病具有传染性期间，不会遇到足够多的易感者来传播该疾病。第10章会更深入地讨论传染病的模型。

反馈回路也为思考文化对健康和健康政策的影响提供了一种有益的方式。年轻人选择吸烟的概率，其中一个决定因素是交际人群的吸烟率，以及伴随这些因素的文化期望（是否视吸烟为常态或者理所当然的？一个人是否必须解释自己不吸烟的原因？）。同样地，在一个资源匮乏的公共医疗系统中，随着人均医生数量的减少，要把医生留在系统内可能会变得越来越困难——医生们为了改善自己的生活前景，纷纷选择离开，要么跳槽到私营部门，要么移居国外。正如上述以及读者即将看到的其他例子所表明的，在任何对人口健康有重大影响的现实世界系统中，无论是积极的还是消极的，系统都会出现多次流入和流出的情况，而流入的速度受到系统内部、外部因素的积极和消极影响。

最终的结果是，在一个大型的互联系统中，流量和存量之间的关系往往难以映射，更不用说随着时间的推移进行预测或控制了。首先，一个存量的变化和另一个存量的变化之间可能有很大的延迟。特别是受数据不完整的影响，极有可能导致所有干预措施出现反应不足或反应过度的情况。其次，如果存在增强反馈回路（reinforcing feedback loops），增量会导致存量的进一步增加（并有可能引发变化率的增加），那么最初未注意到的问题很快就会变得无法控制。因为有关存量和变化率的数据通常很匮乏，这样的回路很容易被忽视。最后，通常情况下，引起平衡回路（balancing loops）的反馈机制只能在一定范围内起作用；在范围之外，机制可能会发生改变或逆转。

对复杂系统进行干预的决定是在不确定的情况下做出的。在应对复杂系统时，如果认为决策者能够对相关事实有足够的了解，以至于他们永远不会对实际的情况感到惊讶，那只是一种幻想。将现实中运行的复杂系统与此类系统的模型区分开来是很重要的。前文关于组成单个人类的细胞数量之多的观点，是为了说明在分子层面建立一个宏观复杂系统的模型是多么的不可行。例如，现在最强大的天气模型——如英国气象局的天气模型——（撰写本书时）可以10平方千米为单位对地球表面进行预测（Met

Office, 2020)。然而，将这些模型缩小到分子尺度是完全不可行的。[①]

复杂系统与我们创建的相关模型之间存在着巨大差距，这一认识具有重要的意义。出于实用的目的，需要对几点事项做出选择：（1）相关系统中的因素在模型中的体现；（2）如何测量或估计变量的值；（3）模型的边界。上述每个事项都需要对更复杂的现实进行简化，因此会存在不准确的地方：没有包含在系统模型中的事物可能也将会影响到我们所映射的系统内部因素。鉴于系统内存在反馈回路，所以那些在系统模型之外的事物，或者在系统模型之内但没有考虑到的事物，都可能在系统内产生非常大的影响。那些从事混沌理论（chaos theory）研究的人可能会用这样的想法来生动地说明这一点：一只蝴蝶扇动翅膀，数周之后，可能会在世界的另一端引起一场风暴（Lorenz, 1963）。

结果是，虽然在使用模型方面没有实际的替代办法，但即使是一个精细且经过良好测试的复杂系统模型，也不应指望它能准确预测中长期内将发生的事情。正如博克斯（Box）等所说，“所有模型都是错误的；实际问题是得错到什么程度才会没有用”（Box and Draper, 1987: 74）。与其认为系统模型可以提供完美控制，不如将它们的作用视为辅助情景规划：帮助回答假设性的问题，让我们创造性地思考系统中某个变量的变化可能带来的影响。

4.4 公共卫生政策的复杂系统方法

现在应该弄清楚的是，为什么不应该认为政策干预措施会像砖块一样，可以在某个地方按规格制作和测试，然后放入其他地方的结构中，还期望它能按计划发挥作用。从对复杂系统的简要介绍中，可以总结出一些重点所在，具体如下。

---

① 博尔赫斯（Borges）提醒我们，只有当地图比它所代表的领土更容易管理时，它才是有用的。“……在某个帝国里，制图艺术至臻完美，单个省份的地图占据了整个城市，而帝国的地图占据了整个省份。久而久之，那些不合理的地图不再令人满意，于是制图师协会绘制了一张帝国地图，其大小与帝国大小相同，并且与真实帝国点对点对应。后来，人们并不像他们的祖先那样热衷于研究制图学，他们觉得那张巨大的地图毫无用处，于是怀着冷酷的心，他们将这份地图丢弃给了烈日和严寒。时至今日，在居住着动物和乞丐的荒芜的西部，仍残存着这张满目疮痍的地图；在无边的土地上，没有残留任何地理学的遗迹。”（Borges, 1998: 325）

第一，与政府政策相关的系统之间的关联程度，意味着政策层面的干预与个人生活的改善之间很少有线性关联。比方说，如果在一个广告牌上展示健康饮食信息会产生 x 效果，我们不应该期望在十个或一百个广告牌上展示该信息会产生 10x 或 100x 的效果。

第二，虽然这些系统中的一些因果效应是明显和直接的，但其他效应则更为微妙和间接，而且难以察觉。特别是，因果关系可能会有延迟：由过去的政府检查员负责检查建筑消防安全转变为自行上报制度，虽然在短期内可能会节省资金，但若干年后可能会导致火灾发生率上升的问题。同样地，在公共建筑中禁止吸烟可能会引发多种变化模式，例如，吸烟者的吸烟率下降，而非户外吸烟的数量会等量增加。事后也许能看到某个特定发展轨迹，但在做出决定之时却无法清晰地预见。

第三，了解试图采取行动的对象系统是至关重要的。干预措施发挥最大效用的点通常是与直觉相悖的：看似明显的变化可能是无效的，甚至适得其反。成功的干预措施需要考虑到更广阔的系统背景：正如拉特（Rutter）等所述，“与其询问一项干预措施是否能够解决问题，研究人员不如着眼于确定它是否以及如何帮助系统进行重构”（Rutter et al., 2017: 1）。

从复杂系统的角度思考问题，可以提醒我们注意系统可能表现出的某些特征性病理（characteristic pathologies）——梅多斯（Meadows, 2008）称其为系统陷阱（systems traps）。对我们的目的来说，其中最重要的两个是政策阻力（policy resistance）和富者愈富（success to the successful）。试图通过“权宜之计”（quick fix）来干预系统，但由于未能预见到其系统性影响而最终失败的情况，称为政策阻力。从系统的角度思考问题，需要在出现政策阻力的情形下改变观察问题的视角：指责别人或未预料到“副作用”是无济于事的。

> 并不存在副作用，只有效果。那些我们预期或证明是有益的，称为主效应（main effects），并以此为荣。那些削弱我们的政策并造成伤害的，便称为副作用，希望为干预的失败开脱。“副作用”并非现实存在的特征，而是表明我们的心智模型（mental models）的边界太窄，时间跨度（time horizons）太短。
>
> （Sterman，2006: 505）

富者愈富的运作方式是，系统产生了路径依赖，使那些已经做得很好的人，最终可能会变得更好，而那些做得不好的人，最终可能会变得更糟（Meadows, 2008:ch.5）。在不同的政策领域，人们已经反复评论过这种潜在机制和见解，但并不总是明确地以系统论为框架。

都铎 - 哈特（Tudor-Hart, 1971）创造了“逆向护理法”（Inverse Care Law）一词来描述这样一个事实：如果不予纠正，系统动力学可能会导致医疗需求最大的地区拥有密度最低的医疗保健专业人员。这是因为（本书第 9 章将对此作详细研究），健康的社会决定因素意味着那些在其他方面已经处于劣势的人，健康状况可能会更加恶化，而恶化的健康状况反过来又会进一步加剧他们的劣势。因此，医疗保健需求将倾向于集中在不利条件最为普遍的地区。具体表现包括：候诊人数增加，治疗难度加大。此外，那些存在严重劣势的地区被认为是不太适合居住的，因此有选择权的医疗保健专业人员更可能选择在“更好”的地区执业。最终的结果是，如果没有系统性的措施，根据需求来平衡护理资源，“逆向护理法”就会成为现实。

社会学家罗伯特·默顿（Robert Merton）观察到一个类似的系统动态，创造了“马太效应”（Matthew Effect）一词（借鉴了《圣经·新约·马太福音》第 25 章第 29 节中关于人才的比喻），以此解释科学领域的功劳分配方式：“凡有的，还要加给他，让他有余；凡没有的，连他所有的，也要夺去。”默顿认为，科学界的声望体系倾向于放大那些已经很有名气的人所做的贡献，同时最小化那些相对默默无闻的人所做的贡献。这个过程是反复进行的，结果会导致一种有问题的路径依赖，即科学声望和资源在很大程度上由社会地位决定（Merton, 1968）。①

布莱恩·阿瑟（1989）注意到市场运行中的一个非常类似的动态，在经济学文献中称之为收益递增（increasing returns）。经济学家曾假设，市场内的竞争会导致收益递减——在某一点之后，增加市场份额将会变得越

① 默顿的论文在很大程度上借鉴了哈丽特·祖克曼（Zuckerman, 1965）所做的实证研究，后来两人喜结良缘。具有讽刺意味的是，祖克曼的贡献常被低估，这也正好印证了马太效应。为了纠正这一偏差，默顿在 1973 年的重印本中添加了以下注释：“现在（1973 年）我才发现，我在一定程度上借鉴了祖克曼的访谈和其他研究材料，显然，这篇论文应该以联合作者的身份出现。”

来越困难，因此，市场内的竞争会导向有效配置和低利润。阿瑟认为，计算机操作系统或社交网络应用等无形商品的市场呈现出网络效应、前期成本高但边际成本低、客户习惯于特定服务和产品等特征。这些特征的组合意味着，此类市场的回报往往会越来越多。那些领先的人往往会保持领先，并且存在显著的路径依赖：占主导地位的解决方案或服务可能不是最好的。

4.5 复杂系统的规范含义

毫无疑问，复杂系统的这些特征会对政策制定者可能使用的各种干预策略的效果产生影响，但它们对应该采用的伦理原则又有什么作用？许多哲学家和伦理学家似乎都认为，即使我们充分认识到公共政策干预在很大程度上是对复杂系统的干预，与政策相关的伦理学工作也可以基本不变地延续下去。笔者认为这是根本错误的。为了理解其中缘由，我们需要稍微地转一下方向，明确问题的实质，以及为什么有人会不认同复杂性对于更广泛地思考公共卫生和公共政策中的伦理原理所具有的重要意义。

对反对意见进行解析，先从阿科夫（Ackoff）对于“问题”（problem）和“混乱”（mess）二者的区分入手可能比较有益。

> 管理者面对的不是相互独立的问题，而是由不断变化且相互影响的问题组成的复杂系统所构成的动态情况。我把这种情况称为“混乱”。所谓问题，是通过分析，从混乱中提取的抽象概念；它们之于混乱，就像原子之于桌椅。我们经历的是混乱和桌椅；而不是问题和原子。……管理者不是要解决问题，而是管理混乱局面。
>
> （Ackoff, 1979: 99-100）

上述区分使我们能够根据复杂系统方法重新表达第 3 章的主要见解。为了对某个混乱局面进行思考，哲学思想实验剥离的不仅是各种细节，还有动态性和历史性的特质。这是将混乱作为一个问题来重构的鲜明例证。阿科夫担心的是，对思想实验中描述的问题进行清晰的分析，并不一定能告诉你如何管理一个混乱的局面，这既是因为思想实验是对现实世界问题的简化，也是因为“解答”思想实验并不能让我们深入了解我们所面临的混乱局面是如何相互关联的。正如他所说：“模型的最优解并不是问题的最优解，除非模型是问题的完美代表，但它从来都不是。”（Ackoff, 1979: 97）

对事实的不认可，可能是不赞同复杂系统理论对公共政策具有重大伦理意义的一个原因。哲学家在事件因果关系的问题上可能存在分歧，也不认为政府或行为主体对事件成因的理解、可预测度和控制程度更为全面。简而言之，他们可能不认为社会世界在很大程度上是由复杂系统组成的。虽然这是一个可以支持的立场，但这样做并不会有什么回报。多年以来，复杂性科学（complexity science）累积了大量经验证据，政治上的预测和控制措施遭遇了频繁且明显的失败，哲学家要推翻数量庞大的各种实证研究，才能让这个主张合理可信。为哲学辩护时提出这种主张，会让人显得愚蠢，缺乏智慧。

想要捍卫哲学现状，一个更有远见的观点是：尽管人类生活和社会中存在复杂系统的经验现实，但哲学家们应该采用分析和还原的方法，将系统的各个部分隔离开来，单独地进行分析——同时承认在现实世界中，为了进行分析而隔离开来的任何部分都会影响到系统的其他元素，也反过来受到它们的影响。

在互联系统构成的整体中，对其中一部分采用原子分析模式可能有不同的原因。首先，可以说，一旦我们更好地了解了各个部分，就可以把所有东西重新组合起来；同一时间考虑到所有系统是很难做到的。其次，在更为基础的层面，有人可能会提出，虽然我们生活的世界确实是由“混乱”而非“问题”所组成，但哲学的任务仍然是研究问题而非混乱，因为在更深的伦理层面，世界是由原则和问题而非混乱构造而成的。笔者接下来会对上述问题依次进行讨论。

4.5.1 抽象的作用

将一个复杂系统的某一部分分离出来以更好地去了解它，这种说法是非常有道理的；而且，正如我们所看到的，复杂系统的建模本身几乎总会涉及简化和确定模型边界。因此，复杂性科学领域的研究者都会同意，为了更好地理解整体，有时或经常去了解局部组分实属必要。但是，这种抽象需具备正当理由，并且在所要理解的宏观系统背景下进行。如果我们事实上几乎没有将观察各部分得到的见解整合在一起去理解整体，那么我们提出原子抽象的需求可能就是在找借口，而不是真正尝试去理解整体。[①]

描述部分与整体的语言，如果使用不当，可能会让我们误解复杂系统的性质。正如阿瑟·凯斯特勒（Arthur Koestler）所说：

> 无论是在生物体领域还是在社会组织领域，这种绝对意义上的整体和部分在任何地方都不存在。我们发现的是一系列复杂程度依次递增的层级上的中间结构，每个层级都有两个方向相反的面向：朝向低层的是一个自治的整体，朝向高层的则是一个依附的部分。
>
> （Koestler, 1970: 135-136）

凯斯特勒（Koestler）试图在用语上进行一些改进，但进展有限：他引入了子整体（holon）这个概念来指代稳定的次整体（sub-whole）。根据这一观点，每个子整体既是其他子整体的组成部分，同时也由子整体构成；细胞、组织、器官、器官系统、人类、家庭和社区都是子整体。虽然为了进行特定的分析，只重点关注一个或两个层级往往是有用的，但重要的是，每个层级既可以是部分，也可以是整体，这取决于我们的研究目的和分析水平。

复杂系统理论家认为，生物和社会现实的深层事实解释了为什么通过嵌套复杂系统的理念，而不是整齐可分的部分和整体的理念，可以更好地理解生物和社会系统。如果不认真地对待这些关联性，就无法理解试图理论化的对象实体。

相关内容简述如下：进化过程——随机变异、遗传和竞争——意味着

---

① 在来来回回的学术辩论中，有一个容易忽视的点：对文献进行定义和提炼的过程中，很容易丢失最初的抽象目的。作为手段提出的东西变成了目的。遗忘逐渐开始，简化的抽象也变得具象化：在学术领域，通过运用这些抽象模型就可以建立起自己的学术生涯，几乎没有动机和必要性去关注事物整体的宏观问题。学科内的主流方法论可能会鼓励这种具象化：正如第 3 章所探讨的那样，诺齐克（Nozick）以降，哲学家们所提出的方法类型依赖于构建简单的、无语境关联的场景，以及交换对这些场景的直觉观感。

生物体往往能够很好地适应它们所处的生态环境。那些不适应的生物不能存活下来，不能把它们的基因遗传下去。竞争过程同时发生在从微观到宏观的各种尺度上：这不仅仅是一个个体问题——例如狮子进化，提升捕猎瞪羚的能力，而瞪羚又再进化，提升逃避狮子猎杀的能力——而是整个生态系统的问题。许多生态位（ecological niches）（如肠道菌群）都涉及另一个生物的内环境。互惠共生在整个自然界很常见，它可以加深互助关系，带来进一步的进化优势。简而言之，生存斗争创造了有利于相互联系和相互依赖的条件。①

有人提出，生物系统具有嵌套的层级结构，是可以进行部分分解的（也就是说，我们可以专注于一个层级进行分析，而把其他层级放在一边），因为层级结构的生物体不仅能更快地进化，而且能更有弹性地应对DNA复制失败和组件失效。②运用类似的解释方式，系统理论家也能够解释为什么社会现实也是由嵌套系统组成的。如果没有父母的长期照顾，婴儿就无法成长为蹒跚学步的幼儿、儿童，然后成人。因此，某种类型的家庭结构似乎是人类生活的一个必要特征。孩子的自我概念、身份概念和道德概念都是在与看护者的对话中形成的。因此，孩子从一开始就会在与他人的关系中看待自己。以这种方式对孩子进行培养和社会化的人，本身就是在利用一种普遍共享的文化和语言背景；在语言和文化中积累学习，能

① 有关生态位构建理论的介绍，参见拉兰德等人的著述（Laland et al., 2016）。

② 西蒙（Simon, 1962: 470）通过一个著名的寓言解释了这一点："从前有两个制作精美手表的钟表匠，名叫霍拉（Hora）和坦帕斯（Tempus）。他们制作的手表每只由大约1000个零件组成。坦帕斯组装表的过程是这样的：倘若某只手表只组装了一部分，然后不得不放下它（比如去接个电话），那么半成品就会散成一堆零件，又必须从头开始组装。顾客越喜欢他的表，来电就越多，他就越难找到足够的时间，不被打扰地完成整只手表的组装工作。霍拉制造手表的复杂程度并不亚于坦帕斯。但他的设计可以把大约10个零件组装成1个部件，然后10个部件又可以组合成一个更大的组件；最后由这些组件组成的系统就构成一只完整的手表。因此，如果霍拉为了接听电话，不得不放下一只组装了部分的手表，他只损失了进度的一小部分，而且他组装手表的工时只是坦帕斯所花的一小部分。"

每次电话响起，霍拉平均需要重新组装五个零件；而坦帕斯就得重新组装更多的零件（平均数量将取决于被打断的概率，但可能高达999个）。最终的结果是，如果在组装任何一个零件时被打断的概率是1%，那么坦帕斯制作每块手表的时间将是霍拉的4000倍。这个寓言可以这样理解：层级结构中有可分解元素的复杂生物，比没有这种结构的生物进化得更快，而且更具有进化弹性。事实上，西蒙认为，除非选择了层级结构，否则像我们这样的复杂生物根本没有足够的时间进化。

避开许多错误，这是非常宝贵的，但如果没有这些，代价将会非常惨重。我们在生物层面和社会层面都被嵌入到了复杂系统。[①]

4.5.2 道德现实简单吗?

在生物和社会领域见到的可分解性总是局部的，因此，在哲学研究上将部分与它们所构成的整体分离开来处理，很难说是有用的。这样一来，抽象的适当性成了一个更具偶然性和经验性的问题，这让许多哲学家感到难以接受。因此，部分哲学家可能会试图退回到一个不那么依靠经验解释的立场：复杂系统的实际情况，以及相应的生物学、心理学和社会学理论体系，都不具有直接的伦理含义。

举例来说，柯亨（Cohen, 2009）认为，正义本身就是理想化的，将“正义应该有助于指导现实情境中的行动”作为正义理论的必要条件，是错误的。柯亨指出，我们应该把正义理论与最优调控理论区分开来。正义理论需要建立在无关事实（fact-free）的原则之上，因此在所有可能的情况下都必然是成立的。最优调控理论则是在既定经验约束下（如人性和技术发展水平等）应用正义理论。柯亨认为，政治哲学应该只关注正义；最优调控原则不属于哲学的范畴。

类似地，我们比较容易承认，现实的经验世界充满了复杂系统，在应用伦理原则时，需要考虑到这种复杂性和系统性，而在研究其深层结构时却无需考虑。笔者将上述观点描述为高理论（High Theory）方法（Arras, 2016）。高理论是一种使伦理学不受复杂系统影响的方式，但代价很大。在一个由精细的哲学假设构成的领域，外部的批评（甚至讨论）是很困难

---

① 哈贝马斯（Habermas）从人类学的角度，把涉及人际关系的社会规范需求与人类存续的必要条件联系了起来，对道德的功能进行了有益的诠释：“我认为道德行为是对依赖性（dependencies）的良性反应，这种依赖性植根于人类自身在有机体构成上的不完整性，和肉体上持续存在的脆弱性（在童年、生病和老年阶段感受最深）。对人际关系的规范调节可以看作一个多孔外壳，可以保护脆弱的身体和它承载的人格免受突发事件的影响。道德规则是脆弱的结构，既保护人不受身体伤害，也保护人不受内在或象征性的伤害。主体性是人体成为拥有灵魂的精神容器的原因，在与其他主体的交互关系中得以成立。个体自我只有在社会外化的过程中才会显现出来，并且只能在完好无损的、相互认同的关系网络中才能得到稳定。”（Habermas, 2003: 33-34）有关从自然主义的角度，“自下而上”地解释道德规范和推理模式如何在不考虑人类的外部道德现实的情况下发展起来的相关研究，参见 Kitcher, 2011b 和 Tomasello, 2016。

的，所以哲学家仍会保有权威性。毫无疑问，这种观点可以用一种连贯的方式进行表述；也就是说，不需要涉及自相矛盾。但在笔者看来，这种观点是大错特错的。[①]

笔者承认，这不是一场可以通过单一论点就能解决的辩论，在我们眼前的是两种不同的研究范式。笔者对伦理学的高理论观点有两个方面的担忧，本章的余下部分会进一步阐述，本书的其余部分也会举例说明。

第一个担忧是，高理论方法在实践中没有用。笔者首先要谈的问题是决策者试图改变存在着各种复杂性的现实世界。在现实世界中行动，需要通过各种方式进行抽象和建模，以便更好地深思熟虑：因此，抽象的目的是以退为进（reculer pour mieux sauter）。另外，高理论学家往往认为，现实世界提供的不过是哲学矿层，需要对其进行开采和提炼才能使之在哲学上适当地发挥作用。

高理论方法体现了一种哲学概念，即强调谜题的构建和解决，而不是问题或混乱。这就有可能把哲学研究变成一种狭隘的精英主义追求，让狭小的哲学圈之外的人对此都不感兴趣（Kitcher, 2011c）。在涉及公共政策的哲学著作中，很容易忽视复杂性带来的问题，原因之一便是在公共政策领域具备丰富经验的哲学家相对较少。理论本该以某种方式为实践提供参考，但提出理论的人却从未亲身实践过，也没打算将他们的理论付诸实践，而只是为了让那些同等地位的人留下深刻印象，那么这样的理论就很容易变得毫无用处。在对研究机构进行了大量的文献研究后发现，学者的研究动机主要是得到本学科内学者的赞许。因此，那些学科内公认的优秀研究，与那些能够从更为宽广的跨学科或社会角度出发、在重大问题上取得进展的研究之间，会出现巨大的鸿沟（Stilgoe, 2014）。

第二个担忧，也是更深层次的问题：高理论方法在本质上对伦理概念与实践的性质，以及它们与世界的关联有所误解。正如下一章节所阐释的，伦理学需要考量的是，我们用来解释社会世界的概念，以及由此产生的与伦理有关的事实，存在社会建构的部分。公共政策伦理学的研究项目，最好不要考虑如

---

① 笔者赞同杜威（Dewey）的观点："当哲学不再是处理哲学家问题的工具，而是哲学家用来处理人类问题的方法，哲学才能回到正轨。"（Dewey, 1917: 65）

何将不变的伦理价值观应用于一套不断变化和无法确知的复杂系统，而是要考虑如何去理解构成社会政策领域的复杂系统，设计出伦理上更加站得住脚的政策。我们的目的和实现这些目的的手段都没有超出问题探究的范围，而是其中的一部分。正因为如此，伦理思考的核心要素是创造性和易变性。

4.6 复杂系统中的述行性

人们时常会想当然地认为，我们的解释或预测行为并不会对事物产生影响，例如对日食的预测并不会影响它发生的时间。然而，在有人类行为参与的系统中，"对一种情况的公开定义（比如预言或预测）会成为情况的一个组分，从而影响后续发展"（Merton, 1948: 195）。默顿（Merton）通过一则寓言强调了这一点：一家财务状况良好的银行，会因为一个谣言而变得资不抵债。谣言导致越来越多的客户想要取款；排队的人越来越多，而银行没有足够的现金来满足所有的提现要求。于是出现了挤兑，随后银行便破产了。在这个自我实现的预言（self-fulfilling prophecy）中，银行无力偿债：人们对某一情况的信念让它变成了现实，因为人们认定它就是现实（Biggs, 2011）。

在有人类行为参与的系统中，表现出的不仅是预言的自我实现，还有行为主体在行动中融入了对彼此行为的期望。作为组成系统一部分的人类，如何诠释系统要素，以及对他人的期望如何改变他人行为的难易程度，都将改变该系统的行为。笔者将复杂系统的这一广义特征描述为其述行性（performativity）。在经济学领域，述行性是个广为人知的现象，出现了大量关于经济模型和预测对市场影响程度的文献——时任英格兰银行顾问的经济学家查尔斯·古德哈特（Charles Goodhart）简要地进行了总结，人称"古德哈特定律"（Goodhart's Law）："为了达到调控的目的而施加压力，任何观察到的统计规律都将趋于崩溃。"[①]

---

① 波动性的作用变化（波动性衡量的是市场内价格变化的程度）就是一个生动的例子。早在 20 世纪 50 年代，一些交易员和经济学家就认为衡量金融市场的波动性会很有用，于是相关衡量方法逐渐获得青睐。到 1993 年，芝加哥期权交易所推出波动性指数（Volatility Index, VIX），允许交易员押注未来的波动性。到 2018 年，对波动性押注的广泛程度已经开始破坏世界各地市场的稳定，导致巨额损失。对波动性的测量和押注大大增加了波动性。详情请参见威格里沃思（Wigglesworth, 2018）。

述行性既能带来好处，也能带来坏处。如果你假设某人对你有敌意，然后据此采取行动，而对方又对你明显的不信任做出回应，接着你又把此种回应视为其敌意的证据，那么事情就很容易升级为全面的敌意，而对方也对你产生了真实的敌意，尽管最初的起因只是你的错误假设。从假设对方值得信任和令人喜欢开始，并据此采取行动，那么一连串的行为可能朝着另一个方向发展；对方会以坦诚和赞美友好地回应，并成为做出进一步友好行动的原因。[①] 归根结底，我们不是社会现实的旁观者或超然的科学调查者，而是正在进行表演创作的演员。

1897 年，威廉·詹姆斯（William James）在他的著作《信仰的意志》（*The Will to Believe*）里，对述行性的伦理意义进行了开创性的分析。詹姆斯认为，虽然我们的出发点通常是认为，如果某件事情是真实的，我们就应该相信它，但在很多重要的情况下，某件事情是否是（或将是）真实的，取决于我们（和其他人）是否愿意据此采取行动。在友谊关系中是如此，在更为普遍的社会现实建构中也是如此（James, 1897）。[②]

在日常生活中，很少有什么会像金钱一样重要，但金钱的社会意义和价值却变得越来越具有明显和纯粹的述行性。最早广泛使用的货币是商品货币（commodity currencies），它们之所以有价值，是因为构成它们的材料（和数量）——就像金币的价值源于它本身实际具有的黄金重量。后来引入了代表性货币（representative currencies）——用硬币和纸币来代表一定价值的商品，并且可以按需交换。

20 世纪见证了法定货币（fiat currencies）的兴起，货币的价值既不来自制造材料，也不来自可进行商品交换的法定权利，而是作为一种政府支持的

---

① 伊斯瓦伦讲述了下面这个寓言："在印度有一个故事，讲的是两个男人被派往异国他乡，一个高尚慷慨，另一个非常自私，后来有人问他们各自都见到了什么样的人。第一个人说，他发现那里的民众基本上都心地善良，与国内的人差别不大。第二个人听后觉得非常羡慕，因为在他到访的地方，每个人都是自私的、诡计多端的和残忍的。当然，两个人描述的其实是同一片土地"。（Easwaran, 1986: 66）

② 社会现实的概念是有争议的，但站在本书的角度，我们可以视其为对计划和行动所依赖的行为、意义和规范的共同社会期望。社会现实与自然科学中所研究的现实是部分重叠的，但不完全重叠：例如，季节变化既是社会现实的一个重要方面，也可以从地轴倾斜的方式以及对一年中不同时间的南、北半球阳光照射量的影响来解释。

交换媒介的价值。向法定货币的转变（以及 21 世纪加密货币的兴起）已经清楚地表明，货币根本不需要任何物理形式。某样东西成为货币的原因，可以与哪些商品进行交换，都取决于其他人是否愿意将其视为货币，并根据社会系统的动态变化而变化。德国 1992—1993 年、津巴布韦 2008—2009 年的恶性通货膨胀期间，这一点变得非常明显；但即使在更为普通的情况下，法定货币的汇率也会根据对不同经济体信心的押注而不断改变。①

疾病的分类和诊断也显示出社会建构的重要因素。疾病的分类（疾病分类学）至少在一定程度上是为了方便：随着对疾病的发现和认知的累积，我们会对疾病重新进行分类，以此回应效用需求。最终结果是，疾病的具体分类取决于路径，而且通常不是要割裂与自然界的联系，进行区别和分类只是为了实用上的考量（Aronowitz, 2001）。② 描述和分类疾病的方式，不仅会影响医疗保健专业人员在诊断时需要注意的事项，还会影响病人在接受诊断和进一步治疗时的行为方式。

这对慢性疲劳综合征（Chronic Fatigue Syndrome, CFS）等疾病具有特别重要的意义，因为这些疾病没有诊断的“金标准”（gold standard test），医生通常只有在排除了各种其他可能性之后才能做出诊断。杜密特的研究显示，美国的 CFS 患者会在互联网上讨论表达病情的方式（要么表现出抑郁症状，要么实际确诊 CFS），以便让医生做出诊断，将他们归入某个公认的疾病类别，并学习如何以符合系统期望的“正确”方式来表现病症。一名患者透露：“在我接受残疾状况审查的时候，医生告诉我不要穿得很漂亮，不要洗澡，最重要的是，不要携带打印出来的网络上关于我的所有症状、治疗、检测和医生的信息。”（Dumit, 2006: 585）因此，CFS 的表现症状部分取决于卫生系统对诊断的预期。

---

① 货币历史的相关内容，参见韦瑟福德（Weatherford, 1997）。

② 这在精神疾病的情况下尤其明显［参见扎哈尔和肯德勒（Zachar and Kendler, 2017）］，痴呆症等疾病也是如此。临床医生会将出现某些疾病特征的痴呆症患者归入现有疾病类别，同时临床医生也意识到每个类别中可能存在异质性。一个病人可能最初看起来符合某个特定的疾病类别，但随着时间的推移，临床医生诊断了越来越多的相似病例，就可能会判断出这不是该类别中的表型变异（phenotypic variation），而实际上可能是一种不同的疾病（Morris, 2000）。又或者，进一步的研究可能表明，有理由将两种以前完全不同的疾病视为某个共同连续体的一部分［如 2018 年杰林格（Jellinger）和科尔钦（Korczyn）对路易体痴呆症和帕金森病痴呆症的探讨］。

这些只是社会建构和述行性以多种方式改变我们生活的几个例子而已。高理论的立场旨在将道德真理视为与我们完全分离的东西，并且需要以某种方式应用这些真理来决定行为。这种立场所面临的根本挑战在于，我们尝试运用真理的社会现实环境，并没有与我们的行为彻底地分割开来且固定不变，而是部分地由行为所构成。疫苗接种政策、公众对使用医疗保健数据的信任程度以及社会平等状况，都清楚地反映了这种动态。

为了防止麻疹和其他传染病的暴发，高比例的儿童疫苗接种是至关重要的。就麻疹而言，疫苗接种率需要达到 90%（最好是 95%）以上才能防止疫情暴发。如果疫苗接种率开始明显低于此水平，政府可以选择是否强制接种疫苗，以及如果强制接种，对犹豫不决或拒绝接种疫苗的人应该采取何种惩罚措施。强制接种疫苗是否是解决这一问题的好办法，甚至是否会提高接种率，在很大程度上取决于公民如何看待这一政策。如果公民被失去群体免疫力带来的危险触动，并认为要求每个人都为保护共同利益而发挥作用是合理的，那么强制接种疫苗可能会提高接种率和公众对接种疫苗的信心。相反，如果把以前在自愿基础上得到支持的疫苗接种政策变成强制性的，可能会降低公众对政策的信心，而且如果认为这种强制措施是粗暴或不适当的，可能还会增加拒绝接种疫苗的人数。①

侵犯隐私的定义，在一定程度上是由社会规范和期望决定的。隐私和保密的义务在伦理上很有趣，虽然它们在医疗保健中明显属于头等大事，但同时也是高度可塑的（关于隐私和保密的规范在不同场景和不同国家之间可能会有很大的不同），而且个人选择或同意的事情对其他人所面临的义务会产生重大（而非全面）影响。合理预期设立了一组默认的标准情况，如果预设情况没有发生，就需要采取别的措施。这种预期在设置义务方面起着构成性（constitutive）而非工具性（instrumental）的作用：这并不是说临床医生应该只考虑到如果患者的数据以某种方式使用，他们可能会感到震惊或愤怒，还应该考量这样的预期在患者承担特定义务方面发挥的重要作用（Nissenbaum, 2009; Rumbold and Wilson, 2019; Taylor and Wilson, 2019）。

受到他人的平等对待是自重（self-respect）和自尊（self-esteem）的一

① 第 10.4 章节会更详细地介绍疫苗接种的动态变化。

个重要先决条件。然而，在什么情况下才能合理地认为自己与他人平等，或因未得到平等对待而感到被轻视，这在很大程度上或完全是由社会来建构的。在“种族”、社会阶层、种姓这样的建构中，那些被认定为不受欢迎群体的人，生活的前景会大受影响，尽管在事实上，这样的划分只不过是一种集体的评判意愿，并据此进行区别对待。权力对于这一类的动态至关重要。因此，在现代医疗保健体系中，要弄清楚什么是平等，就需要对破坏平等的各种方式以及如何应对进行详细的情景化理解［例如，正确理解心理健康问题的污名化（mental health stigma），以及应对方案］，这就必须从现实的社会建构出发并在此基础上予以落实。①

4.7 小结

我们可以通过专注于更简单的现实世界模型，然后将得到的认知直接转移回现实世界，以此来改善伦理思考，这种想法源远流长。作为一种策略，它的说服力取决于对现实世界的某些假设，以及是否能解决外部有效性的挑战。本书的最后两章提出，更细致地观察决策者所处的世界可以发现，这样的挑战是无法克服的，需要采用复杂的系统方法。第 3 章指出，即使我们假设道德和社会现实与我们是彻底分隔开的，外部有效性问题也会对自上而下方法的合理性构成严重威胁。

本章提出了更为激进的批判：政策制定者需要驾驭的道德和社会现实是由行为主体构成的，他们自己也在试图预测和回应彼此（和政策制定者）的行为。这样一来，决策问题至少部分地取决于人们的态度和判断，甚至原则上也不是对所有情况都可以给出抽象的决定。

正如本书第二部分（尤其是第 7 章）所探讨的那样，解决方案不是要放弃伦理理论，而是进行重新思考，使其成为探索不同理想的利与弊、进行权衡取舍的一种方式。抽象的理论化可以为我们提供一套伦理思想——即使没有以任何方式进行实际的“应用”——也可以在解决具体问题时创造性地加以利用。

① 第 9 章会更深入地讨论这些问题。

第二部分
超越失职的国家：公共卫生的伦理框架

Part Two

Beyond the Neghectful State: An Ethical Framework for Public Health

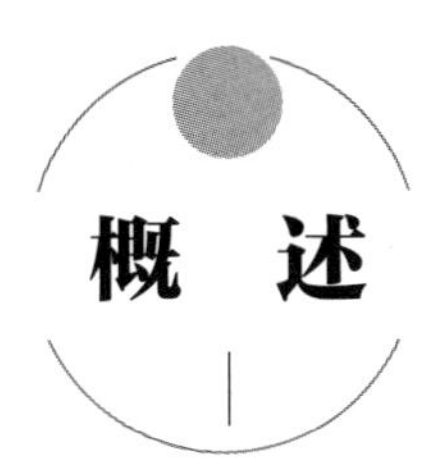

概　述

第一部分的分析表明，一个侧重于简化和抽象、针对公共政策干预和道德实践的特殊模型，对政策的指导作用不大。考虑到复杂性——尤其是述行性带来的挑战，认为“为应该采取的措施设计行动方案，然后加以‘应用’，会富有成效”，这种想法从根本上误解了任务的性质。

这种分析侧重于公共政策的执行方式，而不是它应该追求的目标，抑或什么样的社会才算是一个好社会。因此，尽管对于那些对公共政策或哲学的具体实践方式有既定看法的人来说很有挑战性，但第一部分并不寻求将读者划分为“左翼”与“右翼”，或者按照美国的方式，分为自由派与保守派。复杂性方法具有普适性（ecumenical nature）的一个标志便是其先驱者和同路人的范围之广——包括热衷于市场论的拥趸，如哈耶克和奥地利经济学派（Austrian School of Economics）（Hayek, 1967; Rosser, 2015）；博弈论者，如冯·诺伊曼（von Neumann, 1966）和谢林（Schelling, 2006）；致力于制度多样性（institutional diversity）和公共财产制度（common property regimes）的研究工作（Ostrom, 1990, 2010; Lewis, 2017）；《增长的极限》（*Limits to Growth*）提出了划时代的生态经济学（Meadows et al., 1972）；简·雅各布斯关于城市和城镇规划的研究工作（Jacobs, 1961:ch. 22）。

上述每一位学者应该都能理解这样一种观点：如果没有考虑到系统性关联和反馈回路，自上而下的措施会很容易让情况恶化。然而，只是认识到干预措施容易出错，并没有告诉我们一个美好的社会是什么样子，也没有告诉我们如何设计和实施有效的干预措施。由于政治立场的不同，对美好社会的相关问题会有不同的答案，这不足为奇。

政治右翼人士——尤其是那些受哈耶克（Hayek, 1944）影响的人——

会认为，复杂性和述行性带来的不可知性和不可预测性往往意味着，政府的干预措施，即便有微弱效用，也很难成功地改善公民的生活，所以最好还是让市场来决定一切。

在此，笔者对这种世界观简单地做出一些回应，因为完全展开阐述的话恐怕会占去本书的大部分篇幅。虽然有很多公共政策因为未能注意到系统互动而失败的实例，但就此认定复杂性方法为政府的不作为提供了全面支持，那就完全错了。一个显而易见的原因是，在一系列案例中，人们对引发疾病和健康不佳的机制，或者相反，导向健康和福祉的机制，已经有了很好的了解，而且许多干预措施都具有外部有效性，可以有效地推广到社会层面。例如，儿童疫苗接种计划，要求司机和乘客系安全带，禁烟广告，等等。

一个更为明显的观点是，经济学家认为在某些假设下，如完全信息（perfect information）和零交易成本（zero transaction costs），只有在均衡条件下，市场的配置作用才会是帕累托最优（Pareto optimal）。复杂性方法的出发点是，经济实际上很少处于均衡状态。阿瑟（Arthur）在阐释复杂性经济学（complexity economics）时指出：

> 行为主体并不是全知全能和完全理性的；他们必须得理解自身所处的情境，并在行动中探索适当的策略。经济不是预设的固定值，也不是简单的技术容器；技术形塑了经济，经济的结构在这个过程中是会变化的。因此，经济是有机的、分层的，在旧的一层上形成新的一层；经济是不断变化的，永远都在呈现新颖的特性；在经济内部，会浮现出一些结构，在持续了一定时间后又会消融于其中。
>
> （Arthur, 2014: 2）

从严谨的复杂性方法角度来看，经济中的竞争并不比自然选择的过程更能引发伦理维度的最佳结果（Sloan Wilson and Gowdy, 2015; Sloan Wilson, 2016）。如果没有坚定的政府干预，构成社会关联的系统往往会加剧现有的不平等，增加最脆弱群体的风险。在这种情况下，政府的不作为并非中立，而等于让弱势群体受到伤害。

无论政治立场如何，所有的政策制定者都应该吸取的教训是，他们需要清楚地了解：第一，他们旨在促进的事态（states of affairs），以及他们遵循的价值观；第二，如何调和理论上和实践中出现的价值冲突；第三，为了调和价值观的分歧，公共政策制定的特定背景和制度是如何影响具体干预措施选择的。

那些支持或抵制公共卫生干预政策的人，都需要捍卫一系列价值观，解释怎么去调和这些不同的价值观，以及某些政策为什么且如何比其他政策能够更好地服务于这些价值观。考虑到系统的相互关联性和述行性，这样的解释需要结合如下三者来进行：有关美好社会特征的规范性主张（normative claims），对政府为实现这一目标而制定的各种政策的规范性约束，以及对不同的干预措施实际上如何影响这些价值观的复杂的经验性理解。

就公共卫生政策而言，这场辩论的核心涉及的是健康的价值，以及这一价值应该如何与其他潜在的竞争性价值进行调和与权衡，如个人自由、自主权和平等。本书第二部分的核心论点是，高度重视保护并促进公共健康才算是正确的平衡，但前提条件是对个人权利的尊重。这部分侧重于论述指导公共卫生的价值观，以及理论上应该如何进行权衡。这部分提出了若干概括性的主张，澄清了一些经常提到的各种赞成或反对公共卫生的论点，也提出了一些新的观点。

相关论述的范围和性质，应根据第 4 章中关于哲学论证的作用和性质来理解。与其他领域一样，伦理学中的哲学论证也需要简化的表示，将原本难以解决的混乱局面转化为可以在思想中考虑和反思的东西。重要的是，不要把模型与模型所代表的更为混乱和复杂的现实相混淆。

思想实验是一种模型，但类比和故事也是如此。第 3 章在思想实验案例中提出的各种内部有效性和外部有效性的挑战，所有伦理思考的方法论都要面对，所以反对在伦理思考中使用模型是徒劳的。第一部分的要点不是在号召放弃思想实验和其他形式的抽象，而是要负责任地使用。负责任地使用，意味着要承认伦理哲学中可用的各种方法，充其量是构建简单模型的不可靠方式，是对经验世界的不完美映射。我们还得认识到，伦理学所诠释的“伦理现实”，在某种程度上是一种人为建构，因此，即使伦理学研究确实达成了共识或有了新的见解，也最好视为一种发明而不是发现。

第二部分的分析意在阐明，某些论点和伦理考量与公共卫生活动之间存在或欠缺相关性。第 5 章分析了国家通过干预个人生活来改善健康状况，这在多大程度上是有问题的。虽然公共卫生政策经常被指责带有“家长制”色彩，或在行动上显示出“保姆式国家”（Nanny State）的特征，但实际情况要复杂得多，对公共卫生政策中家长式管制的抱怨远没有人们想象的那么有说服力。首先，指出家长式政策有哪些，这就是一个很大的问题；我们充其量只能谈论家长式管制政策的合理性。其次，在个人层面，对自由的干涉和缺乏个人许可是家长式管制成为问题的两个因素，但其普遍存在于公共政策的语境中，因此不能用作反对家长式管制的理由。得出的结论是，与其争论某项给定的政策是不是家长式管制，不如问一问它所包含的对自由的侵犯是否合理，而不去考虑对自由的侵犯是否属于家长式管制。这样一来，显而易见的是，相较于其他一系列影响自由但通常没有争议的政府措施，例如征税、确保广告准确性的监管措施，防止夜间过度噪声的法律，大量的公共卫生干预政策并没有存在多大的问题。

第 6 章不仅消解了对干预性公共卫生措施合法性的质疑，还通过在权力框架内重新构建公共卫生项目，提供了一个正面的案例。笔者在该章指出，健康权（right to health）的存在要求个人享有公共健康权（right to public health）。由于公共健康权的存在，国家就应该承担降低健康风险的责任。如果国家没有采取易行的措施来降低健康风险，并因此导致大量人员受伤甚至死亡，那就会因侵犯个人的公共健康权而受到谴责，被称为失职的国家（Neglectful State）。因此，公共卫生政策的伦理挑战不是避免像保姆一样“无微不至”这一个方面的问题，而是在“保姆式”和“失职型”之间进行复杂的闪转腾挪。要避免失职，就免不了以各种方式限制自由。个人的公共健康权的存在为限制自由提供了理据，虽然听上去似乎矛盾，但笔者认为这是其他权利（如安全权）都具有的隐含之义，所以事实上并不存在悖论。

第 7 章讨论了如何在健康权的语境中确定公共卫生政策的优先次序。判断的标准是公共卫生干预措施需要对个人来说是正当的。例如，如果干预措施对大多数受影响的人来说显得不成比例，那么仅仅引用人口健康收益的大小是不够的。要想设计出对个体而言较为合理的优先次序，这可能是非常困难的。主张（claim）这个概念在哲学文献中，经过了充分的研究，可用于澄清问题：个体的主张的强度取决于一些特征，例如他们的处境有多糟糕，他们的受益能力（capacity of benefit），他们的需求产生的时间，以及不利事件对他们而言是确定会发生还是有可能发生。本章指出，并不存在一种单一且唯一正确的衡量主张的方式。这意味着确定优先次序的方法需要多元化，而且要思考适合特定政策挑战的最佳措施。

第三部分会更全面地探讨上述章节中提到的框架，并对三个核心领域进行详细分析：责任、健康不平等和传染性疾病。在上述领域中，决策者需要将对竞争性价值的理解与对系统性因果关系的细微差别的理解结合起来。

5

家长式管制、自主权与共同利益：为保护健康而侵犯自由

5.1 引言

政府的一些干预措施确实改善了人口健康状况，例如道路限速、儿童疫苗接种计划、有毒化学品监管以及公共场所禁烟等。然而，政府采取的公共卫生联合行动却常常被质疑。公共卫生怀疑论者既怀疑改善人口健康对共同利益（common good）的促进作用，也质疑政府在促进共同利益的过程中干涉个人自由的道德正当性。

这种担忧，如果上升到哲学层面，通常会以诠释政府角色的方式进行表述，将尊重个人自主权置于核心位置。这种方法，采取“自主权优先”（autonomy first）的观点，认为除非受干预的行为在自主权方面确实受到了损害，或者非法侵犯了他人的自主权，否则很难证明国家干预有决策能力的成年人（competent adults）的生活具备正当性。还认为，国家的干预在其他情况下要么适得其反，要么是错误的，或者二者兼而有之。[①]

自主权优先的方法一致认为：只有在受干预的行为或选择出现了自主权的问题，公共卫生措施才是正当的。要证明国家公共卫生措施具备正当性，要么着重表明某些选择并非完全自主，进行干预完全合理（例

① 生命伦理学界普遍认为这种观点源自密尔（Mill）在《论自由》（*On Liberty*）一书中的几段表述。然而，密尔的实际立场却要复杂得多（Jennings, 2009；Claeys, 2013）。

如，瘾君子对药物所做的选择），要么说明这些行为涉及对他人主权领域的非法侵犯（例如，在办公环境中吸烟）。无论哪种情况，都假定个人有权要求其充分知情和充分自愿的决定不受干涉，除非干涉措施是防止侵权或纠正现有侵权行为所必需，笔者称之为“不干涉原则”（non-interference principle）。

最近出现了一些有影响力的观点，如泰勒与桑斯坦（Thaler and Sunstein, 2008）提出，在公共卫生政策中以“助推”（nudges）的方式来避免国家干预的所谓伦理问题。助推的方式只改变情境框架，而不改变选择带来的实质性成本和收益（substantive costs and benefits）——就像学校食堂选择将水果放在比不太健康的布丁更显眼的位置。然而，尝试在不干涉自由或自主权的前提下推行公共卫生政策，面临着一个根本性的挑战。许多，甚至是大多数在社会层面可控的健康危害，既不是明显的自主选择失败的情况，也不是因为非法侵犯他人权利所生之明显后果。正如在第 1 章里探讨的那样，肥胖症的增加存在大量的连带原因（contributory causes），其中许多是远端而非近端因素。例如，加工食品的兴起；烹饪技能的下降；转向于按照汽车车主的需求来设计空间，并相应的减少主动交通；向久坐不动的工作模式转变，以及肥胖症本身的潜在强化效应（reinforcement effects）（Butland et al., 2007）。

肥胖有害，是因为它会损害到人们的健康利益。但是这种危害的原因是结构性的、分散的和多层次的。很少有个人或机构会以增加肥胖为目标，而且任何特定的个人或公司对肥胖率的贡献通常都很小，或者可忽略不计。因此，肥胖虽然危害很大，但在这件事情上并不存在行为上的过错，也不需要“单独”指认出实施行为的一方来为肥胖负责。相反，在网络的每个节点上，我们更有可能发现行为主体（无论是个人还是公司）的行为，在既定约束条件下是合理的。如果不能证明有人存在不正当行为，那么一开始就很难预见对自主权的非法侵犯。个人对食物的自主权，是否低到了足以让国家介入的程度，还远远没有搞清楚。

这就引出了一个根本性问题，即在公共卫生中，复杂而多层次的因果系统是常态而非例外，因此将“自主权优先”方法作为公共卫生政策的基础，其实用性受到了怀疑。[①] 许多疾病带来的负担都是人为的结构性过程引起的，而这些过程本身是无意造成伤害的。

如果国家以这种方式把自主权摆在首要位置，那么就不知道要如何保护公民免于分散性和系统性伤害（Dawson and Verweij, 2008; Jennings, 2009）。[②]

5.2 对自主权的反思

公共卫生伦理领域的许多研究，大多局限在“自主权优先”的范围内，但通过重新解释自主权性质的方式，以及食物选择等行为在多大程度上满足自主权的最低要求，可以尝试扩大自主权所允许的范围。这其实是为了表明，公共卫生措施可能与恰当的“自主权优先”方法之间没有那么大的冲突。

这些研究，未能在自主权的定义上达成一致，因为自主权这个概念在对“自主权优先”的解释中至少有两种不同的作用。首先，用自主权来限定选择（choices），关键在于自主选择应得到尊重，而非自主选择则不然。其次，自主权是在“侵犯某人的自主权”（infringing someone’s autonomy）的语境中使用：其中，自主权指的是个人享有主权的领域。无论是在大众眼中还是在哲学文献中，虽然这两种观点经常会混为一谈，但重要的是，应注意到二者的不同，和它们之间存在的一定程度的紧张关系（Wilson, 2007a）。将自主权视为主权，意味着只要涉及的选择是真正归因于个人的，国家就有不干涉的义务，不管这个选择是否经过深思熟虑，是否符合选择主体自身最核心的价值观。将自主权视为自主选择，意味着设定了一个更高的标准：在这个语境中，选择必须经过深思熟虑且符合适当的自主权标准，才可以不受国家干预。

许多人在某些情况下将自主权当作主权使用，而在另一些情况下将自

---

① 这类问题在公共卫生领域之外也很常见。气候变化和全球供应链就是很好的例子。辛诺特 - 阿姆斯特朗（Sinnott-Armstrong, 2005）研究了在传统道德理论中，要证明个人行为构成了非法伤害（wrongful harm）是非常困难的，例如周末只为了放松一下就开车出门，这加剧了气候变化。面对类似的例子，扬（Young, 2013）认为，要充分理解结构性和系统性伤害所涉及的错误行为，需要对传统的规范性框架进行认真反思，对此，我们将在第 9 章予以探讨。

② 当然，个人或公民团体可以采取非国家手段来保护自己免受类似的威胁（如建立瘦身俱乐部）。但在若干系统性驱动因素（如肥胖症）存在的情况下，这种个人措施很可能最终无效。

主权当作自主选择使用。医疗保健专业人员通常会认为，有意识能力的患者应有权以任何理由或无需任何理由拒绝治疗（即作为主权的自主权），同时也认为，食物选择并不是完全自主的，因此国家应该通过禁止销售超大瓶的碳酸水在塑造饮食方面发挥更大的作用（即作为自主选择的自主权）。

这看起来就有些不一致了。“自主权优先”论者要解决这个问题，可以在所有情况下对尊重自主权的要求采取相同的标准，将自主权确定为主权模式或自主选择模式。临床医学通常会假定病人有权拒绝任何干预措施，而政府税收政策则会假定政府有权强制要求支付，而不管个人是否反对。对于这两者之间的差异规模而言，“一刀切”（one-size-fits-all）的方法所产生的后果，将是深远而违背常理的。①

另一种解决的方式，可以对自主权进行语境区分：这样一来，尊重自主权仍然居于首位，但尊重自主权的要求将根据具体情况的相关规范特征而有所不同。② 按照这种推理思路，“自主权优先”论者可以对背景进行丰富的规范性说明，从而对不同情况下尊重自主权的要求做出细致入微且令人满意的区分。③

如果对尊重自主权的概念做出适当规定，可能会允许采取一些公共卫生措施，而这些措施最初可能会被“自主权优先”方法排除在外，比如采取的措施是为了恢复并确保“深度自主权”，或者得到了适用人群的民主授权，或者是提供与健康相关的公共产品所必需，又或者是为了克服不对称信息（Nys, 2008; Anomaly, 2011; Wilson, 2011a）。

尽管存在上述可能性，但有人认为，即使是这种更细致入微的“自主权优先”方法，仍然与许多现实的公共卫生实践严重脱节。现实中，公共卫生

---

① 例如，弗拉尼甘（Flanigan, 2013）认为，规范临床互动的知情同意原则（以及由此产生的以任何理由或无需任何理由拒绝干预的权力）也应适用于公共卫生政策。

② 伊丽莎白·安德森（Elizabeth Anderson）提出了这样一种观点，她认为，“尊重顾客就是尊重他的隐私，满足他的需求即可，不必再深入地探究他需要某种商品的原因。卖家不会去质疑他的品位。但是，尊重公民，就得认真地对待他拥护某一立场的理由。就得征求他对政治事务的意见，并在公开的讨论中作出回应，如果发现他的意见确有过人之处，则应予以接受”（Anderson, 1993: 159）。

③ 曼森和奥尼尔（Manson and O'Neill, 2007）以及尼森鲍姆（Nissenbaum, 2009）的两个论述表明了如何针对自主权去构建一种语境主义方法（尽管两者都不支持“自主权优先”的公共卫生方法）。

实践经常涉及旨在改善人口健康的干预措施，却没有试图证明受干预的选择在自主权方面受到了损害抑或侵犯了他人的主权领域（Dawson, 2011）。餐馆的卫生和安全检查、驾车乘车强制系安全带、产品安全标准和饮水氟化都是很好的例子。近年来，那些认为“自治权优先”方法基本合理的人（但对公共卫生实践来说就更糟糕了）与那些认为公共卫生实践基本合理的人（但对“自治权优先”方法来说就更糟糕了）之间爆发了激烈的争论。

接下来的两章将对这场辩论进行重构。本章扮演了消极否定的角色，探讨了人们对干预主义公共卫生政策因家长式作风而存在问题的担忧。但第 6 章谈到了积极的一面，肯定了公共健康权的存在：除非国家积极地采取行动，系统地减少健康风险，否则就侵犯了公民的权利。本章主要提出如下两个论点。第一，试图将医患关系中家长式管制的错误性主张移植到公共卫生政策家长式管制的错误性主张，这种做法是错误的。一项干预措施是否应该算作家长式管制，既取决于干预措施的目标，也取决于受到影响的人是否认可。这两个因素在政策干预的情况下，要比在一对一的情况下复杂和模糊得多。通常情况下，干预主义政策的动机和正当理由最多只有一部分（而非全部）是家长式的，而且只有一部分（而非全部）公民会对既定的干预主义政策提出异议。因此，认定某项政策是家长式的，要比想象中难得多，而且只有相对较少的公共卫生政策可以毫不犹疑地被贴上家长式作风的标签。此外，家长式管制在个人层面上存在问题，有两个原因：干涉自由和缺乏个人同意。但这种情况在公共政策语境下普遍存在，因此不能用来特别说明家长式管制的错误。

第二，即使能分辨出属于家长式管制的政策，反对的论据也不像人们想象的那样有说服力。反对家长式管制的论点主要有两类：其一，避免充分自愿的自我伤害（self-regarding harm）从来不是支持一项政策的理由，无论它所避免的伤害有多大；其二，干扰人们自主选择的政策很少会给那些生活受到干扰的人带来净利益。

对于反对干预主义公共卫生政策的反家长主义者而言，对自由的非家长式干预使他们陷入一种两难的境地。反家长主义者要么认为出于非家长式管制原因而干预个人主权完全不正当，要么认为在有些情况下正当。如果完全不正当，那么任何个体，只要自由受到轻微侵犯，对政府政策就享有否决权。如此，为了公共利益进行治理就无法实现了。然而，令人惊讶的是，如果在某些情况下正当，那么反家长主义在批驳干预主义公共卫生政策的问题上就没有多大作用了。

政策要具有伦理正当性，并不需要惠及所有个体。例如，像税收重新分配这样的政策会让富人的境况变差，但仍有可能具备合理性。因此，在真正的家长式政策（不经个人同意而使其受益）情形下，针对干预主义公共卫生政策的反对意见侧重于对特定个体的损益平衡，这比在公共卫生领域更常见的情况下，政策侵犯了一些人的自由以造福其他人，要更有说服力。在真正的家长式管制案例中，最重要的是对自由和自主权的侵犯是否与要实现的健康益处成正比，以及这样的措施是否能赢得公众信任。

5.3　家长式管制、强制和政府行为

家长式管制的定义一直是大量文献的研究主题，有时还会出现一些很隐晦的争论。① 本章提出的观点并不涉及任何存在争议的特殊案例，笔者假设德沃金（Dworkin, 2020）提出的定义大致正确。从这个角度看，家长式管制有三个特点：第一，它涉及对受家长式管制影响的人的自由或自主权的干涉；② 第二，干预的实施未得到受干预对象的许可；第三，干预的目的是令受干预对象受益。③

区分软性家长式管制和硬性家长式管制是标准做法。软性家长式管制涉及对一个人的选择进行干预，这一类的选择可以合理地被认为并非完全

---

① 文献中有影响力的定义有：德沃金（Dworkin, 1972）；格特和卡尔弗（Gert and Culver, 1976）；费恩伯格（Feinberg, 1986）；希夫林（Shiffrin, 2000）。

② 笔者所用的“自由”一词，指行动不受外部约束，而“自主”指的是个人按照自己的价值观做出选择的能力或权利。即使在行动上没有任何外部约束，瘾君子这一类的情况也可能缺乏自主性；而一个足智多谋、意志坚定的囚犯，尽管失去了自由，但仍然可以做出自主决定。

③ “我建议，在以下条件下通过做（不做）Z 而对 Y 采取家长式的行为来分析 X：1. Z（或 Z 的缺失）干涉了 Y 的自由或自主权；2. X 在没有得到 Y 的同意的情况下这样做了；3. X 这样做只是因为 Z 将改善 Y 的福利（其中包括防止他的福利减少），或以某种方式促进 Y 的利益、价值或福祉。”（Dworkin，2020）请注意，有一些学者，如 Shiffrin（2000: 216），对家长式管制的内涵进行了增扩：将接管或控制“行为主体自身合理判断或行动领域之内的事情”包括在内，无论是否出于个人利益的考量。

自愿（例如，干预瘾君子获得某种毒品的能力）。硬性家长式管制也涉及对选择的干预，在这种情况下，干预者没有理由认为这些选择不是充分自愿的，例如，阻止某人自杀，即使他们对这个决定进行了长时间的思考，而且他们的选择是自主做出的。

软/硬性家长式管制的区别，指向的是受干预的选择的自愿性，它是一个独立的问题，与强制或不强制的问题不同。① 因此，有可能以软性但非常具有强制性的方式进行干预，也有可能以硬性但非强制性的方式进行干预。举一个非常强制性的软性家长式管制的例子：所有诊断为病态赌徒的人，一旦踏入赌场，立即逮捕。举出非强制性的硬性家长式管制的例子则稍显困难，但可能包括这样一种情况：认定自己目前是吸烟者的人，如果戒烟，可以获得大量的现金奖励。② 本章的主要目的是讨论干预自主选择的合理性。如果干预自主选择在公共卫生政策中通常是正当的，那么就更有理由干预非自主选择了。

家长式管制是由目的而非后果来定义的。家长式管制要求干预选择的目的是使受干预者获益。家长式管制并非干预选择的行为本身，而是干预行为与令受干预者获益的目的相结合。对于家长式管制来说，干预旨在使受干预者获益，而非达成这个目的。主观上为了使某人受益，但实际上使其处境更差的干预行为，仍然可以算作家长式管制。

最终的结果是，干涉某人自由的相似措施，依照目标来区分，既可以是家长式的，也可以是非家长式的。如果因为我担心某个小孩会生病，而不让他把蛋糕吃完，这就是家长式的做法。如果只是因为我想确保有足够的蛋糕留给其他客人，不让小孩把蛋糕吃完，这就不是家长式的做法。在这种情况下，不管是不是家长式的干预，孩子可能会同样的反感，但在其他情况下，人们认为家长式的干预意味着一种在其他类型的自由限制中是

---

① 值得注意的是，律师和经济学家有时会以不同的方式使用软/硬性家长式管制的区别，来区分强制性和非强制性的干预。笔者提到后一种区分时，只是简单地从强制性和非强制性干预的角度来进行描述。

② 这类问题已经在研究伦理学的文献中，在“不正当引诱”（undue inducement）的标题下进行了讨论，其中一个争议点是，通过提供大量金钱让某人参加他们本来不会参加的研究项目，是否破坏了他们决定的自愿性，或者是否应该将其视为改变了选择的性质，让接受金钱变得理性。参见 Wilkinson 和 Moore（1997，1999）与 Emanuel（2004）。

没有的、特殊的不尊重。达沃尔（Darwall）举了一个有代表性的例子，在这个例子中，父母因为他们40岁的女儿绿色蔬菜吃得不够而为难她，得出的结论是：

> 这种家长式管制令人反感的地方，主要不是因为那些违背我们的意愿而试图使我们受益的人，对于真正能让我们受益的东西存在误解。这不是简单的误导性关怀，甚至与疏忽无关。相反，它主要是一种不尊重，不承认人们有权要求在一定范围内允许他们为自己做出选择。
>
> （Darwall, 2006: 267-268）

重要的是，这种道德领域的领悟是否能移植到公共政策领域，如果可以，要如何做。哲学文献中对家长式管制的讨论，大多集中在一个人对另一个人采取家长式行为的简单案例上。在这种情况下，一个核心特征是，受到家长式对待的人，他们的偏好和价值对于施加家长式管制的人而言是相当清楚的，或者通过询问可以很容易地得到澄清。因此，在这些情况下，施加家长式管制的人可以很容易地按照接受管制的一方对利益的认知来调整自己的行为。假设病人在临终关怀病房中明确表示，如果出现心脏停搏，自己希望进行复苏，尽管所有迹象表明很可能无法从这个过程中获得任何重大的医疗效益，但其仍然希望进行复苏。通常情况下，医护人员将病人标记为需要进行尝试性抢救，是完全可行的。在这种情况下，家长式管制似乎是令人反感的，询问个人的选择并根据他们的喜好进行治疗非常容易，但实施者要么懒得问，要么问了之后又推翻受管制者的偏好。不难看出，对有行为能力的人而言，这样的家长式管制是一种不尊重。在公共政策的背景下，家长式管制的实际情况要复杂得多，下一章节会另行论述。

5.4 家长式管制政策的概念

属于家长式管制的部分，并非干预自由的行为本身，而是违背接受者的意愿使其受益的这个部分。因此，声称一项法律或公共政策干预是家长式的，是对相关目的进行的预判性描述。询问一项公共政策干预的目标是什么，可以被解释为一个关于制定该政策的立法者或官员的心理状态的事实问题，也可以被解释为一个关于该政策当前形式的最佳规范性理由的规范问题。无论是哪种解读，都不能直接将一项政策或法律理解为家长式的。

如果采用心理学的解读，那么特定政策干预的目标通常不会是单一的。个别政策制定者会有各种各样的理由来推动一项特定的政策。例如，为了提高酒精税率，某个部长可以（至少）通过以下几个理由来提出立法案：希望减少社会暴力，增加政府税收，遵守世界卫生组织的建议，显示自己有能力对抗大企业，还可以出于家长式的动机，在没有获得人民同意的情况下，为了他们的利益着想，提高喝酒的成本。为了迎合不同的利益和权力集团，一项政策会经过各种辩论和改进，在一个运转良好的民主国家里，最终的结果可能会与最初的愿景有一些不同。即使在政策颁布后，负责执行政策的政府行为主体（如公务员或警察）也会存在不同的解释（Lipsky, 2010）。

如果对公共政策干预的目标进行规范性解读，那么就会出现一个循环性问题。如果公共政策干预的目标取决于政策最合理的规范性理由，那么我们对家长式管制是否合理的判断将决定我们所描述的家长式政策的类型。正如彼得·德·马尼夫（Peter de Marneffe）所说，“如果家长制的理由是不正当的，就像一些反家长制者肯定认为的那样，那么‘最好的理由’永远不会是家长制的，因此，根据这种说法，任何政策都不会是家长制的”（de Marneffe, 2006: 73）。

简而言之，任何现实世界的公共政策干预都是由多种心理意图构成的，并且都有多种看似合理的规范性理由。因此，心理学和规范性的描述都需要给出解释，说明在什么情况下，未经同意令他人受益的意图，或者未经同意令他人受益的正当理由，足以构成家长式政策的特征。从两个极端的观点来说：（a）如果解释政策的任何动机或理由是家长式的，那么该政策就是家长式的；（b）仅当解释政策的所有动机或理由都是家长式的，该政策才是家长式的。

这两种极端的立场显然都是不充分的。（a）即使家长式的意图或理由在产生和形成过程中只起了很小的作用，也会将一项特定的政策认定为家长式管制。（b）在实践中意味着不会将任何政策认定为家长式管制，因为对于有大量家长式承诺的政策来说，总是有可能存在非家长式的理由或动机。然而，很难确定的是，“如果一项政策背后的大部分动机是家长式的，那么它就是家长式的”，或者“如果一项政策的主要规范性理由是家长式的，那么它就是家长式的”，因为（a）在计算心理动机方面存在很大困难，（b）我们对一项法律的主要规范性理由的解读，会受到先前规范性承诺的巨大影响。

德·马尼夫认为，考虑到这些困难，我们应该采用一种结合了心理和论证元素的方法，对家长式政策进行描述。根据这种说法，认定一项政策对A来说是家长式的，必要条件是政府“出台这项政策只是因为相关政治进程中的人相信或曾经相信这项政策会在某种程度上有利于A”，而且该政策“如果不把它对A的好处算进去，就不能完全证明其合理性”（de Marneffe, 2006: 73-4）。然而，德·马尼夫也承认，即使是这个方法也不能完全令人满意：该定义可能过于狭隘或过于宽泛。例如，定义过于狭隘，因为它意味着，如果有充分的非家长式的政策理由，那么公开表示的具有家长式意图的政策就不能算作家长式的政策。定义过于宽泛，因为只要家长式的动机和理由在其中发挥了必要的作用，它就会让一项政策成为家长式的。但通常情况下，非家长式的动机和理由（如减少伤害），也会在一项政策的产生和证明中发挥必要的作用，根据德·马尼夫的标准，将这样的政策描述为家长式是正确的。因此，如果我们以平行的方式定义家长式和非家长式，那么这些政策就同时是家长式和非家长式的。①

因此，反对公共政策中家长式管制的人，为了说明他们所反对的是什么，必须克服巨大的困难。笔者假设，按照胡萨克（Husak, 2003）的说法，只要存在反对公共政策中家长制的有力理由，它就一定是反对政策的正当性理由类型，而不是反对政策本身。如果是这样的话，正如胡萨克所说，反家长式管制的人就不应该只因为某些法律和政策是家长式的，就认定它们是错误的，而应该缩小主张的范围，说政策或法律“就其存在的家长式

---

① 德·马尼夫将“非家长式”定义为包括所有且仅包括那些在他看来不是家长式的政策。但如果没有进一步的解释，这样做是很奇怪的：如果为了充分证明某个政策的必要性，既需要家长式理由，也需要非家长式理由，那么为什么会得出“我们应该将政策仅归类为家长式政策”的结论？

管制而言，是不合理的”（Husak, 2003: 391）。这样一来，虽然该政策或法律因家长式管制而不合理，但仍有充分的、非家长式的合理性存在。

5.5 不可避免的国家强制

家长式管制有三个要素：干预，缺乏同意，以惠及他人为目标。我们已经看到，想要单独指认出一个家长式的公共政策是非常困难的。再则，许多公共政策干预措施不可避免地具有某些重要特征，使家长式管制在个人层面存在问题，无论该政策的目的是不是在未经公民同意的情况下使其受益。

公共政策对个人价值观和选择的适应程度，存在固有的局限性。有些政策不可能把人排除在外，比如提供清洁空气或国防等公共物品之类的政策。在其他情况下，根据个人的选择来制定政策是可能的，但成本太高（例如，在房子里修建单独的无氟水管来满足那些反对加氟的人）。即便有可能对一项政策给予个人化的例外处理，这样做也可能是不公平或无用之举。维护饮用水或住宅设施这样的公共商品，需要绝大多数公民和企业为他人考虑。允许一些人获得政策的好处，而不用承担政策要求的牺牲，就等于官方认可了搭便车的行为。这种政策也可能是自拆台脚，因为许多公民只有在相信其他人也有类似动机的情况下，才会愿意节制自己的行为，以维护社区利益。①

更为普遍的是，要获得所有受政府政策影响的公民的个人同意，是根本不可行的。如果每次改变一个小规则或政策都要让每个人投票，不仅成本太高，而且对选民来说负担太重，但即使政府能做到询问每个受影响的人并获得他们的同意或反对，也不清楚应该如何对这样的公投结果进行解读。如果政府严格执行个人化医疗，就不得不为每个公民提供个性化的否决权，并认可即使存在一个反对意见，也足以将政策否决。如果政府如此认真地对待个体的同意，政策制定将完全受阻。这样就无法达成一致，既无法维持现状，也无法对现状提出任何改革。② 任何政策提议都有人反对，

① 第 10.6 章节会更详细地探讨允许出于道义理由反对强制性疫苗接种政策的伦理问题。

② 正如奥尼尔（O’Neill, 2002a: 163）所说，“无论是现状，还是任何摆脱现状的单一路线，都不可能得到所有人的同意：在现实世界中，公共政策得到一致同意是无法实现的”。

这样一来，就没有任何政府政策具备正当性了。

公共政策是一个相当不精确的工具，无论公民个体同意与否，政府不可避免地会以各种方式干预他们的生活，并迫使他们默许公共政策的干预。即使政府所做的仅仅是提供各种选项（比如人们可以根据自己的意愿接受免费的医疗服务）也是通过强制征收的税收来进行支付的。因此，在个人保健方面，家长式管制存在两个问题：干预和缺乏个人同意，这在大多数公共政策中是普遍存在的。

即便是在一个运转良好的民主国家，也不是每个人都认同这一类的国家干预具备正当性。[①] 然而，笔者在这里并非是为了迎合那些不认为国家拥有合法强制力的人的立场，而捍卫干预性公共卫生政策的伦理价值。相反，这部分论述是要研究那些不反对行使一切国家权力，但出于反家长式管制的理由，就反对干预性公共卫生政策的立场是否站得住脚。鉴于非家长式的政策可能是强制性的，对自由的侵犯程度与家长式的政策完全相同，因此，那些想为家长式的政策辩护的人需要证明，家长式的政策除了对自由的侵犯外，还存在其他错误。

5.6 反家长式管制的对立面

相关文献表明，关于家长式管制政策不合理的观点主要有两种论证方式。以乔尔·范伯格（Joel Feinberg）的研究为例，第一种论证方式，笔者称之为反家长式管制（antipaternalism），因为有必要防止充分自愿的自我伤害，所以它从来不是支持一项政策的理由。[②] 因此，在考虑采取何种政策时，反家长式管制拒绝将避免自我伤害置于平衡之中。

第二种论证方式并不排除减少自我伤害的做法在原则上对一项政策有利，但它认为，出于政府能力的局限，或者人类善（human good）的本质等原因，如果政府采取的政策，认定了家长式管制的合理性，那么在促进公民福祉方面，就可能会产生负面效果。简而言之，依照第二种论证方式，

① 有一个著名的观点，得出了“国家强制缺乏正当性”这个结论，参见 Wolff（1970）。

② 笔者从谢弗 - 兰多（Shafer-Landau, 2005）那里借用这种方式来对反家长式管制进行表述。

家长式管制是行不通的。正如我们所看到的，这两种论证方式都没有为公共卫生政策提供令人信服的反对理据。

反对家长式管制的人认为，在道德上可行的公共政策（不可避免地会在未经个人同意的情况下干预部分人的生活）与道德上不允许的家长式管制之间存在显著的道德差异：家长式管制中的干预，错误地侵入了个人拥有主权的生活领域。反对家长式管制的立场涉及两种主张：第一，消极的主张，即如果一项政策对于防止充分自愿的自我伤害可能是必要的，那么它就不算作支持的立场；第二，积极的主张，即这样做在本质上是错误的，因为它不尊重或错误地剥夺了个人的决策权。

> 大体上，一个人自己作决定能更好地实现自己的利益，但即使情况相反，别人也不能干预，因为自主权甚至比个人的福祉还要重要。一个人的生命，因自己的轻率行为而受到威胁，但这毕竟是他的生命；只属于他，而不属于其他任何人。仅仅因为这个原因，在不直接涉及他人利益的私人领域里，决定必须由他自己做出，无论结果好坏。
>
> （Feinberg, 1986: 59）

首先，反家长主义者认为，个人有权自己做出决定，即使对他们来说可能会造成灾难性的影响。例如，反家长主义者可能会认为，如果个人愿意，他们有权吸烟（不伤害他人）。有些情况下，这个说法的内涵是具有延伸性的，即限制烟草公司试图销售有害产品的行为是错误的。但是，汉森指出："一个人有伤害自己的权利，并不一定意味着其他人有权为自我伤害的行为提供便利或帮助。"（Hansson, 2005: 97）例如，如果一个人有自杀的权利，他在思考后决定不想继续活下去，那么，如果政府为了减少自杀的风险而限制出售扑热息痛等药物的包装剂量，这并不意味着政府行为是错误的。①

费恩伯格（Feinberg）认为，他是站在刑法的角度提出反对家长式管制的观点。例如，他指出，他不反对以家长式的方式对吸烟进行征税：他

① 有关英国相关立法所产生的影响，可参见霍顿等（Hawton et al., 2004）的研究。

认为，对一项活动征税比对从事这项活动的人进行刑事定罪，在强制性和道德谴责性上力度都比较小，因此不会自动地归属为对个人主权区的错误干涉。[①] 因此，费恩伯格在原则上不会站在强硬的家长式管制立场，为不将自残行为视为罪行的政策进行辩护。据推测，他会（与笔者一样）建议，在考虑此类政策时，应该提的问题是，在特定情况下，为了减少自我伤害，需要对自由进行的干预是否与产生的良性后果相称。

为了个人的最佳利益（best interests）而对个人行为进行刑事定罪，在公共卫生工作者建议的公共卫生政策中只起了很小的作用，所以费恩伯格式的反家长式管制与大多数强有力的干预主义政策完全兼容。因此，如果反对家长式管制的人想主张，即使在没有按照刑法来实施的情况下，合理的家长式政策也是错误的，这会使他们的反家长式管制立场比费恩伯格本人更为激进。笔者要专注的是更为广泛的观点，但鉴于费恩伯格作为反家长式管制理论家的卓越地位，笔者还是会继续大量地借鉴他的研究。

反对家长式管制的人坚持认为，个人主权的地位总是高于减少自我伤害，即使要发生的伤害程度很大，而干涉程度微不足道。正如费恩伯格所说，“主权是一个全有或全无的概念；一个人有权绝对控制属于他的领域的任何东西，无论多么的无关紧要”（Feinberg, 1986: 55）。反对家长式管制的消极主张是，强硬的家长式管制立场并不构成对某项公共政策的支持。这样一来，政府所面临的情况没有得到充分的描述，例如大多数人同意饮水氟化这项政策，认为这是一个改善牙齿健康的合理方式，但有些人认为这项政策是家长式的，表示反对，因为政府未经同意，以提供福利为目的干预了他们的自我行为。

反对家长式管制的立场，可以仅从字面上理解费恩伯格关于在个人领域内“绝对控制”的主张，并解释为：个人应对任何会导致其主权领域内的行为受到干扰的政策拥有绝对的否决权。依照这种观点，哪怕只有一个人反对某项政策干预他们的主权领域，那么这项政策就没有正当性，所以不应该实施。这种诠释，会允许单一的个体去阻止社会其他成员尝试对

① “我反对将吸烟予以犯罪化，因为我认为对自由的家长式限制，原则上是无效的，但我不反对在烟草消费端进行征税，尽管它也存在相当的强制性，背后的理由也同样是家长式的。”（Feinberg, 1984: 23）

自己的行为进行规范。这似乎是不相称的，而且可以说与个人主权的基本理念不相容。主权的一个重要因素是通过与他人达成限制自由的协议来约束意志的权利，因此，剥夺他们的这种权利可能是对人的道德地位的不尊重，就像为了自己的利益而干涉他人的个人行为一样。

费恩伯格否认个人主权控制区应该以这种绝对主义的方式进行干预。他认为，一个多数人同意而少数人反对的政策，通常不会被算作他所说的家长式管制。

> 当大多数受强制规则约束的人赞同某项规则，并且该规则是为了他们的利益而立法（由法院解释和运用，论证辩护，得到理解而发挥作用），而不是为了将安全或谨慎强加给不愿意的少数人（“违背他们的意愿”），那么该规则背后的理据就不算家长式的。在这种情况下，我们可以把它的“目的”归结为使多数人能够实现集体利益，而不是对少数人强加谨慎，意外情况除外。
>
> （Feinberg, 1986: 20）

费恩伯格假定，一个人的个人主权区可以防止其受到家长式的干预，但不能防止以实现多数人的集体利益为目的，而对个人生活能力产生同样影响的干预。这个结果，可能完全推翻了关于个人主权重要性的强劲主张。格里尔（Grill, 2009: 149）认为，费恩伯格似乎并没有认为“一旦大多数人同意，对少数人选择的限制本身就是颁布政策的道德障碍”。因此，费恩伯格的立场相当于“认可了在一个多数人热衷于自律的社会，可以对所有公民施加严格的健康制度”（Grill, 2009: 149）。至少可以说，对于一个典型的自由主义的立场来说，这是一个相当奇怪的结果。然而，笔者并不认为费恩伯格犯了一个低级错误。在公共政策的一系列案例中，要找到一个连贯的、合理的回应，这些困难是绝对主义版本的反家长式管制所固有的。

认为硬性家长式管制永远没有正当理由，但允许以家长式管制以外的理由对自由进行平等干预的立场，面临着深刻的挑战。如前文所述，要证明特定的公共政策属于家长式管制是非常困难的。任何对公共政策的伦理学分析，如果局限于能够明确区分家长式和非家长式，不仅面临着理论问题，也面临着实践问题，因为似乎几乎所有被指责为家长式的公共卫生政策，也可以作出如下描述：对少数人自由的干涉，是为追求共同利益而产生的不良附带效果。

要更好地理解公共政策哲学，便不要把家长式管制作为特殊的缺点单独对待，而是把对选择和自由的被动侵扰概念化为基本类别。然后，问题就变成了：什么时候颁布一些人反对的公共卫生政策是相称的。考虑这个问题的相关因素有：被干涉的选择有多重要，干涉的手段有多大的强制性，政策预期带来的收益有多大，这些收益将如何分配，以及反对者所占比例为多少。

5.7 为少数人反对的公共卫生政策辩护

一项政策可能出现各种情况，无法使目标受众获益。最直接的情况就是，政策制定的框架可能没有考虑到重要的系统性影响，并且由于与其他政策的意外互动，使目标受众的情况变得更糟。正如第一部分所探讨的，这是一个适用于所有公共政策的普遍问题：无论是否涉及以改善人口健康为目的而对自由进行干预。反对干预性公共卫生政策的观点若要成立，需要表明：有理由认为干预性公共卫生政策比其他政策更无法达成预定目的，或者更有可能产生不良结果。同样，反对合理的家长式公共卫生政策，也必须建立在对具体情况的论证之上。

看似合理的家长式公共政策干预会不会弊大于利？密尔（Mill）认定，在某人的行为不会对他人造成伤害的情况下，用法律的力量进行干预的行为很可能会造成伤害。“但是，反对公众政策干预纯粹的个人行为，最有力的论据莫过于指出干预在发挥效用之时，有可能干预的方式错了，范围也错了。”（Mill, 1977 [1860]: 283）密尔在这里的论点是基于个性的重要性。就一项政策在家长式管制层面上的合理性而言，它将政府官员的判断置于个人和他们对自身利益的概念理解之间。政府很难通过给价值（从政府的角度看来）分配合理的权重来使公民受益，因为使某个个体生活顺利的因素取决于该个体的独特特征。这样得出的价值排序，很可能使个别公民的生活变得更糟。此外，最好的生活状态应该是自主选择的生活，在其中可以发展自己的特殊才能和志趣，而不是被强加一个生活计划。即使干预主义政策中隐含的价值权重比一个人自主选择的要好，但这种强加的价值权重，还是会让包含这种优质价值权重的生活不如自由选择的劣质价值权重的生活。

密尔认为，这是一个反对家长式管制或道德上合理的政策的理据，而不是在整体上反对公共政策干预的理据。如果一项政策的合理性是基于非家长式管制（例如试图减少健康不平等，或防止系统性伤害），那么就需要在生活受到干扰和没有受到干扰的人之间进行利益权衡。没有什么理由认为个体在公平地权衡自己和他人的利益方面有特别的专长。事实上恰恰相反，在官方决策中，如果个体的利益牵扯其中，往往会要求声明自己的利益冲突并回避。就公共卫生政策旨在重新分配个人之间的风险而言，这种政策是否公平合理，需要考虑到所有相关利益的角度进行审视。例如，一项通过骑自行车来促进主动交通的政策，需要新建大量自行车道，并相应地减少汽车驾驶的道路宽度，这会给只开车出行的人的生活带来一些不方便，但从各方面考虑，这个政策很可能是合理的。一些公民反对（甚至是暴力反对）某项公共卫生政策，不应该被视为对政策的决定性反对。

尽管在实践中很难将家长式的合理政策与非家长式的合理政策区分开来，但为了论证的需要，值得把重点放在合理的家长式管制政策上，以此澄清在多大程度上密尔的忧虑是正确的，即这些政策可能弊大于利。

密尔的论点有两个假定：第一，经验性的主张，即人与人之间的价值差异，让政府试图提供帮助看起来是有问题的；第二，规范性的主张，即人们的个人价值比政府的判断更能为生活提供有益的指导。在健康问题上，这两种假定都是有争议的。在有争议的价值和有争议的价值排序二者之间进行区分是很有意义的。

第 6 章论述健康权的存在，这意味着公共健康权的存在。简要地说说这个论点，健康的价值在于它是我们可能重视的任何其他目的的万能驱动力。有鉴于此，即使某人对其健康本身没有特别的重视，但通常来说，健康能使他更好地追求自己重视的目标。如果这一点是正确的，那么政府将健康作为一种没有争议的价值来促进就是合理的，或者说，如果政府不能假设像健康这样的公共物品是有价值的，那么政府行为就几乎没有什么正当性可言了。

虽然健康与自由等其他公共物品的相对权重存在争议，但政府无法避免采取有争议的立场去指定健康与其他物品的相对权重。例如，想象政府如果采取自由放任的方式，就能更好地帮助公民实现美好的生活，未免过于简单化。认为自由放任的方法会允许每个公民自己决定他们希望的健康权重（相对生活中的其他物品），这种想法是不切实际的。这是因为，相对于其他物品，个人对健康的价值取舍，是在对社会结构作出更广泛选择的背景下进行的。许多关于个人健康的选择（比如通过步行上下班来锻炼身体）只有在一套完善的背景条件下才是可行的，比如街道照明、维护人行道和适当的城市规划。因此，如果政府通过采取自由放任的态度来回应价值争议，所有人不会有机会按照自己认为最理想的方式来平衡健康和其他公共物品。相反，这样做会有利于一些而不是全部形式的生活，有利于一些而不是全部类型的选择。正如第 6 章和第 8 章所讨论的，试图通过国家不作为的政策来回避这一责任，很可能会侵犯个人的权利。

以促进健康为目的的某些政策，在很大程度上或完全为了自己的利益而笼络了个人的意志，并以刑法的强制力为后盾，这些政策似乎很难与个人自主权的重要性相协调，因此可能被认为是弊大于利。① 然而，应该注意的是，在许多明显的情况下，采取预防措施的要求是针对涉己行为，通过法律强制执行的，如强制系安全带和佩戴摩托车头盔的法律规定。② 密尔在原则上反对将不涉及他人伤害的行为认定为犯罪，但同时又要求强制佩戴安全带，这看起来似乎不相容。解决这个问题可以通过两种途径：要么对密尔的原则进行质疑，要么认为强制佩戴安全带的法律规定是不合理的（Flanigan, 2017）。③

---

① 对于在刑法中使用国家强制力的情况，如果是为了防止对他人的伤害，例如将人际间的暴力定为犯罪，就不必担心这一类的问题。

② 当然，在很多情况下，国家对自主行为的干预，即使能有效地防止个人损害自身利益，也是不道德的。例如，爱德华兹与威尔逊（Edwards and Wilson, 2012）的研究认为，在晚期疾病中，选择的意义非常重大，对选择进行干预就缺乏合理性，即使病人打算做出参与研究的决定看起来是不明智的。第 10.4 章节讨论出于道义理由反对接种疫苗的情况，结论是：即使在强制接种的计划中，通常也应允许。

③ 第三种选择是主张对此类法律进行非家长式的解释。例如，将这些法律解释为“多数人为保护共同利益而进行的尝试”。运用这种说服方式的例子：如果法官确信法律不应采用硬性家长式管制，则会使用含蓄的方式对要求摩托车车手佩戴头盔的法律进行合理化，如避免额外的医疗费用（Bayer and Moreno, 1986）。笔者在正文中主要想表明，即使认为一项政策是家长式的，这并不一定表明它在伦理上缺乏正当性，因此第三种选择先置于一边。

虽然这些法律的颁布和实施需要时间，而且一些国家在此期间，还曾引起争议，但值得注意的是，随着新规范深入人心，人们开始觉得遵守规范的难度大大降低了。一旦人们习惯了系安全带，而且围绕着系安全带的一系列规范已经根深蒂固，那么这样做的个人成本就会降到最低。大多数汽车司机和乘客根本没有真正注意到这种程度的强制，因为这已经成为驾驶程序的一个默认部分（如果没有系好安全带，现在往往会有自动提醒来帮助他们想到这件事）。

因此，对于绝大多数人来说，强制佩戴安全带这件事并没有真正影响到他们的生活。虽然选择不系安全带乘车的权利被剥夺了（或者至少因为罚款而变得成本更高），但对大多数人来说这并不是什么损失。对大多数人来说，这并不意味着政府试图强加一些他们不会选择的东西。被迫系上安全带并不会威胁到人们主宰自己生活的能力，因为对自我主导（self-authorship）来说，重要的是能够对重要的决定做出选择，并且有足够的选项，而不是对每个小细节都有尽可能多的选择（Raz, 1986）。

虽然仍有一些人对强制性的安全带政策感到不满，但也没办法说安全带在整体上弊大于利。即使是像史诺登（Snowdon）这样对家长式管制严厉批评的学者，也不否认安全带拯救了生命，但认为问题是存在的，因为“这样的政策明显违反了密尔的伤害原则，也改变了公众对刑法目标的看法”（Snowdon, 2017: 40）。

那么，那些确实觉得强制系安全带是一个沉重负担的人呢？让我们假设一下，被迫采取预防措施破坏了某人的驾驶乐趣，对他们来说，这不是一个单纯的烦恼，而是一个深层次的问题。对一个知情的人而言，他会想参加有健康风险的活动，有以下两种不同的原因。第一，在有些情况下，对生命或健康的危险是一种可接受的要素，但不是活动中预期出现的内容。日本料理中的食材河豚就是一个很好的例子。这种鱼非常美味，但如果处理得不好，会导致食客中毒死亡。河豚的制作受到非常严格的监管，采取了各种预防措施将风险降至最低。食客们接受了这种对健康的残余风险（residual risk），认为这是值得为美食体验付出的代价。如果重视的是鱼的味道，而不是危险，那么食客就会希望尽可能地减少或消除这些残余风险。

第二，在有些情况下，人们会寻求危险本身。在这些情况下，如果采取预防措施来减少风险，活动就会失去意义。例如，俄罗斯轮盘赌这种活动，只要子弹不上膛就会变得非常安全，但这就破坏了活动的主要目的：拥抱死亡的可能性是最重要的。有些情况下（如单人徒手攀岩，也许还有无安全带骑行）可能两种因素兼而有之，但也取决于个别从事者的具体偏好。

增加安全保障，减少可避免的影响健康和幸福的风险，是公共卫生活动的核心目标。因此，公共卫生政策应当有明显的限度，不应将自我危害视为目的本身。反过来说，人们常会真心实意地珍视那些恰恰对他们的健康不利的活动，而且有时即使清楚地了解了随之而来的健康风险，他们也希望继续从事这些活动。

乍看上去，这似乎是一个零和游戏，公共健康上的收益等于自由上的损失，反之亦然，但表象是带有欺骗性的。第一部分中阐述的公共政策的复杂系统方法已经表明，减少健康风险的途径多种多样。如何以对个人不那么苛刻的方式来减少风险，这本身就是一个重要的研究领域。减少这些成本对个人而言是很重要的，所以第 8 章才会提出，在可能的情况下，健康风险应该由政府来管理或消除，而不是要求作为个体的公民来采取预防措施。

那么，如果国家改善公民健康的政策会涉及对自由或自主权的限制，又应该用什么原则来指导这些政策呢？第一，很明显，干预所获得的利益大小或避免的伤害大小是很重要的。在其他条件相同的情况下，预期收益越大，以及预期要避免的伤害越大，那么支持干预的理由就越强。第二，被监管的人群对政策的认可或同意程度。在其他条件相同的情况下，受影响人口中赞同干预措施的比例越大（越是热衷于此），支持该政策的理由就越充分。第三，自主选择的生活方式很重要。在其他条件相同的情况下，选择本身越重要，一个人有机会做出真正或真实的选择就越重要，干预他们的选择就越存在问题。第四，自由很重要。在其他条件相同的情况下，一项政策的强制性越大，它的问题就越多。

一些潜在的健康干预案例能够很清晰地说明上述问题。如果有一项政策会带来巨大的利益，并得到绝大多数人的支持，而且只涉及对那些一般认为不重要选择的轻微干预，那么这种干预就很容易找到合理性。如果一项政策只带来很小的利益，而且受到绝大多数人的反对，并涉及对重大选择的强制干预，那么这种干预肯定是不合理的。

困难的是那些更接近于中间情况的案例。进一步的规范研究有助于澄清案例的类型，但应该要注意到，我们不应该期望抽象的规范性推理能够给这些问题提供一劳永逸的明确答案。这是因为——如果笔者的论证是正确的——干预是否合理，（除其他因素外）取决于对政策的普遍同意程度，以及被干预的选择的重要性。同意的程度显然会因文化和时间而不同，我们还必须考虑到本土化的差异，即特定社区认为哪些选择是重要的。笔者将在第 10 章更具体地讨论疫苗接种政策方面的这些问题。

5.8 小结

本章主要有两个主题，具体如下。

第一个主题，把“政策是家长式的吗？”这个问题视为公共卫生政策伦理学中的基本问题的做法是不可取的。声称某项政策是家长式的，这存在着严重的问题。此外，使家长式管制在个人层面上产生道德问题的大部分原因（干预和缺乏个人同意），广泛地存在于公共政策环境中，无论有关政策是否可以被描述为家长式管制。更妥善的做法是把伦理问题归结为“哪些类型的公共政策的理由是正当的”，把公共政策的实际问题归结为“哪些对自由的侵犯是合理的”，而不再试图在这些对自由的侵犯是不是家长式的问题上做过多的注解。

第二个主题，是如何在一般层面上，明确哪些侵犯自由和 / 或自主权的公共卫生政策在伦理上是合理的。虽然公共政策有无数种失败的方式，但相比其他类型的政策，公共卫生政策失败的概率并不高。有理由认为，如果政策颠覆了个人对善的观念，比起不这样做，可能更无法使个人受益，但重要的是要记住，健康有充分的理由成为国家要促进的无可争议的利益。相较于其他公共物品，健康的价值排序是有争议的，但国家不可避免对健康价值采取有争议的立场。在绝大多数人看来，涉及法律强制预防措施的政策可能是合理的，尽管是站在家长式管制的角度去看待问题的。

下一章通过论证公共健康权的存在，对干预性公共健康政策给予了肯定。

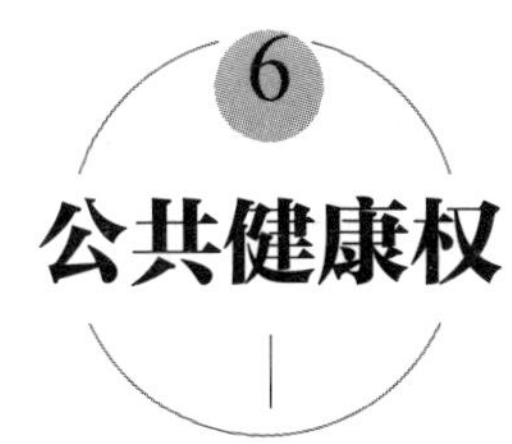

6 公共健康权

6.1 引言

本章对国家保护和促进健康的行动给予了肯定，并认为这是对所有人应尽的义务。从这个角度讲，如果国家不能采取具有成本效益的适宜措施，消除环境中的健康威胁，就会侵犯到个人的权利。如果这种观点能够成立，那么将公共卫生当作与共同利益相对的个人权利问题来处理就是错误的。在改善人口健康这个问题上，国家干预得太少会侵犯个人的权利，干预得太多同样会侵犯个人的权利。

第 5 章介绍的观点，笔者称之为“自主性第一”（autonomy first），这类观点认为，除非被干预的行为在自主性方面受到损害，或者会错误地侵犯他人的自主性，否则很难证明国家干预有决策能力的成年人的生活具备正当性。这种观点将主要的道德义务集中解读为不干预。受这类观点影响的人经常以“保姆式国家”（Nanny State）的名义，来批判促进或保护人们健康的国家行动，就好像公共卫生在本质上就可能过度扩张，并成为有问题的家长制（Coggon, 2018）。

在本章，笔者认为，我们还需要防范一种可以说更糟糕的情况——国家失职（Neglectful State）。国家失职是指国家未采取简单的措施来减少健康风险，结果使大量人口遭受伤害或死亡。因此，公共卫生政策在伦理上的挑战，并不仅仅局限于防范“保姆式呵护”这一方面，还需要面对“保姆式呵护”和“失职”之间更为复杂的任务环境。一旦国家失职的全部影响浮出水面，那么失职的错误就会比保姆式呵护的错误在伦理上更可疑，在政治上更危险。

本章提出的公共健康权方法，与传统的公共健康一样，都将保护和促进健康视为良好社会的核心关注点。但与之不同的是，它明确地将保护和促进健康根植于个人权利之上，并将其视作为了个人利益（而非人口利益）所应尽的义务。在传统的公共卫生视角中，政府有义务解决空气污染或肥胖症问题，但公民没有相应的权利来坚持要求采取这些措施。从以权利为基础的角度来说，个人将此类公共卫生措施的权利居于中心位置。

向个人主义模式的转变也会对公共卫生义务的内容产生重大影响。众所周知，人口层面的风险降低可能会给每个人带来预期的健康利益，但这种利益过于微小，所以只要会带来不便，大多数人宁愿不享受这种利益。公共健康权论认为，仅仅以干预会改善人口健康甚至会提高整体福利为理由，并不能充分证明干预的正当性，还必须通过对特定个体的合理解释来予以佐证。这一立场的伦理意义以及它对政策优先次序的影响，在第 7 章进行了详细的评析。

公共健康权论，虽然改变了米利安范式（Millian paradigm, Dawson and Verweij, 2008; Jennings, 2009），但并未构成根本矛盾，这种范式在关于公共健康的生物伦理学著作中非常普遍，在第 5 章中也多次提到。密尔研究公共卫生的方法，始于对国家权力过大的怀疑，并引入了伤害原则（Harm Principle），作为保护个人免受这种权力影响的一种方法：

> 保护他人免受伤害，是文明社会中违背个人意愿而行使权利的唯一正当目的。如果是为了保护个体利益，无论是身体上的还是道德上的，都不是一个充分的理由。不能因为这样做对他比较好，或者因为这样做会使他更快乐，或者因为在别人看来，这样做是明智的，甚至是正确的，就可以正当地强迫他去做或不做。
>
> （Mill, 1977 [1860]: 223）

大多数现代评论家都认同费恩伯格（Feinberg, 1984）的观点，认为伤害原则中所引用的伤害概念，需要澄清单纯伤害（mere harms）和错误伤害（wrongful harms）之间的区别，因为几乎所有的自由主义者都认为，国家在防止错误伤害（如未经同意使用暴力）上的干预授权要比防止非错误伤害（如由公平竞争导致的伤害）上的干预授权大得多。

一旦通过道德化的伤害概念来重新思考伤害原则，权利侵犯的理念就变得至关重要。笔者的论述与费恩伯格的伤害原则相同，认为保护个人的权利不受侵犯是国家活动正当性的核心。但与之不同的是，笔者认为米利安对个人权利的描述过于局限。一旦引入了公共健康权，明确了这种权利可能因未能降低风险和实际伤害而受到侵犯，并确立了国家侵权的机制，那么我们对公共健康的表述，就是符合自由主义精神的，也是强有力的。

本章提出的是伦理而非法律方面的论点，但值得注意的是，公共卫生权的存在在国际法上已经得到了充分的认可。《经济、社会及文化权利国际公约》（ICESCR）（缔约国已达 173 个）承认"人人享有能达到的最高标准身心健康的权利"（ICESCR 第 12.1 条），并明确要求各国开展公共卫生和健康促进活动（ICESCR 第 12.2 条）。该公约的缔约国同意，它们将逐步实现本国公民可达到的最高健康标准，并采取措施使其他签署国也能更好地帮助其公民达到相同的标准（ICESCR 第 2.1 条）。因此，如果国家没有采取适当的手段来促进和保护健康，就会侵犯其公民（以及可能是其他国家的公民）的人权。当然，虽然公共健康人权在法律上得到了承认，但这并不意味着它在道德上就具备了充分的理据，尽管在解释公共健康的道德权利方面，它可能提供了一些启示，而且对于那些认为这种权利无法实施的质疑，也肯定能起到抵御的作用。

笔者首先来澄清一下什么是权利要求的正当性。显而易见的是，就连那些完全正当的权利要求也是存在争议的。因此，笔者想要论证的，只限定在一个重要的方面。论证所针对的，并非对权利简单地（tout court）持有怀疑态度的人，或者出于理论上的考量，认为不可能存在积极权利（positive rights）的人，而是针对那些愿意承认公民有权对抗国家，但尚未认可此类权利之中包含公共健康权的人。笔者提出一个论点：为什么基于健康和人类福祉之间的关系而认为存在健康权是非常合理的，以及为什么公共健康权来自健康权。笔者进而论证，与安全权的情形一样，公共健康权证明了对自由的重大（但相称的）干预是合理的。

如果我们认真对待公共健康权，那么就像安全权等其他权利一样，这可以证明政府有理由采取措施来保护每个人的权利。因此，公共健康权论让那些以前坚持“自主权第一”立场的人，可以以一种新的方式来理解强有力的公共健康政策，不仅与他们所重视的个人权利相一致，也是个人权利的内在要求。第 5.1 章节中介绍的不干涉原则（Non-interference Principle）（即个人充分知情和充分自愿的决定有权不受干涉，为防止侵权或纠正现有侵权有必要进行干涉的情况除外），只有在假设公共健康权不存在的情况下，才会对公共健康的伦理合理性产生威胁。如果存在公共健康权，政府就有义务采取重大行动来促进和保护健康，那么根据定义，政府为避免侵犯这种权利而采取的行动就不在不干涉原则所排除的范围内。因此，如果从保护权利的角度来说，不干涉原则与许多政府行动都是相容的。

从权利的角度来思考公共健康问题，打破了传统上假定的“促进健康（试图通过教育和赋予个人权利来促进人口健康）和保护健康（旨在消除环境中的健康威胁）需要不同的规范性理由”。在笔者看来，两者都以公共健康权为基础。本章旨在从总体上捍卫公共健康权。本书接下来的章节，会在不同的背景下和不同的公共健康领域，充分地说明这一权利的内容。

6.2 权利主张的合理性

权利哲学在权利的功能以及一般权利在道德论语中应该扮演的角色这两个问题上存在分歧，所以笔者希望做一些澄清，谈谈自己的看法。在这里，笔者并不想提出新的见解，而是勾勒出文献中彼此一致和存在分歧的地方（Wilson, 2007b）。

权利，依笔者看来，是与指向性义务（directed duties）相关的高优先级主张。将一项义务描述为指向性义务，针对的是个人承担它的方式，即如果义务没有得到适当的履行，那么义务所指向的对象就有权进行控告。在这种情况下，除非有充分的辩解理由，否则承担义务的一方对义务指向的一方是有过错的。

指向性义务应与非指向性义务进行区分，如最大限度地实现善的一般性义务。如果某人未能履行非指向性义务，尽管有理由认定义务承担者的行为存在过错（或完成度不佳），但这并不意味着任意第三方就有理由声称他或她个人受到了侵害。因此，你是否认可公共健康权的存在，首先看你是否认为某人有可能因为政府没有采取保护健康的措施而受到个体侵害。

笔者假定，与权利相关的义务必须是高度优先的，但除此之外，不对这种义务的强度持任何立场。[①] 与权利相关的指向性义务可以有各种形式。没有理由认为每项权利只产生一种义务，或只产生一类无差别的责任人。事实上，[联合国食物权问题特别报告员阿斯比约恩·艾德（Asbjørn Eide）（见联合国人权中心，1989）对舒（Shue, 1996）的论述进行了重要诠释之后的] 人权文献认为，人权包含三种不同的义务：尊重的义务（obligations to respect）、保护的义务（obligations to protect）和实现的义务（obligations to fulfil）。根据这种观点，不受争议的权利（如不遭受酷刑），经过更深入的分析，不仅涉及个人和国家不施加酷刑的义务，而且涉及国家层面的义务，即防止酷刑发生，将涉嫌施加酷刑的人绳之以法，以及创造更不容易发生酷刑的体制的义务。

设想出一个没有权利的世界是有可能的，尽管我们中的大多数人不会觉得这个世界有什么吸引力（Feinberg, 1970）。但是，本章的目的并不是为基于权利的思考提供一般性理由。相反，笔者针对的是那些同意存在一些权利（也许是自由的权利，或者不被折磨的权利），但对这些权利是否包括公共健康权持怀疑态度的人。

意志论者和利益论者对权利的功能展开了长期的、有时激烈的争论。意志论者认为，权利的功能是允许权利人控制他人的义务。[②] 根据这种观点，所有的权利（甚至是不被奴役的权利）都可以被放弃，只有那些有能

---

① 指向性义务的概念内涵并不意味着这种义务必须是高度优先的。构想出一种很容易被其他义务所取代的指向性义务是有可能的。然而，人们通常认为，与这种义务相关的主张不会是权利。假设笔者向你承诺，只要能换班调休，就会来参加你的生日聚会。这就产生了一个指向性义务，因为笔者确实当晚可以不上班，却不来参加你的聚会，你可能会合理并温和地责备我。但是，笔者参加聚会的义务强度，远远低于通常意义上的权利主张。[朗博尔德（Rumbold, 2018）认为，从定义上说，权利就必然包含高度优先的义务。作为一个关于权利的概念性主张，这就很有意思了，但鉴于笔者将会辩称与公共健康权相关的义务都具有高度优先性，这不是笔者在此需要讨论的点，暂不赘述]。

② 用哈特（H.L.A.Hart）的话说，利益论者把权利人看作是义务范围内的“一个小国君主”，“能够放弃或消灭义务或弃之不顾”（Hart, 1982: 183）。

力放弃权利的人才能成为权利人，这就排除了幼儿和非人类的动物成为潜在的权利人。对于利益论者来说，权利的功能是保护或促进利益。利益论者认为，权利人没有道德权力来放弃或废除权利的观念没有任何不连贯之处，因此不妨碍幼儿或非人类的动物成为权利人。①

在关于权利功能的争议之外，还有一场辩论，即权利的内在主义（intrinsic）和工具主义（instrumentalist）观念的辩论。权利的内在主义观念认为，权利是道德世界的内在组成部分：人类拥有权利，是因为权利在我们做任何事之前就已经具备了道德地位。②而工具主义者则认为，我们是通过构建权利来保护、促进或实现有道德价值的事态（state of affairs）。③

在为某一特定权利进行辩护时，什么才算得上是合理的举动，这取决于事先对道德辩护的性质的主张。道德义务的论证方式可以是基础主义的（foundationalist），也可以是整体主义的（holistic）。在基础主义的论证中，道德义务来自道德论证和解释的顺序中更为基本的道德原则。这些更基本的原则必须得到更多基本原则的支持，直到仅剩下少数几个（也许只有一个）并没有得到任何其他原则支持的基本原则。④整体主义方法承认，一些义务可以通过参照在证明顺序上更为基本的其他义务来证明其正当性，但他们否认这种情况总是如此。在整体主义的方法中，合理性也可以正当地成为各种不同关注点之间相互支持的问题［如在反思平衡中（reflective equilibrium）］。⑤

---

① 这种争议部分地解释了在尊重健康自主权的共同话语中所结合的两种自主权概念（参见第 5.2 章节）。在某些情况下，权利利益论（interest theory of rights）将自主权视为能够对自己的生活形态做出慎重决定的利益。在其他情况下，自主权被看作使个人成为一个小国君主的特征，能够以任何理由或毫无理由拒绝干预。

② 正如沃伦·奎因（Warren Quinn, 1993: 173）所说："我们并不认为赋予权利是合适的，因为权利受到尊重本就是一件好事。相反，我们认为尊重权利是一件好事，恰恰是因为我们认为人们实际上拥有权利……而且他们拥有权利是因为他们应该如此。"

③ 工具主义的理由可能涉及简单的手段 - 目的推理（在这种情况下，一项权利的引入仅仅是作为减少特定不良事态的一种手段），或者是更复杂和开放性的构建（例如，隐私权的确立是因为人们相信，保证个人生活的某些方面不受干扰，将使他们能够追求有价值的生活形式，否则就不可能实现）。

④ 意志论者倾向于试图从一个单一的基本自由权中推导出所有的权利，而利益论者则对足以构成权利基础的利益存在差异的可能性持较为宽容的态度，因此存在多种（抑或相互冲突的）权利。

⑤ 丹尼尔斯（Daniels, 2018）很好地将反思均衡作为一种伦理论证方法进行了概述。

所有这些关于权利的功能、根本性和正当性的分歧，最终并没有搞清楚公共健康权（或任何其他权利）的正当性要如何令人满意地得以体现。然而，就算这确实是一个困难点，但对于任何相信权利存在的观点，尤其是那些利用权利来主张公共卫生活动不道德的观点，也同样存在这个困难。我们可以把关于证明特定权利的争议区分为两个层次。首先，有关于是否应该承认一项权利的高度抽象问题；其次，还有一系列具体的问题，涉及一项特定的权利在实践中应该意味着什么：它的外延应该是什么，谁承担义务，以及相对于权利的义务应该有多严格。[①] 本章里，笔者会在较高的层次上捍卫公共健康权的理念，即使这种权利的理念被广泛接受，关于义务和权利的大量问题和争议仍然存在，且悬而未决。第 7 章在此分析的基础上进行了延伸，围绕如何确定哪些健康风险是最迫切需要解决的问题，进行了深入探讨。本书第三部分从系统理论和公共健康权的角度研究了一些具体的案例。

6.3 公共健康权的理据

是否有足够的道德理由要求政府履行与公共健康权相关的高优先级指向性义务？在接下来的内容中，笔者会为公共卫生权找到理据。笔者的论证，一部分依赖于保护和促进健康对个人福祉的积极影响；另一部分则是基于那些有义务防止他人遭受风险却未能履行职责之人的错误做法及其负面影响。

即使是那些对公共健康权不在意的人也很难否认，健康对福祉具有非常重要的意义。可以说，健康是福祉的一个组成部分，但抛开这一点不谈，健康也是一种万能的工具，让我们有资本去追求无数的其他目标。即使一个人对自己的健康没有特别的重视，但通常的情况是，健康使人们能够追求他们所重视的目标。因此，每个人对自己的健康都有着普遍（或近乎普遍）的兴趣。有争议的部分，不是主张健康对福祉有着非同寻常的和近乎普遍的重要性，而是这种主张与认为政府有义务保护和促进健康这两者之

① 例如，在抽象的层面上，生命权是广为接受的。但更具争议性的是，对生命权最完善的描述，是否包括维持生命所必需的手段，或者该权利是否只保护人们不被非正义的杀害。可参见汤姆森（Thomson, 1971）对这个问题的看法。

间的关系，而且义务的严格程度，足以允许个人在某些情况下合理地宣称自己的公共健康权受到了侵犯。①

对于利益论者而言，有一个相对快速的途径来主张健康权的存在。以拉兹（Raz, 1984）为代表的利益论者认为，某种人类的利益，如果（a）具有普遍性或近乎普遍性，以及（b）对福祉的道德重要性，足以将他人正当地置于不侵犯（并在可能的情况下帮助促进）该项利益的义务之下，这就是权利存在的充分理由。考虑到某项利益足以支持权利主张的情况，以及个人确实有保护自己健康的重要利益（这一点相对无争议），关于健康权的基本理据就很简单了：健康不仅是一种近乎普遍存在的利益，而且是一种具有足够的道德重要性的利益（考虑到健康与幸福快乐之间的关系），因此他人有义务不侵犯该项利益。

认为我们在健康方面的利益产生了公共健康权的主要原因，是社会层面的可控因素对发病率和死亡率有非常大的影响。以道路交通事故为例。政府的政策，如适当的限速，强制佩戴摩托车头盔和系汽车安全带，执行适合儿童的座椅固定，减少酒后驾车，等等，这些都可以显著降低公民所面临的风险（World Health Organization，2013）。② 个体自身无法充分控制这些风险因素：我们也许可以通过采取系安全带和不超速等行为来减少一些风险，但无法阻止其他司机超速或酒后驾车等行为。由他人的驾驶行为带来的这些风险，可能会给我们的健康带来灾难性的影响，但可以通过政府的行动切实地减少此类风险。因此，通过自身健康的重要道德利益，从社会环境中消除风险因素对我们而言也有重要的道德利益。

义务承担者的分配有时会很复杂，但在如下情况下，它是相对简单明了的：为了使某个行为人成为一项权利下的义务承担者，只需要行为人有（1）采取行动的权利和自由；（2）对所讨论的“善”的注意义务或责任（因此有时可能因为不作为而构成过错）。毋庸置疑的是，运作中的政府确

① 因此，斯林尼瓦桑（Sreenivasan, 2012）在反对道德上的健康人权时，并没有质疑“每个人在保护（或恢复）自己的健康方面，都有非常重要的道德利益，前提是这一点可以通过社会行动实现”。

② 道路交通事故死亡率的差异性非常大，从每年每10万辆车不到5人（挪威、瑞士）到每10万辆车超过5000人（几内亚、布隆迪、贝宁、中非）（World Health Organization, 2013）。

实有权力影响健康的社会决定因素；鉴于所涉及的因果关系类型的广泛性和复杂性，政府也许是唯一适合对健康的社会决定因素分布施加影响的主体。政府是否有责任保护公民的健康，这个问题应该也是没有争议的。政府行为符合公众利益，这是一项义务。行为符合公众利益，需要在具有成本效益（cost-effectiveness）和相称性（proportionality）的情况下，降低对公民影响重大且可避免的伤害风险。① 人口健康面对的许多风险是影响重大且可避免的，可以采取具有相称性和成本效益的方式降低。因此，公民对自己的政府拥有公共健康权。②

有人可能会以或多或少激进的方式来反驳笔者的观点，具体如下。一种是激进的方式：他们可以争辩说，政府根本没有指向性义务来降低对公民影响重大且可避免的伤害风险，即使是在符合成本效益和切实可行的情况下。笔者并不反对这种观点，但值得注意的是，虽然这意味着没有公共卫生权，但也同样意味着没有安全或保障的权利。

另一种是不太激进的方式：有人会同意政府有一些减少伤害风险的义务，但这些义务最多只能证明传统公共卫生政策的一个子集的合理性。第一，有人会说，即使政府确实有减少对公民的伤害的指向性义务，但政府出于健康利益而设立相应义务的行为是错误的。例如，有人会反对说，公民通常关心的是他们的整体福利，而不是他们的健康本身，他们经常会合理地做出选择，在健康与其他物品中进行取舍，就像有人选择当兵或攀登一座危险的山峰。第二，可以说，虽然政府有义务减少给他人带来未补偿风险（uncompensated risk）的行为，但政府没有义务减少根本不会给他人带来风险的行为，

① 第 6.4 章节对一项公共政策何时构成对公共健康权的侵犯做了更详细的分析。在这之前，成本效益和相称性约束的提法只起占位作用。从广义上讲，相称性约束是必要的，因为在捍卫公共健康权的过程中，侵犯其他权利是不正当的。成本效益约束是必要的，因为新的政府活动需要考虑到机会成本。在固定的预算内，采取新的干预措施往往意味着可用于其他干预措施的资源减少，因此已经放弃的活动也要考虑在内（Rumbold et al., 2016）。

② 这一论点应该是为了确立政府在公共健康权方面的义务，但笔者并不意指这些义务应完全由政府承担。虽然笔者没有在这一章中对这些义务进行论证，也没有尝试具体说明，但也认为公司、机构和个人在这项权利方面都是有义务的。笔者会在第 8 章再次讨论如何分配公共卫生活动义务的问题。笔者承认在一些情况下（比如政府失能），人们有理由怀疑政府是否有权力影响健康的社会决定因素。然而，本书重点关注的是那些确实有能力、有意愿制定有效公共政策的国家的公共卫生政策现状。政府失能的情形不在本书讨论的范围内。

或者风险得到充分补偿的行为。

这两种反对意见都提出了合理的关切。健康和福祉面临的风险可以是充分同意的，而且不会给其他人带来风险又没有补偿；有时个人为了追求对自己更重要的其他东西而危及自己的健康是完全理性的。只要这些条件中任何一个成立，政府强制减少健康风险看起来就是有问题的。但是，让步所带来的结果是需要更好地明确适当的公共卫生目标有哪些，并更好地确定在减少健康风险方面相称的措施有哪些，而不是对公共卫生权提出根本挑战。正如第 5 章所论述的那样，限制自由的公共卫生措施，它的相称性取决于所干预的选择的规范性意义、政策的强制性程度以及公众对此类措施的支持程度。如果一项干预措施需要对自由或自主权进行不相称的干预，就不应该采取这种措施。

因此，从公共健康权的视角提出的主张，并不意味着公共健康必须战胜其他主张（如自主权），相反，它是一种较弱的主张，即从环境中消除这种健康威胁具有重要的道德利益，足以赋予个人权利以要求国家采取措施来这样做。就像所有其他权利一样，它需要根据其他的正当权利要求和更广泛的社会目标来进行诠释。如果有更重要的对抗性规范承诺（countervailing normative commitments），阻止国家采取措施来减少特定的健康威胁，那么公共卫生权利将不会被侵犯。但是，如果政府直接增加了对个人的健康威胁，或者在可以采取措施减少健康威胁的情况下什么也不做，那么这项权利就可能会受到侵犯。

6.4　公共健康权是一种降低风险的权利

公共健康权在实践中会是什么样子？首先要澄清的是，没有人会永远保持健康，因此，将健康权解释为有权利保持健康是站不住脚的（甚至在考虑如何平衡保护健康和其他竞争性利益之前即可断言）。因此，健康权最好被解释为控制和减少健康风险因素的权利，以及为那些确实生病的人提供护理的权利，而不是通过任何一种无法实现的目标，去消除不健康的状态（UN Committee on Economic, Social and Cultural Rights, 2000 ： para. 8）。同样，公共健康权应理解为降低风险的权利，而不是消除风险的权利。然而，如果认为公共健康权可以或应该让所有风险统一地减少（例如减少30%），那就不正确了。一些对健康的风险（如脊髓灰质炎或建筑材料中的石棉），实际上是可以完全消除的，但降低其他风险则更难。

因此，问题的关键点是，如果想要公共健康权不被侵犯，哪些风险需要降低，要降低多少？笔者的答案是，公共健康权最好被解释为要求降低风险的责任（accountability for risk reduction）。[①] 也就是说，国家需要有一个系统的计划，说明其将如何在一段时间内公平地降低健康风险。如果没有计划降低风险，或者没有在这些计划中包括切实可行和具有成本效益的具体措施，或者没有实施计划，那么就有初步的理由（prima facie reason）认为公民的权利受到了侵犯。

这样的计划应该包含一些元素，特别是世界卫生组织认可的在公共卫生中属于"最佳购买"（best buy）的元素，其中的每项"最佳购买"都是"具有令人信服的成本效益证据，同时也是在当地卫生系统的限制内可行、低成本和适当的干预措施"（World Health Organization, 2011）。这些措施包括儿童免疫接种，提高烟酒税，限制零售酒类的销售，执行酒类和烟草广告禁令，以及在整个供应链中用多元不饱和脂肪酸取代反式脂肪。可以推定，除非公共卫生计划的核心部分是"最佳购买"，而且能够通过有效的政策得到积极保障，否则公共健康权就很可能受到侵犯。

其他情况就不那么明确了。假设一群有兴趣的公民发起了一项运动，要求政府在快餐店中禁止销售一定容量（超过半升）的含糖饮料。[②] 他们提出以下观点：

1. 心理学研究表明，分量大小对人们的饮食量有很大影响。"标准"分量越大，人们消费的食物和饮料就越多。

2. 大分量的饮食文化（尤其是高热量的食物）是肥胖的一个重要驱动因素。

---

① 这个建议借鉴了丹尼尔斯（Daniels, 2007）关于合理性问责（accountability for reasonableness）的论述，特别是他在书中第12章中提出的关于健康人权的论述。

② 纽约市关于苏打饮料尺寸上限的讨论，对这个例子有一定的启发。贝特曼-豪斯等（Bateman-House et al., 2017）对实际政策进行了详细分析。

3. 肥胖症是一个非常重大的健康威胁。

4. 因此，大分量的饮食文化带来了持续的健康威胁。

5. 如果政府不采取任何有成本效益的措施来应对这种健康威胁，那就侵犯了公民的权利。

6. 禁售分量过大的含糖饮料，是减少大分量饮料对健康威胁的一个具有成本效益而相称的手段。

7. 因此，政府有责任减少销售分量过大的含糖饮料。[①]

鉴于公共健康权的存在，这类论点对政府提出了挑战，要么采取行动降低健康威胁，要么需要解释清楚为什么有简单的方法来改善人口健康，但政府却不打算采取行动。政府官员在为没有行动进行辩护时可以有多种说法。第一，需要有站住脚的理由，认为干预措施很可能是有效的，值得实施。没有义务强制实施那些已证明无效的政策，或者有效性证据非常薄弱的政策。[②]第二，即使政策有可能有效，但由于其他公共卫生优先事项的竞争，可能不适合实施。

在任何时候都有非常多的政策选项来降低健康风险，而只有一部分能够最终实施。因此，各个国家都必须有一个透明和合理的系统来确定降低公共健康风险的优先次序（prioritization）（Rumbold et al., 2016）。这种优先次序的确定过程不需要，也不应该仅仅是将降低风险的规模乘以受影响的人数。只要实现公共卫生的方法是以权利为基础，就需要根据个人风险的减少，而不仅仅是人群风险的减少来证明其合理性。此外，降低健康风险的分布等因素也很重要。要更翔实地说明这些计划的内容，需要仔细思考哪些健康风险最需要改善（第 7 章），管理健康风险的责任应该如何在个人、国家和其他行为人之间分配（第 8 章），以及健康公平的本质（第 9 章）。

---

① 值得注意的是，这种论点是隐含在联合国经济、社会和文化权利委员会的《第 14 号一般性意见》中的：保护义务的违反，源于国家未采取必要措施保护其管辖范围内的人免受第三方对健康权的侵害。这类行为包括：未能对个人、团体或企业的活动进行监管，以防止他们侵犯他人的健康权；未能保护消费者和工人免受雇主、药品或食品制造商等损害健康的做法的影响；未能阻拦烟草、麻醉品和其他有害物品的生产、销售和消费……（UN Committee on Economic Social and Cultural Rights，2000: para. 51）。

② 根据第 2.4 章节讨论的原因，这并不意味着需要随机对照试验或系统性综述证据。

如果一项政策有充分的证据基础，而且符合公共卫生领域的优先次序，但政府决定不予推行，那就需要有合理的理由。最明显的理由是，该政策会对健康以外的某些（社区应当关心的）利益产生不成比例的不利影响。在这方面，政府可以援引各种利益，包括偶尔的商业利益。然而，如果公共健康权可以证明对自由和自主权的重大侵犯是合理的，那么就应该比较容易看出，同样的论证如何适用于诸如商业利益这样的不同援引基本权利的利益。

6.5　为什么公共健康权与自由的减少是共存的？

许多人一开始就对以权利为基础实现公共卫生的方法感到困惑，允许政府通过干预来保护健康，不仅干涉个人的自由，而且干涉他们的自主决定。在保护个人权利的名义下，未经个人同意（甚至在他们知情并自发反对的情况下）就干涉他们的生活，怎么可能是合理的呢？

笔者意在指出，在一些情况下，对权利的保护经常涉及国家以保护权利为名，限制权利持有者的自由，有时甚至是强制。因此，如果公共卫生活动涉及政府限制自由或强制个人（即使一些个人使用暴力来反对政府采取的一些公共卫生措施），这本身并不表明这些干预措施不能通过公共健康权来合理化。

安全保障权通常被解释为允许（甚至要求）以保护权利的名义进行广泛的干预。以强制性的机场安全措施为例，系统地干涉了那些没有犯罪或其他不法行为，甚至没有嫌疑的人的自由。根据目前的规定，如果要坐飞机，就必须接受行李的扫描和身体检查。出于安全保障权的目的而受到干扰的许多活动看起来都是涉己的（如携带一小瓶水）。

如果认为自主权的重要性排除了通过干预涉己行为（self-regarding actions）来保护权利是正确的，那么这种干预就不可能以安全保障权为由合理化。通常来说，这一政策的理据在于，虽然没有具体的理由怀疑绝大多数被截查的人，而且被截查的人中只有极小部分会犯罪，但这些措施在整个过程中是合理的，因为它们是发现和阻止恐怖分子的唯一切实可行的方法，否则他们就可以侵犯权利而不受惩罚。大多数人还认为，这种安全措施不仅是可行的，而且实际上是安全保障权所要求的。

安全作为一种公共物品的性质决定了很难做到保护所有人的安全而不侵犯某些人的自由。即使“我”希望放弃我的安全保障权，这并不意味着放弃了其他人的安全保障权。因此，如果国家有权为了保护个人的安全保障权而（以相称的方式）干预任何人的自由，那么即使我希望放弃自己的安全保障权，它也可以以这种方式干预我的自由。我可能不想通过被迫脱掉鞋子和腰带才能上飞机的方式来保护自己的安全，但这并不意味着政府无权在保护他人安全保障权的过程中这样做。[①] 事实上，如果有成本效益高且相称的措施，可以预见地防止威胁的发生，但政府没有采取，那么就会出现侵犯安全保障权的情况。

当然，并不是任何干预都可以以安全保障权的名义来合理化。许多措施是不相称的，此外，国家实现安全的动力可能会产生一些非常严重的副作用。[②] 在此，笔者想从关于安全的简短论述中总结两点：（1）关于一项权利不能支持干涉涉己行为的主张是不合逻辑的（non-sequitur）；（2）即使特定的个人不希望以他们觉得麻烦或烦人的方式保护他们的权利，这本身并不能推翻权利要求采取此类措施的主张。

如果真的需要阻止大容量含糖饮料的销售，而且如果政府不这样做，公民的权利就会受到侵犯，那么对于那些喜欢喝“超大杯”，一次喝下一大杯可乐或雪碧的人来说要怎么办呢？他的不受干扰的权利是否受到了侵犯？我们可以从中区分出三种不同的担忧。

第一种担忧是，有人可能特别看重购买大容量软饮料，对他们来说，喝两杯半升的可乐与喝一杯一升的可乐是有区别的。反对政府政策，即使是非常强烈的反对，本身并不意味着国家颁布该政策是错误的。重要的是提出反对的理由。正如第 5.7 章节所探讨的，所有现实世界里的政策

---

① 斯林尼瓦桑（Sreenivasan, 2012）在此基础上假定，诸如担保权这样的显性权利不能被放弃，因此不能成为权利意志论中所说的权利。这似乎误解了权利意志论中可放弃的权利范围。比较一下这样一个案例：某个合租房的所有住户都有一项权利（可以单独放弃），即不得在晚上 11 时后大声播放音乐。如果我放弃我的权利，那么我的室友负有的在晚上 11 时后不大声播放音乐的义务也就随之消灭了，但其他室友各自保有他们不被嘈杂的音乐打扰的权利。我放弃自己的权利，并不意味着得到了大声播放音乐的许可，但这并不表明我没有对权利的意志。

② 关于安全政策基础的相关讨论，参见 Loader 和 Walker（2007）。

都会受到一些公民的反对，正因为如此，把对某项政策的单一反对视为决定性的反对是不可行的。根据罗尔斯（Rawls, 2001: 35–36）所描述的判断负担，我们可以预见在民主国家里，美好生活的本质在认识上会存在重大分歧。鉴于分歧的普遍性，政策制定将不可避免地要以一些公民认为反感的方式进行干预。国家至少需要对选择的意义持一种含蓄的看法，因为不是所有的选择都能被平等地保留下来，而保留一些选择就意味着否定其他选择。因此，如果不能说明出售的饮料杯子大小，在重要性方面超过了该政策所带来的健康益处，那么声称被该政策误导的说法就是不具有说服力的。

第二种担忧则更为普遍，它担心国家越权。但如果这是一个论点的话，那么它似乎只不过是（未经论证地）否认了可能存在公共健康权的主张。显然，如果存在公共健康权，那么保护健康就构成了国家角色合理的一部分，因为根据定义，为保护权利而采取的相称和必要的行动是没有错的。正如我们在安全保障权的案例中所看到的，侵犯自由和 / 或推翻个人对自己生命的既定意志的活动，如果是为了防止侵犯权利所必需的和相称的，则是合理的。因此，限制个人的自由，甚至违背个人既定意愿的行为在防止权利被侵犯方面是必要的，在道义上也是正当的。

第三种担忧，认为该政策是错误的，因为它是家长式的。然而，正如第 5.6 章节所讨论的，如果一项政策限制了 X（与所有其他公民）的自由，而这种限制是对所有人都拥有的权利的一种相称的回应，那么它是否算作对 X 的家长式管制，还远未明确。在任何情况下，对家长式管制的指控，就保护权利所要求的相称的行动而言，都不是一个强有力的反驳。任何道德上的要求，要么根本不是家长式的，要么是家长式的，但在道德上没有对错之分。

总的来说，笔者建议把公共健康权看作与安全保障相类似的权利。为了公共健康而侵犯个人自由，与为了安全而侵犯自由有相似之处。正如为了安全而对个人自由的重大侵犯是合理的一样，为了公共健康而对个人自由的重大侵犯也是合理的。为促进或保护健康而采取的干预措施，如果侵犯了自由和 / 或推翻了个人的既定意志，则与安全保障权的情况相同，是有道理的。不干涉假设（non-interference assumption）的辩护者似乎有两种反对意见（除了我们已经考虑过的，即简单地否认公共健康权的存在）。

（1）在机场安全这样的例子中，对自由的干涉实际上是不允许的（尽管它无处不在）。因此，我们不应该推断出，为了促进公共健康，可以允许其他同样侵犯自由的重大行为。

（2）安全保障权和公共健康权之间存在着相关的差异性。即使在机场案件中，为了安全而干预自由是合法的，但并不意味着为了公共健康而干预自由是合理的。

如果有人想提出反对意见（1），那么问题就会比促进健康的活动宽泛得多。权利会受到各种安全政策和监视活动的系统性侵犯。虽然很难证明许多公共卫生活动是合理的，但对于那些普遍持有不干涉假设立场的人而言，许多现有的政府活动也很难证明是正确的，但也普遍得到了赞同和接受（令人费解而有趣的是，为了改善健康而进行的干预和为了安全而进行的干预的情况通常会受到非常不同的对待；而那些最强烈谴责国家为促进健康而进行干预的人中，有一些是为了安全而进行国家干预的坚定支持者）。

如果有人想提出反对意见（2），这就需要他们说出这两者的不同之处在哪里。一个明显的区别可能是，安全保障权所阻止的行为会涉及道德上的错误，而公共健康权所阻止的行为则不会。然而，如果是这样的话，那么就会提出反对公共健康权存在的问题：如果存在公共健康权，那么个人就会因为政府未能履行降低健康风险的义务而受到伤害。

6.6 小结

笔者认为公共健康权是存在的，这意味着个人有权要求其政府通过采取健康保护和健康促进措施，系统地消除对人类健康的威胁。虽然政府在公共健康权下的任何行动都需要有相对应的理由，但在必要时对个人自由的重大侵犯也是合理的。这一论点在现阶段仍然相当抽象，要靠后续的章节来填补细节。第 7 章通过在不同的风险降低之间确定优先次序，具体说明了实现公共健康权的方法。第三部分则进行了完整的描述。

7

最关键的健康风险有哪些？

7.1 引言

公共卫生权论的显著优势之一是，它不仅允许而且要求决策者对各个公共卫生政策的合理性逐一进行解释。它将尊重个人权利和自主权的思想纳入公共卫生的基本伦理原则之中，为各个国家提供了方向。基于此，只是因为在人口层面上可以挽救生命，而去强制实施总体上对每个人都有害的政策，这样的危险做法就会大大降低。

公共健康权要求的不是完全消除，而是按比例减少与健康有关的风险。第 6.4 章节简要探讨了一些“最佳购买”的公共卫生案例，倘若不去实施的话，各国政府就没有办法自圆其说了。对于这些“最佳购买”的公共卫生措施，大多数高收入国家的公共卫生系统都已经全部（或者接近全部）实施了。对于阅读本书的公共卫生官员来说，禁止烟草广告，或者应该强制执行系汽车安全带或佩戴摩托车头盔等安全限制措施，应该都不是新闻了。重要的问题是，在一些不那么明显的情况下，各国政府应该考虑减少健康风险的优先级排序。

公共健康权论在超出明显的“最佳购买”的情形下，并不能直接决定应采取何种措施。正如第 5 章和第 6 章所强调的，某项政策是否体现了公共健康权的要求，取决于许多背景因素，例如它可能带来的健康利益，资源的可用性，政策在多大程度上受到公民支持或抵制，以及它与其他替代性潜在政策的比较。确定应该采取哪些政策来保护和促进健康，并不是仅仅通过标榜公共健康权就可以自上而下确定的。需要开展详细的、准确的而且符合语境的研究。

此外，履行公共健康权所要求的对个人的义务，并未穷尽国家在健康方面的义务。在某些情况下，降低人口健康风险也应包含在内，但这就超出了个人在公共健康权下可以要求的范围。疾病根除政策就是一个很好的例子。在现实世界中，例如脊髓灰质炎这个案例，根除政策的“最后一步”（last mile）可能非常漫长，需要在很长一段时间里，让数百万人甚至数十亿人继续接种疫苗才能完成任务，尽管剩下的实际感染病例数量已经很少了。此外，根除计划所需的时间和资源，其实可以转而用于在特定国家里可能更为紧迫的事项。因此，后文（10.5）会进一步探讨，如果根除疾病的政策在伦理上具备合理性，那么通常更有说服力的理由会建立在健康利益的规模上，而不是声称采取疾病控制政策会侵犯到任何人的公共健康权。因此，虽然公共健康权规定了国家在公共健康政策中必须履行的义务，而且公共健康政策对受其影响的个人来说也必须具备合理性，但并不是每一项政策都需要按照公共健康权的要求进行论证。[①]

本章旨在澄清一些基本问题，即哪些健康危害和风险在伦理上亟须解决。其中大量篇幅会对“主张”（claim）这个哲学领域中涉及公平分配有限资源的专业术语进行分析。哲学家们时常会想当然地认为，如果我们能搞清楚是什么因素让一个人的主张在整体上比另一个人的主张更有力，那么这个经验也同样适用于在卫生系统中争夺有限资源的主张。本章的大部分观点，是在探讨个体在获得降低健康风险的干预措施方面，测量主张强度的方法，这比一般的哲学研究更为深入。

主张的强度，理论上听起来很简单，哲学家通常视之为“黑匣子”，但实际上其是重大困难的根源。本书的分析确定了关于个人主张的强度的若干不同的维度和语境特征，如果想要整体上解决这些问题，就需要有确定的立场。在某些情况下，找到一个普适性的解决方案似乎是很难的：任

① 根据公共健康权，国家对个人的义务有哪些，为改善更大的人口层面的健康，国家的义务又有哪些，两者应如何进行区分，这些方面可能存在一些小的争论，笔者注意到了，但在此不深入探讨。要区分的话，可以考量不制定某项政策是否会损害到个人，或者仅仅归咎于个体的不幸。联合国对健康权的理解，是要求各国逐步实现可达到的最高标准的身体和精神健康，那么这条界限就特别难画定（UN Committee on Ecorwmic Social and Cultural Rights, 2000）。

何形式的主流答案，都会推导出一些看似矛盾的答案，以至于在某些情况下不具说服力，因此这些研究结果是否具有内部有效性，尚存疑问。

这样的矛盾和不一致，对技术哲学家是有用的，但对于那些不仅仅是为了用奇怪的思想实验来测试自己的直觉，而是为了获得在现实状况中如何决定优先次序的智慧指引的人来说，这些问题更加令人担忧。哪些因素与个人主张的强度相关，以及如何调和这些因素，有些重大的分歧尚未解决，这意味着现有的文献可能缺乏外部有效性。

面对困难，我们可以采取下面两种策略中的一种。首先，更为坚定地假设，确实存在一种单一的正确方法，可以测量接受健康干预的主张的强度，而分析所暴露出的困难，是因为尚未发现这种正确的方法。其次，得出结论，不存在一种唯一正确的、测量个人主张强度的方式，将主张的概念视为锐化和阐明优先级相关问题的方式，但考虑到如何测量和权衡主张方面存在着一定程度的合理分歧，它并不是解决这些问题的方法。借鉴第4章中对述行性和社会建构的分析，本章得出结论认为只有第二种选择是可行的。在第三部分，我们会继续讨论如何根据这些根深蒂固的分歧来思考卫生政策中的具体问题。

7.2 预防、治疗与救援

总体上，几乎人人都认同预防胜于治疗。预防通常也更具成本效益（Owen et al., 2012）。尽管如此，很少有卫生系统会在实践中遵循这样的优先次序。例如，很少有卫生系统在预防吸烟和戒烟方面的支出会超过癌症治疗的支出。这就存在问题了：大多数卫生系统在优先次序方面的实际举措，是错误的还是不道德的，或者在具体案例的治疗上有特殊的情况，不能一概而论？

拉里·戈斯汀（Gostin, 2014: ch. 14）提出了一个思想实验，指明了一个有用的初始方向。戈斯汀（受到1999年罗尔斯那个著名的无知之幕（veil of ignorance）思想实验的启发）让我们想象一个制宪会议，其中的审议者必须为自己所在的社会选择他们想要的卫生系统类型。[①] 问题是，他们对

① 戈斯汀的思想实验与罗尔斯的不同之处在于，罗尔斯关注社会基本制度的运行规则，而戈斯汀只关注卫生系统。

这个社会或这个模拟的区域一无所知。例如，他们不知道这个国家是在北半球还是南半球；他们的性别；他们最终会健康、会生病还是会残疾；他们的生活环境是农村还是城市。跟罗尔斯最初的思想实验一样，他希望剥离有关我们是谁以及可能在损害他人的情况下对我们有益的知识，这样可以有效地消除偏见。

考虑到这种相当不寻常的决策情境，你会选择优先提供医疗保健，还是优先采取人口层面的策略，帮助改善公共卫生和各种健康社会决定因素。戈斯汀明确要求，你必须在两个选项中做出选择。选项一，大力优先提供医疗保健服务：

> 你可以随时见到医疗保健专家，到高质量的诊所和医院就诊，还可以得到先进的药物。这种情况会实现全民健康覆盖的理想，但会高度侧重于医疗护理，因此在人口层面的公共卫生服务和社会健康决定因素方面会留下空白。
>
> （Gostin, 2014: 420）

戈斯汀指出，这种选择“对已经患病和正在遭受痛苦的个人而言，最符合他们的利益，但它对预防疾病、损害和早逝的影响有限”（Gostin, 2014: 420）。选项二，会优先考虑人口层面的预防策略：

> 结果，每个人都生活在这样一种环境中：打开水龙头就能喝到干净的水；呼吸新鲜、未受污染的空气；在卫生的环境中生活、工作和娱乐；远离蚊子、瘟疫缠身的老鼠或其他疾病媒介的侵扰；不接触烟草烟雾或其他有毒物质；可以避开损害或暴力，不在恐惧中生活。这个场景，会充分利用公共卫生措施，但不会提供医疗保障。
>
> （Gostin, 2014: 420）

戈斯汀认为，无知之幕背后的理性思考者会“毫不犹豫地，选择居住在有健康生活条件的环境中……而不是在生病后获得医疗服务”（Gostin, 2014: xv）。

这似乎有道理，但也许太过简单了。正如前文所指出的，各个国家中那些设定健康优先次序的人，实际上经常将治疗置于预防之上。正如第3章所论证的，如果思想实验的结果与现实生活中符合伦理要求的结果之间存在差异，这很可能说明在外部有效性上存在问题，也可能表明思想实验使人们对伦理问题的看法更加清晰。相比戈斯汀举出的案例，在现实生活中或许有更多的理由支持治疗而不是预防。

人们需要紧急医疗护理的情况就是一个很好的对比。有个孩子掉进井里，或者矿工困在地下，几乎不会有人认为进行大规模救援行动是件坏事，即使花在救援上的钱本可以采取有效的预防措施，大大减少死亡。事实上，人们经常争辩说，即使可以更明智地利用资源，做更多的好事，但我们有特殊的道德义务，应救人于危难。阿尔伯特·琼森（Albert Jonsen）将这种反应命名为救援规则（rule of rescue），但是他明智地指出，“救援的必要性无疑具有重大的道德意义，但这种必要性似乎逐渐变成了一种强制力，本能多于理性”（Jonsen, 1986: 174）。

要确定我们对此类救援案例的反应应该遵循什么原则，这并不是一件简单的事情。在实践中，一种情况是否应界定为需要救援响应，很大程度上取决于那些在伦理上看似随意的因素。救援反应更有可能由处于危险中的一小部分人触发，而不是由较大群体中的一小部分人触发。[①] 这些危险是由一些实际的个体触发的（比如一组被困矿工），而不是由统计学上的生命数字来触发的（比如，如果我们有更好的安全措施，能够挽救多少名矿工的生命）。而且更有可能会由群体福祉的突然下降而不是逐渐下降所触发，或者因群体长期处于不良状态而触发（Jenni and Loewenstein, 1997; McKie and Richardson, 2003）。这些理由，在道德上似乎都不是非常有说服力。

总的来说，救援冲动的心理效应取决于将情况设定为一种特殊情况，在其之下，通过迅速采取行动可以避免突然而意外的灾难。但是，以这种视角来看待常规公共卫生政策的设计是错误的，因为在人口层面上，发病率和死亡率的模式通常是可以预见的，不会出乎意料（Cookson et al.,

① 慈善机构已经学会了利用这个优势：要求人们帮助一个孩子，会比要求他们帮助成千上万受苦的人捐出得更多。

2008)。对任何特定的人来说，中风或道路交通事故可能是一场突发的意外灾难，但通过流行病学研究，负责卫生系统运行的人能够在相当窄的置信区间内预测每年中风或道路交通事故的数量。如果政府不去收集这些数据，并根据预期的病例数来制定政策，那简直是玩忽职守。

福斯特与门泽尔区分了三种可能的治疗与预防立场，能帮助我们更好地理解戈斯汀的思想实验和关于救援在道德义务方面的问题。首先，预防和治疗在道德上可以是等同的(其他条件相同)。根据对等观点(equivalence view),“不应在效率(efficiency)、有效性(effectiveness)和补偿正义(compensatory justice)等其他分配标准允许的范围之外，优先考虑预防或治疗服务”。其次，在其他条件相同的情况下，治疗在伦理上可以优先于预防，因此决策者应该优先选择治疗，“当两者在产生健康效益方面同等有效(或具有相同的成本效益)，甚至在治疗效果(或成本效益)较低的情况下，也应该优先选择治疗”。

救援规则的拥护者似乎应支持治疗优先。虽然救援有时是最具成本效益的做法，但如果需要我们优先考虑成本效益低于其他可用于预措施的救援，那么就只能说救援具有特定的伦理重要性。因此，救援规则在伦理上要具有说服力，必然会要求治疗优先，但并不能立即证明这种优先治疗的正当性。① 再次，在其他条件相同的情况下，预防在伦理上可以优先于治疗，因此决策者应该优先选择预防，“当两者在保持健康方面同等有效(或具有相同的成本效益)，甚至在预防的效果(或成本效益)较差的情况下，预防也应享有一定的优先权”(Faust and Menzel, 2011: 5)。

尽管戈斯汀在他的思想实验中没有明确说明，但似乎有意让选项一和选项二之间可以部署的资源量相等。因此，这个问题可以改写为：在预算固定且有限的情况下，有多少应用于提供医疗保健服务，又有多少应用于

---

① 希恩(Sheehan, 2007: 359)认为，救援规则在道德上可能存在更令人信服的理由：“我们强烈倾向于使用大量资源(或者冒着巨大的成本风险)去拯救某个实际的个体，这表明我们有对那些需要救援的人存在与行为者相关的(agent-relative)的表面义务(prima facie obligation)……我们与那些需要救援的人有着特殊的关系，也许是某种环境关系，因此有拯救他们的表面义务。”然而，救援心理倾向只有在道德义务的存在可以比其他解释更令人信服时，才会支持这种道德义务的存在。希恩没有对其中的原因进行论述。

在人口层面提供预防干预？如果是这种情况，那就意味着这个思想实验没能说明，支持第二个选项的两个原因之间有什么不同。

首先，思考思想实验的人，可能会对背景思想做出回应，即人口层面的措施更具成本效益。按照这种观点，预防应先于治疗，因为这样做可以更经济有效地减轻疾病负担。这在对等观点和预防优先之间是中立的。其次，选择它的人，可能表达了预防优先的意思，即预防先于治疗，即使预防不具成本效益。根据后一种观点，即使决策者通过治疗肺癌病例与预防肺癌病例，以相同的资金获得相同的总健康效益或减少相同的总疾病负担，那么他们也应该选择预防。

你可能会认为，这个思想实验仍然提供了一个支持预防优先的理由，也许是因为健康本身和保持健康的重要性。然而，情况并非如此。如果我们假设治疗和预防的成本效益相同，那么在预防方法下确保一个人预防疾病的机会成本，就是由于医疗保健的缺失，其他人会失去部分的健康利益。因此，良好的功能和健康的重要性本身并不支持具有相同成本效益的预防措施优先于治疗措施。① 简而言之，戈斯汀的思想实验似乎并没有给我们提供超越对等观点的理由。

进一步的研究方向，可以去质疑对救援与非救援或治疗与预防的概念化，是否足以在公共政策中做出公平的决定。在连续性和内在关联上下功夫，可能会更好地对特征进行归纳。许多慢性病如果没有得到充分的控制和治疗，会导致病情恶化并需要紧急护理。因此，把"抢救"放在优先位置，而不去改变导致这种情况发生的系统性条件，这是短视而适得其反的。此外，所有的医疗干预都是预防性的：它们的目的，要么是尽早发现压力或

---

① 如果你对这一点存有疑问，可能是因为你想象自己的决定是针对同一个人的，你会问自己："如果这个人根本不得病或者得了病得到了治愈，哪一个更好？" 但政策层面的决定很少是针对单个人作出的。选择将介于以下两者之间：

因为环境中的健康风险已经消除，有些人一开始就不会生病，但生了病又能够得到治疗的人数减少；

或者，因为环境中的某些健康风险没有消除，所以生病的人数增加，但生了病又能够得到治疗并恢复健康的人数增加。

假设对疾病负担总量的影响相同，目前尚不明确健康的重要性是否会偏向于选项一而不是选项二。还有一个支持预防先于治疗的观点：治疗通常比预防措施更令人反感。然而，如第 7.8 章节所述，为了预防一例疾病，预防措施通常需要覆盖到许多人，因此有时可能会弊大于利。

疾病的迹象，以便在恶化之前进行治疗，要么是侧重于帮助已经感到不适的患者，防止病情影响的持续或恶化。

在公共卫生领域，通常存在三个级别的预防：初级预防，旨在疾病或受伤发生之前降低其发生的可能性（如反吸烟运动）；二级预防，旨在及早诊断疾病，以便采取干预措施将影响降至最低（例如，癌症筛查；培训员工发现工作场所压力的迹象）；三级预防，针对已经严重到足以对患者的生活产生显著影响的疾病，最大限度地减少损害和影响（例如，中风后的康复计划；艾滋病病毒诊断后的抗逆转录病毒药物）。① 因此，相较于预防，核心决策不是为治疗分配资源，而是在初级预防、二级预防和三级预防之间分配资源。

7.3 成对比较与聚合

一般说来，处于危险之中的群体，尽管在规模、可识别性以及福祉的突然急剧下降等方面，通常不具备足够的内在伦理意义，也无法证明救援案例在本质上与其他情况有所不同，但是在政策背景下，救援案例仍具有四个经典要素，存在独立的伦理合理性。这些要素具体如下：第一，需要救援的人的境况非常糟糕，因此认为改善他们的状况比改善处境较好的人重要得多；第二，每个人的潜在利益都非常大，因此认为为少数人提供非常大的利益比为更大的群体提供较小的利益更为重要；第三，危害的发生迫在眉睫，因此认为在当下挽救生命更为重要，而不是现在只采取一些措施，在十年或二十年后挽救一条生命；第四，风险的聚合性，因此认为在其他条件相等的情况下，如果一百人面临百分之一的死亡风险，比起一万人面临万分之一的死亡风险更糟，尽管在这两种情况下预期的结果都是一人死亡。

在更详细地审视上述考量的合理性之前，我们需要先解决一个更为一般性的问题：在处理有限资源时，有哪些道德要求以及如何确定，这是整个论述的基石。文献中主要存在两种相互竞争的观点。第一个观点是功利

① 有时会需要第四种预防措施：最大限度地减少过度医疗和二级预防或三级预防造成的危害（Martins et al., 2018）。

主义（utilitarianism），或者更宽泛地说是结果主义（consequentialism）。功利主义者假定，利益、负担、风险和伤害都具有可比性，而且可以在一个全面的决策程序中相互加总；而道德决策所需要的，是决策所实现的价值（由权重排序来定义），至少与替代手段的价值相同。①这种思维方式把我们推向这样一个立场：所有的利益、伤害和风险降低都很重要，即使对个体的影响非常微小。如果所有的伤害和利益都可以聚合，那么任意数量的微小好处都会比挽救生命重要。

笔者最初提出过一种反对意见，有些危害微不足道，因此从伦理上讲，根本不应算作危害。按照这样的观点，只有达到严重程度阈值的风险或危害才应该算在内。这种观点的推论方式非常不合理，因此不应采信。如果每一个微小的危害都不算数，那么一连串的微小危害也不算数。但许多非常重大的危害（例如气候变化引起的危害）都是由大量的单独事件造成，而每个事件的单独影响都可以忽略不计（Glover, 1975；Parfit, 1984: ch.3）。同理，忽略微小的风险也是愚蠢的做法。任何细菌细胞突变成对新抗生素具有抗药性的风险可能性都是万分之一，但是考虑到仅在美国每年就有数万亿细胞使用抗生素，那么这种突变的发生就不可避免（Drlica and Perlin, 2011: 76）。这些案例表明，从伦理上讲，认为某些危害或某些风险太小而无法计算是不合理的。虽然说微小的危害或风险，可能与涉及更大的危害或风险的决策无关，但说它们毫无重要性就是错误了。

第二个观点是非结果主义（nonconsequentialism）。非结果论者时常辩称，允许许多小利益去抵消一个大伤害，这种推论忽略了罗尔斯（Rawls, 1999）所描述的人的独立性（separateness of persons）：它假定只有利益和伤害的整体大小才重要，而没有考虑利益和伤害归属的重要性。例如，如果警长为了平息众怒，让一个无辜的人被绞死，比起其他的措施，这可能是更有利于整体效用的一种手段，但这是一种典型的非正义行为，因此在道德上是不允许的。

针对一次影响深远的干预，托马斯·纳格尔（Thomas Nagel）认为，

---

① 允许对利益和伤害进行聚合的伦理立场的范围很广，将在第 7.4 章节中进行探讨，其中包括将利益权重更多地分配给处于更劣势地位的人群，而不是分配给处于更优势地位的人群的聚合函数（aggregation functions）。

与整体的负担和收益聚合相比，以成对比较（pairwise comparison）为标志的方法更能尊重人类的平等道德地位。在成对比较中，每个人的观点都会独立地、个别地进行考量，并与所有其他相关观点进行比较，优先考虑满足最重要的个别主张。“主张”（claim）这个概念是成对比较文献中使用的术语，我们会对其中的一些争论进行详细阐述。与此同时，值得注意的是，主张可以较弱，也可以较强。如果只能满足两个主张中的一个，那么优先满足弱主张而不是强主张是非正义的，这是不言自明的。相对于其他方法，成对比较能够对人类独立而平等的道德地位作出更好的回应，因为存在竞争性主张的情况下，它所建议的解决方案将是“对最不能接受这种解决方案的人而言是最不令人反感的选择”，因此“对某人而言，任何其他选择都比这个选择更难以接受”（Nagel, 1979: 123）。

斯坎伦给出了下面这个广为讨论的案例，澄清了主张的概念以及功利主义与成对比较方法之间的区别：

> 假设琼斯在一家电视台的发射室发生了事故。电气设备砸在他的手臂上，如果不关闭发射机十五分钟，就无法实施营救。而当前正在进行一场世界杯比赛，很多人在看，一个小时内不会结束。如果等待，琼斯的伤势不会恶化，但他的手已经被压烂，而且他受到了电击，极其痛苦。我们是现在救他，还是等比赛结束再救？
>
> （Scanlon, 1998: 235）

从案例设置的方式来看，很明显我们应该得出这样的推论：琼斯要求自己免于电击的主张强度，超过了任何正在观看比赛的人。成对比较方法和允许聚合的方法都同意，减轻琼斯的痛苦在伦理上比允许一个人观看比赛更为紧迫。对于那些认可聚合的功利主义者来说，数量确实很重要，如果需要放弃观看比赛的人数足够多，那么最好告诉琼斯坚持下去。站在成对比较的角度，数量无关紧要：无论有多少观众，我们都不应该让琼斯等下去。

但是，如果不允许聚合，那么成对比较将产生与总是聚合一样违背直觉的推论。最激进的非聚合观点的拥趸者追随了陶瑞克（Taurek, 1977）的主张，认为拥有一定强度主张的人群，人数的多寡在伦理上从来都不具有决定性作用。在陶瑞克看来，如果我们面临的选择是，要么拯救一个较小的群体，要么拯救一个明显较大的群体，使其免受某种伤害，那么伦理上并不要求拯救数量较多的人。许多人很难接受这样的推论：即使两组人都是无辜的，都面临着即将死亡的危险，而第二组比第一组的人数多任意个，那么伦理上也没有要求要去拯救人数更多的那一组。

许多非结果论者不同意陶瑞克的观点，并认为在主张的强度相等的情况下，数量必定具备重要性。但是，纯粹形式上的成对比较方法还有其他一些推论方向，很难形成真正的伦理见解。回应琼斯与电视发射机的这个案例的优点在于，如果一个主张比另一个主张更强，则数量并不重要：正确的做法不取决于观看比赛的人数。但这可能会产生令人不安的推论方向，即为了满足某个稍强的主张，可能需要放弃满足任意数量的稍弱主张。由于测量主张的具体方式的不同，可能会产生荒谬或道德上难以接受的后果。如果一个确定会死的人的主张比一个有 50% 死亡概率的人的主张更强烈，那就需要优先去救那个本来肯定会死的人，而不是去救数百万个死亡概率为 50% 的人，即使死亡对两者来说同样的不好受（后文会深入探讨）。

鉴于这些困难，弗罗伊弗（Voorhoeve, 2014）给出了一个将成对比较与聚合相结合的策略，甚是流行。根据这种方法，应该将较弱的主张聚合起来，通过数量上的绝对优势，来压倒更强的主张，但前提是这些较弱的主张足够强大，足以构成关联性（relevance）。因此，治疗轻微皮疹的主张与治疗癌症的主张不相关，任何数量的轻微皮疹都不能抵消一次挽救生命的癌症治疗。然而，也许慢性腰痛足够严重，于是治疗的主张与治疗癌症的主张存在关联性，因此一定数量的腰痛治疗可以超过一次拯救生命的癌症治疗的重要性。

这个提法听起来似乎有道理，但在理论和实践方面存在许多深层次的隐忧。理论方面的问题，主要是"关联性"的概念似乎是临时性的（ad hoc），具有任意性，并且在复杂案例中无法经受住考验，存在一些潜在的矛盾点。首先，存在明显的传递性（transitivity）问题。假设（1）力度为 A 的主张比力度为 B 的主张更弱，但仍具有关联性；（2）力度为 B 的主张比力度为 C 的主张更弱，但仍具有关联性；（3）力度为 A 的主张与力度为 C 的主张不存在关联性。

根据“聚合相关主张”（aggregat relevant claims）的观点，一定数量力度为A的主张可以超过力度为B的单一主张。因为力度为B的主张与力度为C的主张相关，所以一定数量力度为B的主张可以超过力度为C的单一主张。然而，任意数量力度为A的主张都不能超过力度为C的单一主张。这看起来很奇怪，而且似乎我们最终会得到与路径相关的结果：在某种情况下，如果力度为A的主张比力度为B的主张多得多，力度为B的主张比力度为C的主张多得多（假设数量足够），则我们将面临以下这种不能相互传递的情形——我们应该选择A而非B，选择B而非C，但选择C而非A。[①]

此外，由于其他原因，上述观点也存在问题：它违反了不相关备选方案的独立性（Independence of Irrelevant Alternative）。事实证明，添加在任何情况下都不会选中的额外选项，可能会影响到二选一的结果（Halstead, 2016）。在一篇别出心裁的论文中，帕特里克·汤姆林（Patrick Tomlin）认为，当我们要在不同强度的多个主张之间做出决定时，聚合相关主张的观点会给出不稳定的结果，情况会变得更糟。汤姆林指出，相关性的概念存在歧义：为了具有相关性，一个主张是否需要相对于最强的竞争性主张足够有力［通过竞争来锚定（anchor by competition）］，还是相对于整个情况中最强的主张足够有力［通过强度来锚定（anchor by strength）］？无论哪种方式，通过聚合相关主张推导出的结果似乎很难令人相信。在某些情况下，事实证明，将相同数量的、同一强度的弱主张，添加到处于平衡态的两个竞争主张之中，会打破这种平衡；在其他情况下，只向平衡态的一方添加额外的主张，会使天平倾向于对立方（Tomlin, 2017）。

总的来说，可以肯定的是，关于聚合和竞争性主张的哲学文献尽管很复杂，但在高度简化、来回论证的思想实验中，仍未能提供令人信服的伦理指导。从不聚合和总是聚合都会导向有问题的推导方向，但试图将两者合并起来，只对相关主张进行聚合，难以避免产生不一致的融合（syncretism）效果。换言之，按照第3章介绍的方式来鉴别，我们有充分

---

① 弗罗伊弗意识到了这一点，但并不认为它会对理论造成颠覆性的影响。进一步的讨论，请参阅Privitera（2018）。

的理由怀疑这些思想实验和理论是否具有内部有效性，而它们对外部有效性的主张也必然是站不住脚的。诺曼·丹尼尔斯（Norman Daniels）认为，面对看似无法解决的悖论和分歧时，更好的做法是不再希冀以纯哲学的方式解决，而是采取强调对决策的合理性负责的程序性方法，开放地探讨医疗保健资源分配的伦理学问题（Daniels, 1994, 2007）。

丹尼尔斯的想法是正确的，这些争论不太可能很快得到解决，但转向程序性的方法可能也过于仓促。如果问题在于，哲学家和伦理学家们多年来一直认真思考，却未能提出一种方法，既能避免反直觉的推论方向，又具有内部一致性，那么就很难看出将决策交给那些使用不那么复杂的伦理理论，而且无疑对他们所持的理论承诺的局限性了解较少的人会更好（Ashcroft, 2008）。专业哲学家未能达成共识，并不意味着一切都可以随意而为，也不意味着专业哲学家应该腾出位置，让给那些没有受过哲学训练的人。如第 1.1 章节所述，无论是政治家、公民还是企业，在尝试阐述如何为公共利益调和相互竞争的价值观时，都无法避免潜在的利益冲突。

前进的道路不是放弃哲学方法，而是更清楚地了解哲学可以做出的贡献的性质。澄清伦理原则和伦理理论的含意和局限性是至关重要的，但我们不应该认为，这种争论和澄清的结果，最终只会剩下一种正确的观点。本章接下来的部分，会探讨被广泛认为与主张的与力度相关的四个维度：最不利者优先（priority to the worst off）、受益能力（capacity to benefit）、时间和风险。基于这种分析，卫生系统需要通过民主协商来确定优先事项的正当性和一致性。正如我们将要看到的，对于此类重要观点做出明确的解释存在重大困难。因此，本章的最后一节和第三部分的大部分篇幅，会更详细地从本质上探讨，卫生保健系统在确定主张强度的相关内容及测量方法时所需做出的选择。

7.4　最不利者优先

哲学家通常会假设，合理的伦理理论必须（可能是有限地）优先考虑处境最不利的人。在其他条件相同的情况下，一个人的处境越差，他们要求帮助的主张就越强烈；某人因某项行动或干预措施而境况变得越糟，他们对此的抱怨就越强烈。按照优先考虑最不利者的原则行事，需要明确我们所说的“最不利者”的含义，并提出测量的方法。

在公共卫生政策的背景下，存在一个最基本的问题：“最不利者”是应该解释为当下最差，一生都很差，还是另有其他解释。[①]一个简单的例子足以说明问题。假设巴里经历了身体痛苦、精神痛苦和生活贫困的痛苦人生，但此刻心情平静而满足。苏珊过着漫长而幸福的生活，获得了非凡的满足与成就，但刚刚被车撞了，痛苦不堪。她正在接受紧急医疗救治，预计很快就康复得差不多了。就此刻而言，苏珊的处境比巴里差得多，但从他们的一生来看，巴里的境况明显比苏珊差。事实上，苏珊可能比巴里享受了更多的生活福祉，而且我们可能无法改善巴里的生活，让他接近苏珊所享受的整体福祉水平。

将“最不利者”仅仅解释为当下最糟糕的情况，或者仅仅从一生中最糟糕的情况来解释，都会产生问题。只关注整个生命周期会使卫生系统对一系列明显情况下的当前需求不敏感。例如，如果一个卫生系统优先治疗巴里的小病，而不去救苏珊的命，这似乎是不人道的，坦率地说，显得很奇怪。但同样，只关注当下“最不利者”的卫生系统也同样站不住脚。如果不及时治疗，许多疾病的后果是可以预见的。构建一个实际上告诉患者病情加重时再来的系统，会适得其反，也是不道德的。此外，有理由认为，一个总是优先考虑“最不利者”当下状况的系统，对于所有人来说，最终都会比从长远角度考虑的系统更糟（Gustafsson, 2015）。

因此，认为应该从一个时间点（无论是现在，还是个人的整个生命）来决定谁处境最不利，这是错误的。可能的解决办法是找到一种将现在处境最不利与一生中处境最不利的情况相结合的方法。然而，即使采用双重视角，以某种方式将当下的视角与整个生命的视角，以某种令人满意的方式结合起来，也无助于解决更根本的问题。构建公共政策的主要目的是塑造影响公民中长期福祉的系统过程，而不是确定在一个孤立的时刻该怎么做。静态方法将福祉看作时间快照，而动态方法则更适用于公共政策，因为

① 这并不是唯一相关的基本问题：另一个问题是，在公共卫生政策的语境里，“最不利者”是否应该仅从健康方面的因素来解释，还是应该全方位考虑（Pratt and Hyder, 2016）。笔者会在第9.2章节中进一步讨论这个问题。

它们关注人生的展开过程，以及系统互联随着时间的推移对个人的影响。

在大量的公共卫生案例中，个人之间的富裕程度会随着时间而发生改变，有时变化的方式是可以预测的。举一个非常简单的例子，假设我们可以将与健康相关的物品送给 A、B 或者 C：A 目前情况最不利；B 比 A 要好，但比 C 要差；C 目前情况最好。这项物品会使一个人完全恢复健康。然而，随着时间的推移，A 的情况保持不变，但 B 和 C 的情况逐渐恶化。C 的病情将比 B 恶化得更快，如果不进行干预，B 的病情的严重性将首先超越 A，然后 C 的病情的严重性将超越 A 和 B。假设我们知道所有这些情况，并且所有其他因素都相同，但我们只能选择其中一个人来帮助。

如果我们通过评估某一特定时间点上的最不利处境来确定优先权，那么这就意味着目前处境最不利的 A 比 B 或 C 有更强的主张，而如果 B 或 C 不接受治疗，可以预见他们的病情会变得比 A 现在的情况更糟。但是，如果我们从动态和结构的角度来考虑福祉和最不利者优先权的问题，我们就会把重心放在过程上，从而可能采取更全面的观点，从人生发展的轨迹来理解当前的福祉。这并不会简单地转化为应将 C 视为处境最不利的想法，而是呼吁重新考虑采用中长期的干预类型。第 9 章和第 10 章针对与健康不平等和传染病相关的具体政策决策，更深入地进行了探讨，并认为政策设计的方式，应以在某种程度上具备述行性的复杂系统来控制风险为宜，而静态模型很难做到这一点。

7.5 受益能力与机会成本

与最不利者优先的问题完全不同，许多人认为个人从一项干预措施中获益的程度，对于优先级的设定具有相关的伦理意义。此功能被称为受益能力。受益能力可以是绝对的，也可以是相对于财政资源的。如果从绝对意义上理解受益能力，那么问题在于：无论我们采取什么行动，总有一个人将从某种特定的干预措施中获得比另一个人更多的收益。正如丹尼尔斯（Daniels）所说：

假设爱丽丝和贝蒂年龄相同，排队等候的时间相同，如果不进行器官移植，每人只能活一周。然而，通过移植手术，爱丽丝有望活两年，而贝蒂则能活二十年。谁应该接受移植？

（Daniels, 1994: 27）

相比其他人，某些人能更有效地将医疗保健资源转化为健康收益，那么如果决策者仅试图将健康收益最大化，这就有失公平了。丹尼尔斯将此描述为“公平机会 / 最佳结果问题”（fair chances/best outcomes problem）。对于这类案例，哲学文献中存在争议，即有道德动机的陌生人，是否应该通过抛硬币来决定将器官移植给爱丽丝还是贝蒂；或者，由于贝蒂会获得更多的收益，这意味着贝蒂的主张更强，因此器官应直接移植给贝蒂；或者是否应该用加权抽奖的方式，使两者都有机会按照他们的主张强度获得移植器官。①

如果可以为两个不同的人提供类似规模的收益，但是为其中一个提供这种收益的机会成本要比为另一个提供这种收益的机会成本高得多，则存在相对受益能力的差异。治疗罕见疾病的高昂费用就是一个很好的例子。为了能把治疗罕见疾病的药物推向市场，所需的基础研究通常与治疗更常见疾病的药物一样费用高昂。但由于疾病的罕见性，制药公司预计只能销售这种药物总数的一小部分。研发成本（加上利润）必须从少量的销售中收回，因此价格飙高。② 麦凯布提供了一个有用的程式化案例：

假设有两组患有相似疾病的人（J 和 K）。J 是一种罕见疾病（每 10000 人中有 1 例），而 K 是一种常见疾病（每 1000 人中有 1 例）。想象一下，这些人具有相同的个人特征、未经治疗预后相同，从治疗中获益的能力相同……J 的孤儿药③ 成本高于 K 的治疗成本。假设治疗一例 J 的成本为

① 如果我们从功利主义的角度来看这个问题，也会出现类似的担忧：可以说，简单的最大化结果并不能充分尊重爱丽丝。正如诺齐克（Nozick, 1974: 41）所说，“功利主义理论因为效用怪物的存在而感到尴尬，这些怪物从他人的牺牲中获得的收益总和远大于其他人损失的总和。因为，令人无法接受的是，这个理论似乎要求我们全都葬送在怪物的嘴里，以增加总效用。”

② 针对威尔逊和亨特（Wilson and Hunter, 2011）提出的昂贵治疗中的伦理问题，笔者进行了更为详细的探讨。

③ “孤儿药”是一个医学术语，又被称为罕见药，指治疗罕见疾病的药品。由于罕见病患人数较少，市场需求少，研发成本高，利润低，很少有制药企业关注此类治疗药物的研发。——译者注

1000 英镑，治疗一例 K 的成本为 100 英镑，总的预算为 1000 英镑。那么孤儿药真正的问题是在治疗 J 1 个患者还是治疗 10 个 K 患者之间进行选择。

（McCabe, 2005: 1018）

如果纯粹从思想实验的角度来看，我们可能会得出与麦凯布相同的结论：“仅仅因为某种疾病罕见而将健康效益的产出更高作为决策的基础，似乎是难以为继的，与其他公平原则和正义理论不相容。”（McCabe, 2005: 1018）。某种疾病是罕见（或常见）的事实本身似乎与伦理无关。

然而，可能存在其他一些不容易被竞争性主张模型涵盖的原因，可以解释为什么会愿意为治疗罕见病的药物支付更高的费用。如果不能确保能够获得回报，制药公司永远不会去研究和开发罕见病所需的药物。一旦专利到期，药品的价格通常会大幅下降，因此“今天为罕见病药物支付高价，那么相同的药物在未来会以低价出售”（Hollis, 2006: 160）。[①] 此外，罹患罕见病且治疗费用昂贵的情况，是不幸的典型案例，因此有人认为“社会有道德上的义务，不放弃那些患有严重罕见疾病且目前没有治疗方法的个体”（Gericke et al., 2005: 165）。[②]

7.6 时间与主张

假设我们现在可以挽救 10 条生命，或者现在采取行动，30 年后能挽救 10 条生命。我们应该选择哪个？几乎所有人都会选择现在就挽救生命。如果我们期望在 30 年内挽救更多的生命（比如 15 个人）呢？在这一点上，情况变得更为复杂。厘清其中主要的伦理推理非常重要，这其中包括认知

① 在实践中，由于竞争疲弱和仿制药的制造商数量有限，仿制药市场往往无法接近经济学家设想的那种完全有效市场。如果药物市场仍然是事实上的垄断或双头垄断，那么尽管缺乏专利保护，制造商仍有很大的空间大幅提高价格。更多相关信息，参见 Dave 等（2017）与 Ferrario 等（2020）。

② 在这种语境下，“运气不好”的想法非常不可靠。如果因为患有罕见病而得不到治疗是运气不好，那么为什么患有常见病的人不能也说自己是不幸的受害者呢？可以说，他们所患的疾病由于很常见，所以卫生系统觉得不值得投资，这不是患者的错（Charlton et al., 2017）。笔者将在第 8.5 章节更深入地讨论运气与正义之间的关系。

上的原因（epistemic reasons）、商品折现（commodity discounting）和纯时间偏好（puretime preference）。

赞成现在就救人的一个重要原因是认知上的。30 年后我们是否能够拯救这 15 个人还不太确定。也许到那时已经发明了一种技术，即使我们现在不采取行动，也可以挽救生命。不太乐观的是，也许会发生一场革命或一场生态灾难，阻止人们在 30 年后完成需要做的事情，或者也许那些活着的人会忘记做需要做的事情。由于这种不确定性，人们会认为对未来收益进行折现是没问题的。

正如我们在第 4 章有关复杂系统方法的讨论中看到的，这也是第三部分的一个关键主题：考虑动态变化和不确定性是公共政策中的常态，而非罕有的例外。然而，对于这种情况，竞争性主张的方法校准性很差，也不够明确。在瞬息万变的情况下，如自然灾害，对个体主张强度估计的不确定性和变化将以小时计，而非以年计。假设一场强风暴将在数小时内袭击一个国家，由此引发的洪水、建筑物的损坏以及对生命的威胁将在风暴袭击后的数小时和数天内发生。这些风险将如何发展，取决于灾难的进展情况，以及人类对它的反应。让我们进一步假设，在暴风雨袭来之前，政策制定者按照概率来确定该事件对不同的利益相关方会产生何种影响，负面影响有多大，以及这些人将如何从不同的干预措施中受益。所以，在暴风雨来临之前，他们可以事前（ex ante）对不同个人主张的强度以及谁的处境最不利进行判断。随着事件的发展，他们对风险和可能性的理解也会随之增加。随着情景的展开，个人主张的强度会如何变化？事前确定的主张的强度是在事件期间保持不变，还是随着情况的发展而每天甚至可能每时每刻都在变化？

虽然哲学家们不经常讨论这种情况，但那些相信竞争性主张理论的人如果认为，个人获得帮助的主张强度不会随着威胁福祉的严重程度，以及采取行动去缓解这些威胁的可能性而发生变化，那就有些奇怪了。根据新证据来改变计划和优先事项是有效应对灾害的基本要求。例如，也许在某座城市的疏散计划中，人们合理地认为某个区域的居民风险相对较低，因为他们可以通过桥梁逃到安全区，但这座桥梁后来被风暴潮冲走了。在这种情况下，可能会发现大量以前认为受损害风险影响相对较低的人，实际上面临着很高的灾难性损害风险，除非采取应对措施。在这种情况下，继续执行最初的风险管理计划，并坚持将这些人的援助要求视为相对较低的主张，这显然是很奇怪的。[①] 正如笔者在第 10.3 章节中进一步探讨的那样，如果一个人在未来拥有的主张的强度取决于其他人在此期间做出的选择，那么这种主张的强度是述行的，而不是客观固定的。

在经济学中，通常也会出于非认知原因对商品适用折现率。相对于我们在银行投资可以获得的回报，大多数商品的价格会随时间推移而下降，因此今天购买商品的机会成本是我们未来可以购买更多相同商品。商品的价格相对于银行投资的回报率会随着时间的推移而下降，这既是因为随着时间的推移，我们在制造商品方面的效率会提高，也因为自然资源（如森林）在我们采伐之前会自然生长。布鲁姆（Broome）称之为技术的丰产性（fertility of technology）。正如他所说，"如果我们愿意的话，眼前的商品可以转化为更多的未来商品"（Broome, 1994: 139）。在这些情形下，对商品采用折现率是有意义的，因为我们将来可以用同样的钱购买更多的同类商品。

经济学家的折现模型假定，未来我们能够购买的更多商品与我们现在能够购买的较少的商品，在福祉上的价值是相同的。然而，并非所有商品相对于福祉都会以这种方式变化：有些商品无论在何时出现，对福祉的贡献值都是恒定的。布鲁姆以拯救生命为例：

> 未来救与现在救对福祉的贡献是一样的。当然，未来救或许比现在救花费更少，但这并不是低估它的理由。商品的市场价格仅在估值中起作用，因为测量的是商品对人们的相对价值。在均衡状态下，是这样没错……但是，如果拯救生命能带来持续的福祉，而且在未来成本更低，那么显然就不存在均衡。
>
> （Broome, 1994: 150）

---

① 显然，在应对快速变化的情况时，重新分配资源会产生成本，一旦做出决定，就应立即执行，这通常是明智之举。例如，在救火过程中，如果已经决定要在建筑物的一个区域拯救一小部分人，那么为了在建筑物的另一个区域拯救更多的人而放弃当前的行动，这是不明智的。如果不采取措施，情况会迅速恶化，并且处理它的资源有限，如果救援人员继续搁置当前的救援去处理更紧急的情况，他们可能会陷入弄巧成拙的恶性循环。

因此，即使我们未来能够以成本更低的方式创造健康收益，也没有理由认为由此创造出的健康收益存在商品折现的问题。

折现的另一个原因是纯粹的价值折现：仅仅因为发生在未来，就对未来的收益价值和危害进行价值折现。大多数哲学家同意拉姆齐的思路，认为纯粹的价值折现“在伦理上站不住脚，仅仅由于想象力的不够”（Ramsey, 1928: 543）。[①] 按照这种观点，一个人在道德上需要帮助的时间点，不应该对道德主张的强度产生影响。这么想的原因很简单：似乎没有理由认为仅仅因为痛苦或死亡在时间上更接近，就应该优先考虑它，而痛苦或死亡在空间上的接近程度也同样不构成优先考虑的正当理由（Parfit, 1984: 356-7）。每个人在需要救援的时候，在需求程度方面与其他任何人一样。只是不同的人到达需要救助的时间点不同而已。

总的来说，虽然有充分的理由将认知不确定性纳入对优先级的决策中，但将商品折现或纯粹的价值折现应用于公共卫生案例的想法则不太合理。

7.7 风险与主张

风险给成对比较的理念造成了严重破坏，这一点最近在文献中才开始认真探讨。很难以成对比较为基础来阐述一种关于风险处理的方法，既要保持一致性，又要在一系列常见情况下得出合理的答案，以至于有些人已经公开探讨是否应该放弃整个成对比较和竞争性主张的研究项目（Fried, 2012a, 2019）。相比之下，聚合论角度对风险的处理更具连贯性：他们坚持认为危害可以叠加和比较，因此在思考中并不存在严重的矛盾。例如，有50% 的概率失去一条腿，相当于失去一条腿的一半痛苦。

我们可以列举出三种风险实施的主体可能造成的危害。第一，也是最明显的一种，风险之所以不好，是因为所冒的风险最终可能导致损害的发生。如果死亡的风险转化为真正的死亡，那么对死者来说就是一件坏事。第二，意识到自己面临风险，会产生焦虑并破坏安全感。没有安全感就很

① 纯粹的价值折现论点主要来自经济学家。这场辩论的有关概述，请参阅 Broome（1994）和 Ponthière（2003）。

难为未来制订计划（Wolff and De-Shalit, 2007）。第三，有时有人认为，“纯粹风险”（pure risk）本身就是一种损害。如果所威胁的伤害（a）最终没有发生，并且（b）风险施加的事实并不为风险施加的对象所感知，则为纯粹风险。纯粹风险的一个典型例子：在某人睡着时，对着他玩俄罗斯轮盘赌。假设，由于运气好，枪膛是空的，没人受伤。他永远不会发现自己曾经受制于这个“游戏”，而且该游戏也不会对他产生其他影响。如果那天晚上没有人对着他玩俄罗斯轮盘赌，他的余生也会如上述情况一样。

关于遭受纯粹风险的人是否受到伤害，这方面的文献很少。笔者不清楚提出这个问题是否有用。[①] 纯粹风险案例，往往在描述上就规定风险没有实质影响，潜在的那些神秘的和无法解释的伤害除外。因此，从纯粹风险的本质来看，除了强加风险这一点外，似乎无法指出与个人生活有关的任何负面影响。因此，这个问题似乎正是威廉·詹姆斯（William James）和其他实用主义者建议我们问的那种形而上学问题：“如果是这个而不是那个概念正确无误，对人会有什么实际的影响？”（James, 1907: ch.2）[②]

大多数人判断，如果伤害的严重程度（例如死亡）和预期减少的伤害总量都保持不变，那么在道德上，更多地减少少数人的风险，相比更少地减少多数人的风险，则更为重要。然而，很难以一种原则性的方式表述这种伦理主张，让它在一系列的常见情况下都具有一致性并给出合理的答案。

假设某个卫生系统必须在两个选项之间做出选择：（1）拯救一个本来肯定会死亡的人，或（2）进行公共卫生干预，使 1000 人中的每个人的死亡风险降低 1%。第一个选项会挽救一个生命，而第二个选项有望挽救十

① 这种行为在道德上肯定是不光彩的：它表现出对生命的冷酷无情，因此在道德上应该受到批评。需要注意的是，该行为的道德可批判性并不取决于能否证明被强迫玩俄罗斯轮盘赌的人受到了伤害。在其他情况下，未造成伤害的错误行为也是可能存在的，如未被发现的侵犯隐私行为。因此，主张玩俄罗斯轮盘赌对受害者已经构成了侵害，施加了纯粹风险，但并不需要造成实际伤害。

② 从政策的角度来看，纯风险在任何情况下都不会特别令人担忧，因为数量足够多的常见风险最终会在某个地方发生，为避免实际损害提供了降低风险的充分理由。意识到损害的可能性，会产生采取预防措施的责任，即使不依赖纯风险的概念，个人也可能会因未采取预期的预防措施而受到损害。

个生命。但是，第一种选择，对特定的个人有非常显著的好处，而在第二种情况下，对每个人的好处似乎要小得多。但在第二种情况下，因为干预而幸存下来的那十个人，对他们每一个人来说，实际收益可能非常大。

我们应该如何比较和计算严重程度相同，但发生概率不同的风险？如果我们假设，主张的强度是事前确定好的，它发生的概率经过了折算，然后根据成对比较的非聚合模型，可以得出结论，无论有多少人面临 50% 的死亡风险，拯救一个具体的人（比如史密斯）免于一死在道义上都更为紧迫。因此，如果让我们做出选择，是让一百万人中的每一个人都面临 50% 的死亡风险，还是让一个人面临确定的死亡，即使死亡的结果对他们来说同样糟糕，我们都应该选择拯救那个单一的个体。①

这种情况与第 7.3 章节中讨论的电视发射机情况有很大不同。其中提到的案例，交换的条件是每个观众只需要失去一些微不足道的东西，就可以让琼斯得救。在这种情况下，我们知道很多人会失去的东西与史密斯完全一样（虽然我们还不知道这些人是谁）。毫无疑问，有些人会认为在这种情况下拯救史密斯是道德上的必然要求，但笔者很难认同。

转而采用部分聚合模型并不能解决这个根本问题。据推测，50% 的死亡概率会和确定的死亡存在关联性，但是，如果主张的强度随着概率的降低而降低，那么总有一天，某种伤害的风险会小到极点，以至于与相同的确定伤害无关。根据该理论，如果一个主张弱到不相关，那么无限数量的此种主张仍然会被一个更重要的主张压倒。因此，该理论仍然会欣然地允许无限数量的无辜者，为了拯救史密斯而失去与史密斯完全相同的东西（Frick, 2015）。

或者，如果我们假设主张的强度是基于事实而事后决定的，那么推论的方向会更令人难以置信。斯坎伦（Scanlon）认为，“拒绝接受一项原则的理由，应是基于它给那些亲历者造成的负担，而不是去考虑是否有人真正这样做的可能性”（Scanlon, 1998: 208）。同样，雷本坦茨（Reibetanz）

---

① 如果不是根据事前风险的大小来确定主张的强度，而是将风险减少的程度视为相关因素（或者将两者都视为相关因素），也会得到类似的结果。只要将“可能性”用作调整主张强度的一种方式，成对比较方法就会导致这样一种结果：为了拯救一个人免于死亡，我们在道义上，会容许让无数人死亡，而这种死亡威胁杀死每个人的可能性较低。

认为:

> 只要我们知道接受某项原则会以某种方式影响他人，即使我们无法提前确定这个人的身份，我们也应该根据全部的损害或利益大小给予这个人抱怨的机会。只有当我们不知道接受一项原则是否会以某种方式影响他人时，我们才应该根据每个人在该原则下的预期危害和利益来分配抱怨的机会。
>
> （Reibetanz, 1998: 304）

很少有（如果有的话）活动是完全无风险的，这似乎意味着许多日常活动（如驾驶或航空旅行）在道德上是不被允许的。我们知道有些人会在这些活动中死去；无论谁会死，都会对这种活动提出抱怨，这种抱怨的严重程度远远超过不能开车或乘飞机旅行的抱怨。如果像斯坎伦一样，我们认为不应当对主张进行聚合，

> 那么这样说来，放弃乘坐飞机的人，并不能加强对禁乘飞机的抱怨。这意味着极其遥远的死亡风险所带来的抱怨，超过了对禁乘飞机的抱怨。因此，无法从原则上合理地对此类禁令的实施进行反驳。
>
> （Ashford, 2003: 299）

人们普遍认为这种观点过于苛刻。①

---

① 事实上，正如弗里克（Frick, 2015）指出的那样，这可能过于简单化了。如果两个选择都存在死亡的可能性，那么事后契约主义（ex post contractualism）实际上可以对公共卫生思想产生相当积极的影响：假设，如本节开头的例子所示，在避免一个人的死亡和十个死亡统计数字之间，我们必须做出选择。对于没有制定减少死亡统计数字的政策的抱怨将是非常强烈的，因为有人确实会因此而死。如果允许在主张强度相等的情况下，数量可以发挥作用，那么制定预防政策不仅是允许的，而且是一种义务。但是，如果这样解释的话，那么在很多情况下，事后契约主义与允许无限制聚合的方法并无明显区别。

7.8 预防悖论

事前和事后方法之间的辩论对公共卫生伦理学具有重要的影响（John, 2014; Thompson, 2018）。大多数疾病的风险因素与病例数量之间的关系呈钟形正态分布（bell-shaped normal distribution）。例如，虽然肥胖是 2 型糖尿病的一个危险因素，而且一个人越胖，相对风险则越高，但大多数 2 型糖尿病病例并不出现在极度肥胖的人群中。同样，大多数因中风或心脏病等疾病死亡或发病的人，也不属于高危人群。这是因为在分布的尾部人数要少得多。

正态分布的一个重要影响是，相较于专门针对“高风险”人群制定干预措施，通过略微地降低每个人的风险，往往能够以更低的成本挽救更多的生命。杰弗里・罗斯（Geoffrey Rose）认为，正因为如此，公共卫生应该采取以人口为基础的方法，卫生部门试图将曲线整体向左移动（Rose and McCormick, 2001）。在采用人口策略时，曲线的右侧仍然存在，而位于曲线右侧的人相对于其他人群仍然处于更高的风险中。但曲线右侧尾部的那些人，与其他人一样，现在的绝对风险较低。

这种方法，存在一个众所周知的问题：尽管某些人肯定会从干预中受益，但我们可能永远无法确定其中的任何一个人是否真的受益，而且对于那些生活受到影响的个人来说，这种微小的风险降低是否“值得”可能也不太清楚。在一篇经典文章中，弗雷明翰研究（Framingham Study）持续了很长一段时间，罗斯对研究的统计意义进行了解释，如下所述：

> 如果我们假设弗雷明翰的男性在成年生活中，在 55 岁之前都要通过改变饮食习惯，使胆固醇水平降低 10%，那么在有冠心病风险的男性中，大约每 50 个人中就有一个人能够通过这种预防措施避免心脏病发作（如果风险因素的变化导致风险的相应降低）。50 人中有 49 人在 40 年的时间里，每天吃不同的食物，但可能没有任何益处。
>
> （Rose, 1981: 1850）

考虑到生活的不便，改变你的饮食习惯（或采取另一种定期干预措施，稍微降低某种严重情况的风险，例如服用他汀类药物或进行乳腺癌筛查）是否符合你的利益？如果你不确定从自身利益的角度是否值得，那么在政策层面促进此类干预是否是个好主意呢？

罗斯将此描述为预防悖论（prevention paradox）："一项为社会带来巨大利益的措施对每个参与的个人几乎没有贡献。"（Rose, 1981: 1850）在预防病例中，最初的动机是以事后的方式进行考量，而且有赖于确定特定个体的受益情况（如通过筛查诊断出乳腺癌的特定女性个体）。这使健康收益看起来跟救援类型案例一样。就像拯救一个具体的人可能被认为是"值得的"，即使在提供护理或预防方面存在显著的机会成本。因此，如果筛查可以拯救一个具体的人，为了确保此种收益，其他人所承受的所有不便都是值得的。

这个类比存在两个问题。首先，为了挽救一条生命，需要筛查的人数高达数千人，因此拯救这个具体的个体同时意味着成千上万的女性实际上没有受益，而且可能会因为假阳性（误诊）或检测出初期疾病，但这不会导致临床问题（过度诊断）。个人事前参与筛查是否符合其最佳利益并不明显（Keen, 2010; Marmot et al., 2013），就像在救援规则的案例中一样，预防案例中的事后思考可能会因为忽略了那些不在识别范围内的人，最终被认为是不合理的（Kelleher, 2013）。

其次，过度诊断可能出现的原因有很多，包括疾病本身可能自愈，可能仅限于某个特定区域（例如乳腺导管原位癌），或者病情发展缓慢，在成为问题之前患者会死于其他因素（Brodersen et al., 2014）。在许多情况下，疾病进展的基本过程是随机的，因此无法确定某一很小的癌症如果不加以治疗，是否会一直不明显，或者是否会恶化（Wu, 2020）。这样一来，在个体层面要确定是否存在过度诊断都很困难，甚至是不可能的：过度诊断的程度只能在人口层面上得到解释和量化（Hofmann, 2018）。有一个重要的推论：无法确定筛查拯救了哪些人的生命。通过筛查发现早期癌症并成功治疗的人，可能会觉得筛查救了他们的命，但没有人可以这样说，因为他们的治疗实际上可能是过度治疗。所以，经过更仔细的分析，即使是普遍性的假设筛查必定会使具体的个人受益，这种做法也还是有争议的。

另一种方法是从事前的角度考虑决策。例如，我们可以问，如果一个人了解乳腺癌筛查统计数据，但不确定自己是否属受益的人群，有可能还是需要进行不必要的活检、出现误诊或被告知为健康，那么参加筛查是不是理性或合理的选择。

在某些情况下，从具有代表性的个体的角度来看，事前接受预防措施可能比遭受预防措施旨在避免的风险更糟糕。对于持有简单聚合观点的结果主义而言，这在伦理上是有问题的，因为总体后果其实更糟。正如罗斯所说，“如果一项预防措施让许多人面临某个小风险，那么它造成的伤害可能很容易……超过收益，因为获得收益的人相对较少”（Rose, 1981: 1850）。[①] 从义务论的角度来看，这在伦理上也是有问题的，因为它给数量庞大的人群带来了风险，而这种风险产生的影响，预计会比它所预防的情况更加严重。

倘若要在“高风险”和“低风险”策略之间做出选择，就会出现一个有趣的问题：两者都被认为是事前措施，都符合应用对象的利益（John, 2014）。如果我们认为卫生系统应采用针对“高风险”患者的政策，而不是采用像罗斯一样的针对整个人口的策略，那么我们需要澄清为什么这样做，特别是因为通常情况下人口策略会更具成本效益。

原因之一是，高风险人员的境况更糟糕，我们应该优先帮助最不利者。例如，诺曼·丹尼尔斯（Norman Daniels）认为，出于公平，我们不仅要考虑挽救生命的总数，还要考虑每个个体，如果他们没有得救会有多糟。当个人暴露于更高的事前风险，他们获得救援的道德主张则更为有力。这种方法也可以用来证明治疗优先政策的合理性：考虑到医疗保健通常拯救的是面临更高事前风险的个体，那么应该优先提供医疗保健而不是预防措施（Daniels, 2015; Badano, 2016）。

这表明，在何种程度上应遵循“高风险”策略而不是人口策略，是存在争议的。“高风险”策略可能会导致更多的病例总数，但当病例发生时，

---

① 更复杂的结果主义观点可能会重视结果平等（outcome equality）等因素，因此可能会建议选择这样一种风险分配方式：如果帮助处境最不利的人改善了生活前景，那么对于大多数人来说，风险略微更高也是值得的。这部分观点的进一步讨论以及更多相关内容，请参见 Voorhoeve and Fleurbaey（2012）与 Fleurbaey and Voorhoeve（2013）。

其严重程度与“低风险”策略相同。因此在实践中，需要的很可能是“低风险”和“高风险”策略的某种混合。同时也需要注意到（正如第 9 章所探讨的），健康不平等本身可以被视为是健康社会决定因素领域中事前风险因素的凝聚。贫困人口健康状况较差的一个重要原因是系统性特征导致了风险的集中，沃尔夫（Wolff）和德 - 沙利特（De-Shalit）将其描述为“腐蚀性劣势”（corrosive disadvantage），所以，某些类型的预防措施的受益者（就像那些接受治疗的人）可能会面临集中的风险。因此，如果最紧要的，是处境最不利的人而不是健康状况最不利的人，那么这可能是一个支持人口层面的“低风险”策略的额外理由，如第 9 章所探讨的那样。

7.9 测量主张

希望到这个阶段，我们应该很清晰地认识到，像许多哲学家那样去假定可以对竞争性主张的强度进行简单的规定，这是荒谬的。而“真正的”问题是如何在相互竞争、拥有既定强度的主张之间，确定优先级。我们试图更详细地说明，要如何去解释构成主张强度的常见要素，但很明显，这本身就非常复杂，并且在哲学上存在争议，而且，目前还不清楚是否只有一个正确答案。因此，很多哲学辩论可能存在假精确（spurious precision）的风险。

考虑到主张可以用多种方式进行确认，这方面也缺乏共识，而当务之急是如何在特定情境下对主张的强度进行测量。仅仅假设可行性的存在，并且对于谁拥有更强的主张和谁拥有更弱的主张存在无争议的答案，就等于忽略而不是解决外部有效性问题。笔者认为，最好承认存在多种有效测量主张的方法，并且如何定义和测量主张本身是澄清政策目标过程中的重要部分。

为了达成这个目的，我们需要退后一步，对测量进行更广泛的思考。我们大致可以列举出两种测量方法类别：现实主义（realist）和建构主义（constructivist）。在现实主义的测量方法中，被测量的事物与测量行为是完全分离的：虽然人类尝试测量这类事物的历史和进展可能存在，但是测量该事物的进展会剥离特定的人类假设和视角。国际单位制（International

System of Units）的发展最理所当然地可以用现实主义方法去理解：它定义了七个基于不变的物理常数的基本单位（用于测量质量、长度、时间等），其他度量单位是以这些基本单位为基础来定义的。①

建构主义的测量方法认为，测量对象是随着测量内容和方法的确定来部分构建的。社会政策的许多关注点，只能通过建构主义的理解方式来衡量。第 9 章详细探讨了与健康不平等相关的测量问题。笔者不会在这里提前介绍这个问题，而是通过对犯罪率的简要介绍来更加非正式地介绍建构主义。

犯罪的定义并不是作为外在于人类行为的固定不变之物而存在。哪些行为被定为犯罪在不同社会之间是不同的，而且随着时间的推移，在同一社会内部也会发生变化。一些罪行，如公司过失杀人（corporate manslaughter），可能会被引入，而其他罪行，如协助自杀罪（aiding suicide），则可能会撤销。即使将某个特定国家在某一特定时间的特定法典中的罪行视为固定的，也无法将犯罪用现实主义方式来衡量。为了将某人定罪，需要各种条件：有人需要注意到犯罪已经发生，表面证据确凿，并向权力部门报告；随后警方需要进行调查，并决定对嫌疑人提出指控；将此人定罪。

将这些步骤中任何一步的统计数据视为某个特定地区的“犯罪率”，这是不可信的。从一个角度来看，犯罪与否通常只能通过法院审判才能真正确定。除严格责任犯罪（strict liability offences）这种罕见的情况外，刑事化的不是行为本身，而是具有特定心理状态或犯罪意图（mens rea）的实施行为。行为人的心理状态以及行为本身的性质将共同决定犯罪是否发生，如果发生了，是哪种罪行。例如，如果杀人行为确定为自卫，则不构成犯罪。

从另一个角度来看，很明显许多犯罪由于各种原因没有报案，可能是因为恐惧和羞耻，或者因为对现行体制将犯罪者绳之以法的能力缺乏信心，报案似乎是在浪费时间。例如，有人提出，性侵犯的真实发生率远高于报案率。因此，将报案率当作“真实的”犯罪率是不可信的。仅仅依赖

---

① 随着 2019 年新国际单位制的推出，千克单位根据普朗克常数重新进行了定义。参见 Liebisch 等（2019）。

个体受到起诉或定罪的比率同样具有问题，因为这会使犯罪率取决于警方或检察官的效率。于是，随着政府官员工作效率的降低，犯罪率也会下降。最终的结果是大多数国家采取了多种不同的犯罪测量标准，因为每种测量标准都存在各种形式的片面性。

测量获得健康干预措施的主张强度，更像测量质量还是更像测量犯罪？仔细观察卫生系统在现实环境中裁定获得健康干预的竞争性主张的案例，有充分的理由认为，建构主义比现实主义更能解释相关现象。大家都认为，竞争性主张理论需要指定与主张强度有关的特征，如何测量这些特征，并如何对不同特征（如果有多个）进行加权，形成一个关于个人主张强度的总体说明。采取现实主义的方法测量主张，就是坚持在规范、测量和权重的问题上，存在唯一正确的答案。建构主义方法会提出，如何衡量主张的强度不需要有唯一的答案。对于建构主义者来说，重要的是要考虑测量主张的目的，因此在不同的背景下，可能会采用不同的方法。

内格尔（Nagel, 1979）在最初的讨论中似乎表明，考虑一个人的主张强度，唯一相关的因素是这个人的处境有多糟糕，但正如本章所讨论的，现在越来越普遍的是采取更为广泛的观点。例如，弗罗伊弗认为，“一个人的主张强度取决于一个人可以获得多少福祉，以及如果没有这种收益，他的处境会有多糟糕”（Voorhoeve, 2014: 69）。目前还不清楚，政策制定者是否应该只停留在与主张强度相关的两个特征上。就如何为处理对稀缺资源的竞争性主张提供伦理见解而言，重要的是要注意到其他特征，例如责任，价值，机会成本，是本国居民还是无证移民，合理期待性，等等，这些在现实环境中通常都被认为具有相关性。

竞争性主张理论通常不会明确否认这些考量因素的相关性，而是通过规定情景中不存在这些问题，而且其他因素都相同的方式，来防止额外的复杂性出现。这就引出了一个显而易见的难题：所有条件无法都平等的情况下，会对竞争性主张理论产生什么影响。对于这些不平等的情况，竞争性主张的理论家要么承认考量主张的强度只是决定稀缺资源分配的公平性的一个因素，要么需要对主张的构成元素作出更丰富的说明（其中一些元素因为偶然的原因，在他们非常关注的简单思想实验中并未发挥作用）；要么他们需要证明，那些通常认为与稀缺资源分配相关的各种因素，实际上并不相关。[①]

对于任何想要从现实主义的角度来测量权利主张的人，还有另一个问题。即使对构成主张（例如内格尔或弗罗伊弗的主张）的特征进行简单说明，也假定了福祉是可衡量的。为了在做出决策时确定谁的处境最不利，以及谁的损失或收益最大，决策者必须具备测量个人福祉或不幸程度的能力。这意味着在关于如何测量主张这个首要问题中嵌入了另一个测量问题：如何衡量福祉。如果用建构主义而非现实主义的术语能更好地理解福祉的测量方法，那么就很难看出除建构主义的角度外，如何衡量相互竞争的主张的强度。

虽然许多哲学研究已经将福祉的本质构建为适合实际测量的方式，但值得注意的是，在哲学以外的领域很少有人认为这种方法是可行的，而那些预设现实主义方法可以测量福祉的哲学家中，没有一个进行了实际的测量操作。那些认真在测量福祉的人，往往对“任何情况下都存在或者应该存在对全人类福祉的唯一描述”这个想法深表怀疑（Mitchell and Alexandrova, 2020）。事实上，不同的福祉定义是为不同的目的而设计并得到验证的，例如，减少贫困、改善儿童生活或照顾患有早期认知障碍的老年人。构建此类测量方法的人需要注意情境的具体细节，以及这些测量方法的构建方式和使用目的（Alexandrova, 2017）。总的来说，虽然在主张的测量中采用现实主义方法，其中也蕴含了用现实主义方法来测量福祉，这

---

① 也有人认为风险施加（risk imposition）的伦理语境也比竞争性主张理论家使用的简单模型要丰富得多。例如，赫尔曼森与汉森（Hermansson and Hansson, 2007）认为风险管理问题的建模，可以包含三个主要方面：(1)风险承担者；(2)风险控制者；(3)风险受益者。在他们的模型中，在保持危害的严重性和发生可能性不变的情况下，当施加风险的人也从所冒风险中获益，并有能力控制风险时，风险的伦理问题最少。如果一位经验丰富且知识渊博的登山者进行具有挑战性的攀登活动，就属于这种情况。风险最为棘手的情况是那些暴露于风险之下的人既没有受益于该风险，也没有能力控制风险暴露的状况。空气污染就是一个很好的例子。居住在城市中的人们经常暴露在危险的 PM 2.5 污染水平中，这种风险难以控制，通常对暴露者没有直接的好处（Landrigan et al., 2017）。

此外，正如我们所见，关于如何衡量主张的说明需要考虑到风险的作用。将某人归类为高风险或低风险本身取决于他们各自被分配到的参考类别。一个人被分配到的参考类别将会显著影响基线风险率的认定，以及考虑中的可能的干预措施在多大程度上可以降低其风险。然而，个体属于哪个参考类别，没有唯一正确的答案（Hájek, 2007）。有人认为，需要的是一种适当的、符合道德规范的分类说明，来告知公众类别的确定是为了制定公共政策（John, 2013）。

并无不合逻辑之处，但这种方法在哲学上的表面可信度，似乎更多地源于在思考测量问题时严谨性和想象力的缺乏，而不是现实主义福祉测量方法的可行性（Mitchell, 2018）。

7.10 小结

对于公共卫生政策而言，公正透明地决定优先考虑哪些风险降低措施是至关重要的。公共健康权论的核心要旨是，应该通过实施公共卫生政策来履行国家在公共健康权下的义务，以及所有公共卫生活动在个人层面都应具备合理性。这意味着有必要解释公共卫生政策对不同群体的影响，以及为什么政策对“输家”和“赢家”都是公平的。

正如本章的分析所示，哪些健康风险最重要，并不存在简单的抽象答案，可为政策制定者应对具体情况提供明智的指导。哲学文献对于区分一些与优先权决策相关的维度非常有帮助，如优先考虑最不利者和受益能力。它还使我们能够提出一些所有卫生系统都需要应对的问题，例如，如何考虑不确定性的问题，是否以及如何对未来的收益按照时间进行折现，以及如何比较给许多人带来少量风险降低的政策和为少数人带来大量风险降低的政策。

本书的分析应该已经清楚地表明，距离能够提出一种结合所有相关元素的理论，既要连贯又无争议，哲学研究还有很长的路要走，即使是在此类争论集中的简化思想实验中也是如此。本章的结论认为，为了能够提供具有外部有效性的指导，这样的伦理讨论需要从如何在具有特定强度的不同主张之间进行优先排序的抽象问题，转向如何在公共卫生政策的背景下实际衡量各种主张的强度。经过细致思考，让我们开始怀疑测量主张的最佳理论是现实主义的，而不是建构主义的。如果主张的强度最好从建构主义的角度来理解，那么认为存在单一而且明确的最佳方法来测量主张，就不可信了。根据情景和测量方法服务的政策目的的不同，可能有多种方法来开展工作。通过对公共卫生政策三个重要领域的深入分析，第三部分进一步探讨了关于优先级的一些问题。

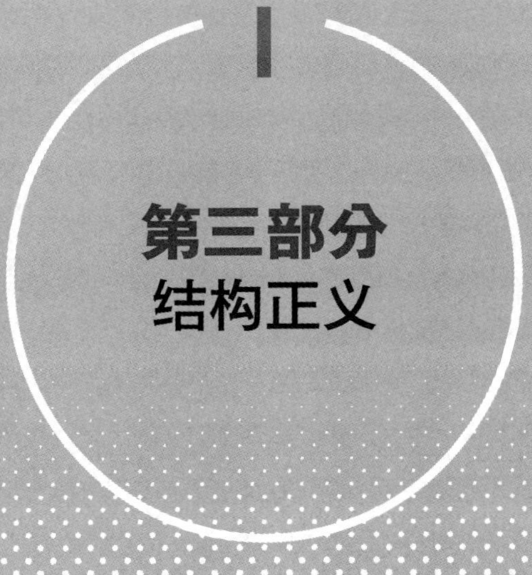

第三部分 结构正义

Part Three

Structural Justice

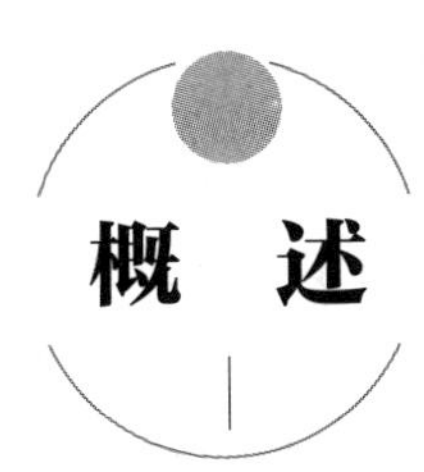

概　述

抽象的好处在于，通过剥离背景和历史等非必要特征，可以简化道德问题，而不会失去任何重要的内容；通过分析更简单的道德问题模型，现实世界中的决策也会变得更容易和更准确。第一部分认为，这种想法很有吸引力，但虚幻不实：尚未解决而且可能也无法解决的难题是，如何在简化和纯化的（purified）环境中建立内部有效性，如何在更为混乱和复杂的、会出现和存在政策问题的现实环境中建立外部有效性。

为了获得成功的机会，公共政策不仅需要考虑不同层次系统的因果复杂性，还需要考虑在设定目标和衡量成功时所援引的价值观的多元化和社会建构。认真对待复杂性，意味着政策制定者需要考虑到述行性，即系统内的行为体诠释价值问题的方式。如果采用自上而下的模型，先在抽象层面上对干预措施进行设计和伦理评估，而不听取任何基层意见，不仅可能会导致政策失败（因为政策未能实现预期目标），还可能会导致伦理失败（因为政策在实践中产生的伦理问题比预期的要严重得多）。

了解系统是复杂且相互关联的，并且干预措施需要考虑公民的价值观，这就提醒决策者注意某些类型的外部有效性问题，但其本身并不构成一种对公共卫生目标价值的肯定立场，也不会告诉决策者如何进行权衡。第二部分中的章节提出了一个伦理框架，可以指导决策者找到适合的方案来解决在各自情景中出现的具体问题。

这个框架包含四个主要元素。

第一，将政府对公共卫生的承诺视为公民的一项权利。政府的职责不仅限于为避免伤害他人而进行干预，还包括减少人口健康风险和促进健康的积极职责。如果政府（或其他行为主体，如商业公司）未能按要求行事，那么就有必要问一下是否侵犯了个人的公共健康权。

第二，公共卫生干预措施对受其影响的个人必须是正当的。从一个具有代表性的个体角度来看，如果针对人口健康的改善措施（即使预期会降低死亡率）意味着要事先接受一揽子使风险略有降低的干预措施及其带来的诸多不便，这比不采取干预措施更糟糕，那么此种措施不太值得去实施。

第三，虽然政策干预需要对个人来说是合理的，但这并不意味着它们应该针对个人。针对个体的合理性不仅与针对个体的干预措施相容，而且通常需要对个体的上游进行干预，并产生间接的影响。与直接干预个人生活相比，在更广泛的社会层面进行干预以改善健康，通常更容易为个人所接受，因为相对于个人行为的改变，上游干预更容易降低健康风险，同时也不会对个人造成很大的干扰。

第四，促进狭义的生物医学意义上的健康，只是政府的众多正当目标之一，此外，许多人重视生物医学意义上的健康也是可以理解的。在保护和促进健康两者的重视程度上，公民与政策制定者之间会存在合理分歧。公共卫生往往需要寻求与其他目标的协同作用，而不仅仅是主张其自身的优先性。

该框架旨在阐明需要就公共卫生的目标和手段做出的一系列选择的伦理特征，而不是试图最终解决有争议的问题。因此，第 5 章提出，为了证明以改善健康为名限制自由或自主权的国家行为的正当性，至少需要考虑四个独立的变量：所能获得的健康利益的大小；公众支持的程度；政策涉及干涉自主选择的程度；政策涉及干涉自由的程度。这并不是说相关变量只有这些，也不要求对这些变量的相对权重做出任何规定。第 7 章研究了在确定健康需求的重要性时需要做出的一些选择：优先考虑最不利者、受益能力、时间、风险集中等不同方面，以及采取不同立场的成本和效益。

尽管有了这个框架，但一些读者，尤其是那些从事公共卫生政策制定工作的人，可能会觉得这些建议过于高大上，缺乏具体性。从根本上讲，仅仅知道事情很复杂，需要多元化的解读是不够的，还需要得到一些指导，帮助我们在公共卫生的具体领域中做出符合伦理要求的决策。

第三部分通过考察与公共卫生和公共政策相关的三个影响范围，填补了这项空白。在每种情况下，公共政策都需要做出选择，确定界限和重点所在。国家在责任、平等和传染等领域所采取的方法，对个人生活的幸福抑或糟糕有着深远的影响。这些领域对公共卫生构成的核心挑战是：

（1）如何运用责任判断，以及由谁负责；（2）如何明确健康平等的目标，以及达成这一目标的方法；（3）大多数健康风险要么具有传染性，要么经由社会网络的中介属性得以扩大，我们要如何应对。从系统的角度来应对这些挑战，关键问题不仅仅是如何在一时一事上为个人伸张正义，而是如何构建制度、网络和激励机制，长期维护并加强社会正义。笔者将此描述为采用结构正义的方法。①

从本质上看，公共卫生政策要求对降低健康相关风险的负担和利益分配问题进行权衡。在相关的政策讨论中，“个人责任”（personal responsibility）的这个提法最近得到越来越多的关注。第 8 章对“责任”这个概念进行了广泛的批判性讨论，认为一个人的状况中哪些方面可以合理地归责于其个人，这是一个伦理问题，而不是一个事实问题，而且有充分的理由相信，这个伦理问题的答案应该基于卫生系统要推广或尊重的价值观，而不是将个人责任视为伦理要求，从而对卫生系统设计施加外在限制。

公共健康权论为如何看待卫生政策中的责任提供了一些指导，但也在具体情境决定上留有一定的灵活性。根据公共健康权论，卫生系统在回答谁应该负责以及如何负责的问题时，首先需要在公共健康权的框架下进行。只要可以公平地提出不负责任的主张，那么这些主张首先就应该针对那些通过政府或公司机构侵犯公共健康权的人，而不是针对孤立的个人。卫生系统应致力于提高和保护个人对自己健康负责的有效能力，但通常情况下，追究这些人的责任（或威胁这样做）不会是一个非常有效的手段。承认个人对自己的健康负责的重要性，与坚决反对指责（或以其他方式追究）那些由于某种原因未能做到的人是一致的。

第 9 章探讨了卫生系统应如何衡量并应对与卫生有关的不平等现象。健康公平通常被认为是公共卫生的一个核心目标，但健康公平究竟需要什么，却比较难以言明，原因有以下两个方面。首先，可以测量的、与健康

① 本书第 1.5 章节的分析以一个特定的背景为前提：中等或高收入的民主国家，政府高效运转，并承诺平等对待自己的公民。

有关的变量不计其数，而其中每个变量的变化都可以用许多不同的方式来测量。其次，考虑到变量之间的系统性关联，使一种情况在某些方面更加平等，往往会使它在其他方面更加不平等。本章认为，现有的一些哲学方法过于简单：它们倾向于假设只有一种类型的健康不平等才具有重要性，而且还倾向于假设不平等本身，而不是伴随不平等的种种特征才是问题。本章认为，最好是采用多元化的方法来衡量健康公平。健康公平的衡量标准需要对个人的生活经验和权利带来的具体影响负责。反思与健康有关的不平等现象背后的最深刻、最顽固的原因，我们发现，它们往往是相互交叉的结构性权利集中的结果；打破这种结构至关重要，但却很难做到。

第 10 章探讨了传染的概念——通过网络放大并改变风险。虽然在公共卫生领域这再熟悉不过了，但采用复杂系统方法可以凸显出传染病病原体仅仅是影响公共卫生的网络因素之一：社会规范、饮食文化和对身材的态度等因素都是通过社交网络共享和放大的，因此也是具有传染性的。这一章研究了三个案例，每个案例都提出了关于因果复杂性、述行性和决策三者之间相互作用的不同问题：疫苗接种政策、耐药性感染和疾病根除。在疫苗接种政策中，实现群体免疫往往是至关重要的，但要实现这一目标，在很大程度上取决于公众的信任。耐药性感染的产生，除其他原因外，是自然选择不可避免的影响，因此需要向疾病的生态学观点转变。最后，消灭疾病的可能性是一个重要的问题，即何时、以何种方法，确保从环境中系统地、永久地消除易感的健康威胁。

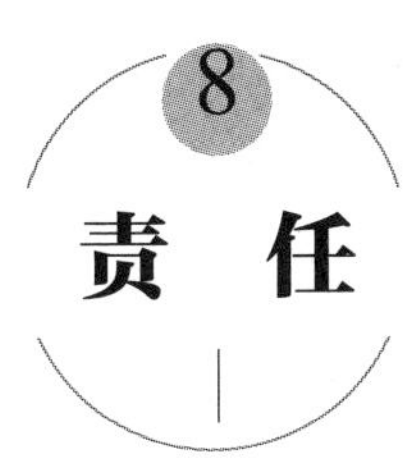

8 责任

8.1 引言

选择采用何种公共卫生政策，几乎总会涉及在风险和收益的分配上作出选择。政策制定者不仅需要在成本效益和优先考虑最不利者等价值观之间进行权衡，还需要确定如何在国家机构、第三方（如商业公司、非政府组织）以及公民个人之间分配降低健康风险的责任。

第二部分的论述，是为了确定降低健康风险是政府的核心责任，如果一个政府在保护和促进健康方面远远达不到规定的标准，那就是侵犯了公民的权利。为了确立公共卫生的强有力作用，第 6 章引入了“失职的国家”这个概念，即没有履行保护和促进健康责任的国家。这一论点承认国家不是唯一可能侵犯公共健康权的实体，但没有详细解释。它也没有探讨国家保护和促进健康的责任与个人保护自己健康的责任之间的关系。本章将探讨这些问题。

在开始讨论之前，有必要回顾一下，本书在其他章节已经介绍过的关于因果关系的一些观点，它们会影响到我们对于责任问题的思考。第 2 章探讨了一些解释因果关系的方式，与常规性的因果关系概念相比，这些方式更为细致和复杂，可以为外部有效的政策干预提供可靠的依据。即使在相对简单的情况下，如仓库起火，所选定的“原因”（如短路）实际上也是一组因果条件的一部分，如果没有这些支持因素，结果将不会发生。

通常来讲，选定的“原因”更多体现的是进行因果归因的人的利益和规范性假设，而不是要去确定一个对于结果的发生具有必要性或充分性的因果因素。对因果责任的判断也可能包含对不同行为人合理预期的假设。例如，如果当值的救生员未注意到某个儿童遭遇溺水，那么这很可能被事后认定为导致后续死亡的原因，而如果旁观者未注意到这一点，则不太可能这样认为。

考虑到多重反馈回路、延迟和非线性效应的频率以及可能发生干预（或干预失败）的多个节点，复杂系统极大地增加了识别原因的困难和模糊性。在复杂系统中，关于原因的识别，对基于角色或道德义务的理解，以及对伤害所负的道德责任这三者之间的关系问题，经常会引起争议。首先，对于系统的因果结构会有不同的映射方式，而这些方式会在不同的程度上强调不同的行为人和过程的作用，从而使某些伦理责任分配方式比其他方式更为合理。其次，如果不同的过程以一种增加对某些人、许多人或所有人造成伤害可能性的方式进行交互，即使许多人采取类似行动的整体效果是每年数百甚至数千人死亡，那么每个个体也可以主张他们在造成伤害方面的作用微不足道。

8.2　公共健康权中的义务分配

公共健康权的存在，意味着其他各方有义务尊重这项权利，如果不履行这些义务，则该权利受到侵犯。因此，公共健康权（以及其他适当的权利）为我们提供了一个重要的基准去思考公共卫生中的道德责任。对此，需要通过进一步的规范性研究来回答以下问题。首先，什么是权利？其次，权利的义务承担者是谁？按照权利行事，需要不同的义务承担者采取哪些行动？

公共健康权的内涵已经在第二部分进行了概述，并将在第 9 章和第 10 章的健康不平等和传染病的具体案例中得到了详细阐述。总而言之，公共健康权是更普遍的健康权必然引生的结果；它意味着有权采取相称且具有成本效益的措施来减少环境对健康的威胁。在明确这项权利的要求时，重要的是要以对个人合理的方式推进公共卫生政策：这意味着要把每个人当作平等的个体来对待，而且采取行动时要适当考虑自由和自治等其他权利和利益的重要性。

第 6 章已经论证了国家至少是公共健康权利下的义务承担者：因为它既处于减少健康相关风险的有利位置，又有义务促进公共利益。事实上，任何可能影响公民健康风险状况的行为主体，都是公共健康权的义务承担者。一般来说，权利主张具有对整个世界施加义务的特征，例如，我有不受酷刑折磨的权利，这意味着每个人都负有不使用酷刑折磨我的义务。然而，行为主体作为广义上的义务承担者，与能够对行为主体日常行为界限产生重大影响的事实之间，还是存在差别的。因此，关键问题并不是能否从公共健康权的存在中推导出普遍性的义务（因为这是自动产生的），而是公共健康权应该如何影响机构、商业实体和个人的行动。

在一些典型案例中，非国家的行为主体（例如公民个人或公司）的行为侵犯了公共健康权。例如，如果个人将污染物倒入城市的供水系统，或者如果某个公司因为疏忽，让有毒气体从杀虫剂工厂泄漏了出去，那么这两种行为都可能侵犯公共健康权。典型案例之外的情形，则需要将仔细的实证研究与规范性研究相结合。很少会出现只存在单一节点可以进行干预的情况，或者只有单一因素就导致大规模人口健康危害的情况。

公共健康权论认为，如果国家采取自由放任的态度，则不太可能形成最佳的风险分配。例如，对于那些处境已经最差的人来说，这可能会导致风险成倍增加，或者人们需要采取昂贵而无效的措施来防范那些本来可以在源头上预防的风险。关键问题则更为具体：在控制特定类型的健康相关风险方面，有多少责任应由个人承担，又有多少责任应由系统（国家或非国家的行为主体）承担？

空气污染的案例是了解问题基本轮廓的一个很好的途径。假设一个城市目前的空气污染水平明显超出国际公认标准所建议的水平，对健康会造成严重危害，导致早逝数量增加，引发大量慢性病。国家的选择之一，就是放任这种情况发生，不去尝试监管。如果某个国家这样做了，我们可以进一步假设，一些个体将能够通过关注污染水平的公开报告，并在接到建议时待在室内，在污染水平高时避免户外运动，在家里安装空气过滤器或者搬家等方式，将风险降低到他们可以接受的水平。

以自由放任的方式来应对空气污染导致的健康问题，会忽略两个重要的伦理特征。首先，这样做会忽视空气污染水平远高于国际标准建议的事实。因此，采用这种方法，无法解决空气污染水平为何如此之高以及如何予以降低这一更大的问题。公共健康权的支持者会坚持认为，在某些情况下，某些人可以采取个人措施来减少健康风险，但他们不应该这样做，因为这种风险的类型或程度不是任何公民应该面对的。

其次，根据有关空气污染的建议采取行动的能力不会在人群中均匀分布。有些工作需要在高污染地区进行户外操作；而一些减少污染的措施（如在家中安装空气过滤器或搬到污染较低的地区）对于绝大多数人来说都难以实现。事实上，在某种相当广泛的意义上，个人有可能减轻风险，并不意味着他们能做到。

有许多个人、机构和公司的行为与公民面临的空气污染相关风险存在因果关系。对于任何能够调节这些风险的个人、机构或公司，都可以做出责任的判断，甚至责备，无论是改变这些风险的可能性或严重程度方面，还是提高公民对风险暴露的控制程度方面。可以在责任层面进行评估的活动包括：政治家在建立空气污染监管框架中的作用；公共卫生官员在执行现有规定方面的作用；柴油车或柴炉等造成空气污染的物品的制造商在设计上的选择；企业主在使用化石燃料和污染化学品上的选择；汽车司机在汽车类型和行驶里程上的选择；以及个人在防范危害健康的风险因素方面所做或未做的事情。

一个特定的行为人、机构或公司有能力减少健康风险，并不意味着他们应该这么做，或者因为没有这么做而承担责任。因此，确定谁应该对减少特定的、与健康相关的风险负责，不仅需要对导致特定健康结果恶化的因果要素，以及可以用于改善健康结果的因果要素（与前者不必相同）进行实证调查，还需要进行规范性的调查，来确定如何在潜在的“竞争者”之间分配伦理责任。①

健康权（或公共健康权）本身，并不意味着那些健康处于危险中的

① 第二部分提出的伦理框架，含义之一：尽管公共卫生应该是国家的一个重要目标，但它并不是唯一重要的目标。那么，对于国家来说，最基本的挑战是如何在保护公共健康权的同时实现其他权利和目标。正如第 5 章提出的框架所指出的，公共健康权支持的减少风险的方式，是最小化对个人自由和自主权的影响，这通常是通过塑造环境来实现，而不是要求个人改变行为。笔者会在第 10 章的传染病案例中更详细地阐述其中意蕴。

个人应该采取措施来改善自己的健康状况，也不意味着如果他们未能这样做，就犯了什么错误。虽然，如后文所述，一些人认为，国家有充分的政策理由认为，将公共卫生服务的可用性建立在对个人责任的判断上是合理的（甚至是道德上必需的），但这种观点并不是从公共健康权直接推导出来的。

8.3 实质性责任

到目前为止，笔者一直依赖于“责任”的直觉概念（intuitive concept），但现在我们需要进行一些区分，进一步明确这个概念。首先，我们可以区分因果责任（causal responsibility）和道德责任（moral responsibility）。对于因果责任的判断，是基于对不同因素对结果所做的因果贡献程度的判定。行为主体可以对特定结果负有因果责任，而无须承担道德责任。在一起因交通事故而导致死亡的案件调查中，行人是被某辆特定的汽车撞击致死，这应该是共同认可的事实。在这种情况下，人们可能会认同该车（及其驾驶员）对此次死亡事件负有因果责任。尽管有明确的因果责任，但还是可能出现判定为不存在道德责任的情况，比如行人在没有任何示警的情况下直接走到车前。①

本章重点讨论道德责任。斯坎伦（Scanlon, 1998）对两种道德责任模式进行了有益的区分：他将责任描述为归因性责任（responsibility as attributability）与实质性责任（substantive responsibility）。如果一个行为（或不作为）可以“以道德评价所需的方式归因于某个行为人”，则该行为（或不作为）是可归因的（Scanlon, 1998：248）。有能力的行为主体自愿进行，并且了解自身从事行为的相关特征，这样的行为是可归因的。②要追究某人的实质性责任，就意味着判定这样的行为会对其他人如何对待他们产生

① 行为主体很可能会觉得在这种情况下应该承担一定程度的责任，尽管他的朋友和政府官员都明确表示，司机不应该为所发生的事情负责，而且不会被追究法律责任。更多相关信息，请参阅 Williams（1981）中关于行为主体后悔和道德运气（moral luck）的讨论。

② 还有一些情况，对于行为是否可归因，可能存在一定的分歧，比如在某人因对事实的误解而做出选择，或在受到威胁的情况下做出决定，或在严重醉酒的情况下做出决定。虽然这些情况引出了一些有趣的问题，但笔者暂且不予讨论。

影响。尽管有些关于责任的表述，暗示行为可归因于行为主体和该主体实质上应该承担责任的条件是相同的，但需要注意的是，这代表的是一种决定，而不是概念上的推衍（conceptual entailment）（Scanlon, 1998: 249）。①

在公共政策中，存在一系列有意区分归因性责任和实质性责任的做法。允许个人申请破产的立法就是一个有趣的例子，这种情况下，政策制定者明确决定出于道德或政策考虑，不追究行为主体的实质性责任，但却负有归因性责任。宣布破产允许个人重新开始，清除所有记录，无论导致他们破产的情况是不是他们应承担归因性责任的决定。这种法律规定可以在伦理学上得到辩护，因为曾经存在过一种不道德的制度，即破产者可能会被送进债务人监狱或厂房劳动，直到清偿完债务为止。②这种法律规定也可以通过致力于支持创业精神和风险投资，以及相关联的降低个人财务失败的成本等方面得到辩护。无论哪种情况，大多数成功的经济体都有法律制度，即使个人由于自己的失败或愚蠢而破产，也允许他们重新开始。③

相反，政策制定者可以决定让行为主体对特定结果负有实质性责任，无论他们是否负有归因性责任。严格责任犯罪（strict liability offences）就是一个很好的例子。通常刑事犯罪需同时具备犯罪行为（actus reus）和犯罪意图（mens rea），但无论犯罪者的精神状态如何，严格责任犯罪都会惩罚特定的行为。在美国，有几个州将法定强奸（statutory rape）定为严格责任罪行：即使犯罪者合理地相信另一方已经到了法定年龄，并且对方确实同意了，也不能成为免责的理由。严格责任在伦理上是有争议的，因为

---

① 如何在公共政策背景下解释斯坎伦的观点，有一些讨论颇有助益，蒙克提出了更为直观的表述，即将斯坎伦所描述的道德可归因性解释为“责任”，将实质性责任解释为“问责”。因此，在蒙克的术语表述中，斯坎伦主要区分的是：“即使我们认定某些个体实际上应对某个行为或结果负有责任，问题仍然在于：是否应该通过区别对待这些个体来追究他们的责任。”（Mounk, 2017: 157）虽然笔者发现蒙克的分析很有帮助，但斯坎伦的术语表述在文献中使用广泛，因此予以保留，以示尊重。沃克（Walker, 2019: chap.6）根据慢性病的治疗来解释蒙克的分析，笔者也从中获益。

② 查尔斯·狄更斯（Charles Dickens）在他的著作《小杜丽》（*Little Dorritt*）中对这种情况进行了描述，令人难忘。

③ 破产的生活经历，特别是在一个越来越不平等、对个人责任越发带有评判性的社会中，可能与立法者的意图不同。索萨（Sousa, 2018）对1977年至2016年的美国破产数据进行了历史分析，发现随着破产率的增加，对破产的耻辱感也在增加，并将这种相关性与个人主义的个人责任模型的兴起联系起来。

它将惩罚的责任与犯罪意图的要求分开，但在某些情况下，有人认为在伦理上是正当的，因为它提供了一种有效手段，确保个人或公司采取他们本来可能不会采取的预防措施，并促进系统性改变。[①]

在安全有效运行的系统中，风险治理和监管的方式可能存在各种形式的冗余。如果一个人或一个层级遗漏了某个问题，那么这个问题通常会在别处被发现。对公共服务中大规模失误的分析表明，很少出现能将失误完全归因于一个人的情况，更常见的是不同层级的一系列连锁失误。詹姆士·里森（James Reason）举了一个瑞士奶酪的类比事例，颇有助益，文献中经常引用。每一层级的监管检查都会存在一些漏洞，而要发生大型灾难，故障事件需要穿过不同层级的漏洞（Reason, 1995）。

在希望系统性地减少错误的领域，例如航空安全和消防安全，研究人员和从业者主张放弃指责个人，转向实质性责任并采用系统方法。在艾琳·芒罗（Eileen Munro）的主导下，出炉了一份开创性的关于社会关怀错误的报告，她认为：

> 灾难的发生，很少是因为某个极度无能的工作人员犯下一个重大错误，而是由一个长期以来，系统运作中的小错误或疏漏的累积导致的，其中大部分没有造成严重的不良影响，但在某个悲剧性的场合，这些错误或疏漏汇聚在一起，导致了一次重大事故的发生。当传统调查将人为错误确定为原因时，人们会假设犯错的人"本可以采取不同的行动"，他或她可能要对遗漏关键步骤或误解重要信息负责。系统方法对因果关系的描述更为复杂。操作人员只是一个因素；最终结果是个人与系统的其余部分相互作用的产物。
>
> （Munro, 2005: 534）

因此，考虑重大不良事件的系统方法强调了设计安全系统的必要性：围绕安全操作进行文化建设，并确保关注未遂事故（并建立要求报告和调查未遂事故的结构）。对实质性责任的描述深受系统性风险降低目标的影响。

---

① 有关严格责任引发的伦理问题的讨论，参见 Simester（2005）。

在其他情况下，系统分析可能表明，特定需求被忽视了，因为它们所处的区域，不清楚是哪个机构在负责。[①] 如果是这样，可以扩大某个相关机构的职责范围，确保能够涵盖被忽视的需求；或者在机构之间设定共同目标，以避免责任不明确的问题。就像避免灾难一样，改变实质性责任的分配也会改变正在发挥作用的因果要素，削弱一些因果途径并加强另一些因果途径。

尽管分辨归因性责任和实质性责任的目的和价值现在应该已经相当清晰了，但不幸的是，无论在大众层面还是学术文献中，大部分的辩论都忽略了这一点。这有时会引发一些略带偏颇的讨论，其中一些人希望否定在卫生领域的优先次序决策中使用实质责任判断标准，有时觉得有必要争辩说，导致健康不利的行为，从来不会或很少达到责任归因的标准。正如我们将看到的，公共健康权论倡导的是将实质性责任和归因性责任分开，但不必否认人们对与健康相关的行为负有归因性责任。

8.4 社会民主主义的责任观及其衰落

20 世纪 50 年代到 70 年代，在西欧，尤其是在斯堪的纳维亚地区，繁荣的社会民主福利国家倾向于采取一种实质性责任的方法。这种方法与归因性责任存在非常大的差异。他们这样是有意为之，目的是确保政府和雇主在公共卫生方面承担大量实质性责任，而个人公民所承担的责任则要少得多。

那些热衷于系统性变革的政府，出于社会安全的考量，采取了一种严格的责任制来确保工作场所的健康与安全。在这样的背景下，即使雇主在某个特定场合无法合理地避免造成员工伤害，他们仍可能因员工受伤而受到惩罚，这就极大地促进了安全文化的形成。而且，卫生系统有意将个人如何患病的问题排除在外，不考虑这些问题对接受治疗的资格或优先级的影响。即使某次特定的伤害是自己造成的，并且受伤的人知道他们将自己置于危险境地，卫生系统也会将这些事实视为无关紧要。

① 正如威廉姆斯（Williams, 2008: 467）所说，“责任总是容易在空隙中漏掉；现实的变化总是有可能打破现有的责任划分；实际权力可能与名义责任相距甚远。或者换句话说，如果每个人都只是‘做自己的工作’，仍然会出现组织整体不负责任的情况。在这种情况下，我们都必须收拾残局，留意未履行的责任，并避免陷入不服从或侵犯他人责任领域的境地”。

罗尔斯（Rawls）的正义理论，有力地阐明了作为社会民主主义模式基础的那种伦理观。罗尔斯的讨论仅限于如何正确地建立基本的社会结构（罗尔斯称之为社会的“基本结构”（basic structure）），并认为对个人责任的评判在这类讨论中应该只起很小或次要的作用。通过无知之幕思想实验，罗尔斯探讨了正义制度的设计问题，询问自由平等的人（不了解自身社会角色或地位：是男性还是女性、富人还是穷人、多数派还是少数派的成员）会选择哪些原则。在罗尔斯看来，考虑到他们讨论的情境，原初状况下的初始假设是各方份额平等，并假定不平等的情况需具备正当性；不应该简单地假设不平等的存在是合理的（Rawls, 1999 ：130）。

罗尔斯举出了两种支持不平等的理据：应得（desert）论证和激励（incentives）论证。从应得论证的角度来看，个人的行为和成就具有某种道德素质，使由此产生的不平等具有内在的可取性。从激励论证的角度来看，如果容忍某些类型的不平等，那么对社会制度的总体影响会更好，即使在制度建立之前，获得激励的人并不应得这些奖励。因此，从激励的角度提出的理据，是将不平等作为追求其他正当目标的副产品来进行辩护，而不是独立于任何社会结构的有效性主张。

罗尔斯承认“常识倾向于认为，收入、财富和生活中的美好事物应该根据道德应得（moral desert）来分配”（Rawls, 1999: 273），但他否认在无知之幕的后面，人们会选择这样的原则。他的论点的关键在于，没有人应该得到自己无力影响的东西。因此，为了证明存在应得的不平等，应得理论的支持者应当区分个人生活和选择中，哪些特征适合成为应得主张（desert claim）的基础，哪些不适合。

罗尔斯认为，个人无法应得：他们出生时的境遇；他们在达到理性年龄之前出生和发展的社会阶层；他们天生的禀赋（如与生俱来的才能或缺陷）；在达到理性年龄之前学到的才能；一生中的好运或衰运（如疾病、事故、地区经济衰退等）。罗尔斯还认为，重要的是，这些不能对个体进行责任归因的特征，通常是我们有能力做出负责的决定的核心所在，也会对其他特征产生深远影响：“即使是为了获得通常意义上的应得（之物），进而做出努力、尝试的意愿本身，也取决于幸福的家庭和社会环境。”（Rawls, 1999: 64）

出于这些原因，罗尔斯认为将前制度性的（pre-institutional）道德应得理论纳入社会基本结构会是一个重大错误。然而，他确实认为，基于现有社会制度，满足合法预期（legitimate expectations）是很重要的（Rawls, 1999: 273）。尽管以罗尔斯的正义原则为指导的社会，允许存在收入和财富上的不平等，但这只是因为某些程度的不平等所带来的激励效应。这样做将创造出更多的社会财富供人们分享，而那些处境最差的人在这样的社会中，也会比在严格平等的社会中生活得更好。

因此，社会民主主义和罗尔斯的正义方法都包含了蒙克（Mounk, 2017）所描述的责任的制度性：从一个社会试图建立和维护的制度的本质出发，并以此设计关于实质性责任的解释。从制度的角度来看，我们完全有可能认为，为了充分实现特定机构和服务的目的，就无须去评判想要获取特定服务的公民是否负有归因性责任。事实上，提供普惠福利而不进行经济状况调查（means test），是社会民主主义方法中的一个重要支柱。

罗尔斯在《正义论》中关注较少，但在他后来的著作中越来越重视的一件事情是，他的理想化社会愿景可能因为不平等的加剧而崩解，尤其在财富不平等和富人对政治进程的控制增加的时候。在现实世界中，通常会出现这样一种偏差：人们明白奖励计划是为了提供激励而设立的，但却不一定认为这些激励是应得的。

知识产权谈判的进展提供了一个有力的例证。随着知识产权成为越来越重要的收入和财富来源，人们的立场也发生了转变，从明确规定法律权利的设定是为了提供激励，转变为许多人将法律权利视为对前制度性应得的回应。沃尔德伦（Waldron）对这个过程的解释如下：

激励的作用，在于给人带来好处，鼓励我们想要的行为。这样的好处可以看作对他们努力的回报。奖励通常是为了对道德应得进行回报，我们奖励那些应得的人，惩罚那些不应得的人。因此，作者理应享有以社会政策的名义保护的知识产权的权利。这种思想从鼓励转向激励，再到收益，再到奖励，最后到应得，因此，一开始只是关于理想社会政策的问题，最终演变为一种对道德权利（moral entitlement）的论述。（Waldron, 1992: 851）

这种将激励逐渐转变为应得的不平等过程，对罗尔斯式和社会民主式社会的长期稳定具有重要意义。如果激励措施被理解为是富人应得的奖励，那么社会的凝聚力将会受到破坏，尽管最初这些激励措施的目的是确保更大的社会总产出。

事实上，即使是那些最为支持社会民主主义目标的人，也普遍认为社会民主主义的实践已经岌岌可危，这是一系列相关因素共同作用的结果：财富不平等显著增加；福利国家从普遍覆盖向“安全网”（safety net）模式转变；国内人口多样性增加；责任向更具评判性的模式转变，将实质性责任模式与归因性责任模式更加密切地结合在一起。①

社会民主主义计划的全盛时期与布雷顿森林体系的存在期间（1945—1971年）相吻合。该体系在世界主要经济体实施了严格的资本管制，并且严重限制了跨国资本流动。这使当时的所得税税率显著高于现在的水平，例如，1963年，美国的最高边际所得税率为91%，英国为89%。对高收入阶层征收极高的边际税率意味着财富不平等程度降低了：既因为税收增加，也因为极高的边际税率本身减少了提高工资的压力。布雷顿森林体系的衰落标志着资本管制的结束，在此之后出现了国际税收竞争，并在政策制定者中间出现了一种越来越普遍的信念，即需要降低所得税和公司税来避免资本外流。

到了20世纪70年代末，支持社会民主主义实践的战后共识（post-war consensus）开始瓦解。② 在美国和英国，里根和撒切尔政府开启了放松监管和私有化的进程，并大幅削弱了对税收再分配理念的关注程度，许多其他国家也走上了类似的道路。③ 到1989年，美国的最高边际所得税率降至28%，英国则降至40%，而后略有回升，目前（本书编写时）美国为35%，

---

① 朱特（Judt, 2009, 2011）和瓦鲁法克斯（Varoufakis, 2016）是对这一过程最为敏锐的两位政治评论家。蒙克（Mounk, 2017）和 杨（Young, 2013）对这个故事中与责任相关的元素进行了出色的描述。

② 译者注：战后共识是指二战后英国主要政党之间达成的一种共识，即在国家医疗、福利、教育等方面实行国家干预，同时保持私有制和市场经济。

③ 皮诺切特（Pinochet）领导下的智利为其中一些想法提供了实验的机会。早期的评论，参见雷泰勒（Letelier, 1976）的相关著述。

英国为45%。同一时期，公司税率也大幅下降。有关数据和分析，请参见皮凯蒂（Piketty, 2014）。随着资本管制的减弱，利用避税天堂和复杂的国际所有权制度进行侵略性避税（aggressive tax avoidance）也成为可能，超级富豪的税收负担进一步减轻。

此外，自20世纪80年代以来，全球经济也经历了从主要财富来源为有形商品到无形商品（如知识产权、品牌和媒体平台）的转变。对于无形商品的市场来说，它们表现出了一些特征，例如网络效应、高昂的前期成本但较低的边际成本，以及客户习惯于特定的服务和产品。这些特征共同构成了亚瑟（Arthur, 1989）所描述的收益递增经济（economy of increasing returns）：领先的公司往往会进一步扩大自身的领先地位。在收益递增时，就会出现显著的路径依赖性，如果没有坚实的监管和治理，市场将倾向于垄断或寡头垄断。当然，各国政府实施监管措施的能力，由于资本流动性的增加而显著削弱，跨国公司可以轻松地转移到监管制度对其更为有利的地区。①

人们认为，社会民主主义模式的福利国家起到了提高标准的作用。中产阶级“在许多情况下得到与穷人相同的福利援助和服务，例如，免费教育、廉价或免费医疗、公共养老金等。结果，到了20世纪60年代，欧洲中产阶级拥有比以往任何时候都更多的可支配收入，生活中的许多必需品都已预付税款”（Judt, 2009）。到了20世纪80年代，美国总统里根和英国首相撒切尔做出了变革，随之而来的，是对福利国家的政治共识从普遍主义的愿景，转向了为真正需要的人构建安全网。放弃通用模型，带来了更强的审查需求和更多的条件限制，以确保不符合条件的人无法申请福利。

这种福利国家政治正当性的转变，正好与移民数量的大幅增加相吻合，因此在社会民主主义的基础理念中被视为理所当然的风险共担和团结互助，也受到了这方面的压力。在过去，福利国家内的团结理念可以建立在共同的国家文化遗产上，但在多元文化社会中，这些叙事似乎不再像以前那样具有统一性，也不再能够证明团结的合理性。如果这些叙事依然具有影响力，那么它们更有可能产生一种排外的团结，把新来者视为共同的威胁予以抵制，而不是一种包容的团结，去扩大和重新思考“共同体”

① 正如笔者之前曾经提到过的（Wilson, 2020），这些变化在很大程度上导致了像比尔·盖茨这样的超级富豪数量的增加，他们通过慈善事业改变了全球卫生格局。

（we）的边界。

社会民主主义衰落的最后一个因素是责任话语的转变，从对他人负有义务和支持共同利益的义务为重点，转向强调原子式自力更生的理念。正如蒙克所说：

以前的责任概念是基于公民对他人的关心，而现在它主要指的是照顾自己的义务……它的基本宗旨很明确：所有公民都有义务照顾好自己。虽然他们可以期望社会在他们陷入困境时（意外或先天残疾等）给予帮助，但这种公众团结有严格的限制条件。

（Mounk, 2017：36）

这些因素中的每一个都是相互关联的，并且往往会相互强化。日益加剧的不平等往往会削弱社会团结意识，而这种团结意识来自所有人，无论贫富，都认为自己生活在同一个社会世界中。不仅富人和穷人的体验大相径庭，而且富人也越来越有可能不再像穷人一样依赖相同的公共服务。在某种程度上，公共服务不再被视为普遍服务，而是为穷人提供的某种服务，这为更具评判性和条件化的政策敞开了大门。政策制定者很少会对自己及其社交圈子里的人在获得服务的条件中施加羞辱性要求，但在他们看来，如果是为他人利益服务，就很容易会施加此类要求。

从另一个角度来看，社会团结度的降低，本身就是一种更加个人主义的责任模式的驱动力，因为公民变得不太愿意信任他人，也不愿意参与有利于他们的团结互助计划。反过来，由于团结力量的丧失和个人主义责任模式的兴起，通过实施必要的立法和政策变革来大幅减少收入和财富不平等则变得更为困难，因为个人主义责任模式使人们更倾向于认为富人的财富是应得的，而穷人未能自助。虽然从公共健康权的角度来看，推动社会民主的道德愿景仍然具有吸引力，但要回到社会民主社会并不容易。

8.5 运气平等主义

政治立场的转变导致了自由平等主义政治哲学方向的改变。到了 20

世纪 80 年代，由于对个人责任关注不足，罗尔斯所捍卫的那种社会似乎饱受批评。罗尔斯的差别原则（difference principle），本意是规定收入和财富中允许的不平等程度，仅要求社会和经济不平等“对社会中处境最差者最有利”（Rawls, 1999），但并不关心这些处境最差的人是如何陷入这种境地的。

罗纳德·德沃金（Ronald Dworkin）认为，差别原则遗漏了公平的一个重要因素：作为正义问题，个人所得到的结果应该是对其自愿选择的回应（Dworkin, 1981a，1981b）。为了充分地阐述这个主张，在一个广为讨论的思想实验中，金里卡要求我们设想两个初始条件相同的人——才能、社会背景和资源条件都平等。其中一位，只对打网球感兴趣，并用自己的土地建造了一个网球场。他的工作时间很短，其余时间都用来提高反手击球技术。另一位，用她的地自己种菜，然后卖给别人。她的工作时间很长。如果没有某种形式的再分配，种菜的那位园丁很快就会比网球运动员拥有更多的资源。如果我们假设网球运动员随后会成为处境最差的人，这就揭示了罗尔斯叙述中的一个漏洞：他没有想过区分那些因为无法控制的情况而处境最差的人和那些出于自主选择而处境不佳的人。金里卡认为，如果最终由园丁来补贴网球运动员的生活，这似乎是不公平的：“平等待人的前提是人们为自己的选择付出代价。”（Kymlicka, 2002: 74）

柯亨（Cohen）认为，德沃金提出的那种宽容的方法，其核心优势在于：它允许自由平等主义者就右翼对社会民主的批判做出辩证式的回应，从而整合并化解“反平等主义的右翼阵营中最强大的观点：选择与责任”（Cohen, 1989: 933）。在柯亨看来，自由平等主义应该赞同右翼的观点，即需要将实质性责任和归因性责任结合起来，同时还认为，如果不平等不是由个人应该承担归因性责任的选择所造成，则需要对正义进行矫正。

由此产生的一系列观点，有时被描述为迎合责任的平等主义，但更常见的是运气平等主义，也是笔者选择使用的术语。[①] 持这种立场的两个代表性观点是：一种是特姆金提出的“富有争议的是，有些人并非由于自身的过错而比其他人过得更差”（Temkin, 1993: 17）；另一种，柯亨认为平等

① 尽管德沃金启发了运气平等主义，但他并不自认为是运气平等主义者，反倒更倾向于通过公平保险（fair insurance）的理念来说明他的观点。有关德沃金与运气平等主义的概述，请参阅阿内森（Arneson, 2018）。

主义的目的是“消除非自愿的劣势，我指的是受害者不负有责任的那部分劣势，因为它无法适当地反映出他已经、正在或将要做出的选择”（Cohen, 1989: 916）。因此，运气平等主义者可以同意，像园丁和网球选手这样的情况，允许不平等存在，但如果不平等是因为不幸所致，则应出于正义进行矫正。

布雷克与里斯（Blake and Risse, 2008）对正义的两种不同思考方式进行了区分，颇有助益：直接观点和间接观点。运气平等主义是一种直接观点，而罗尔斯的立场则属于间接观点。从直接观点来看，有关分配正义的主张可以直接从抽象的道德原则中得出，如道德平等主义（在某种重要意义上个人是平等的），以及“如果某些人不是由于自身过错而比其他人境遇更差，那么就是不好”的原则。

从间接观点来看，情况则更为复杂。仅仅思考基本的道德概念，无法得出公正的利益分配方法。相反，正义要求在个体之间维持某些规范性的相关关系。不平等的存在对这些关系并非无关紧要，但在算法上并不直接相关。虽然直接理论家可能认为，仅了解特定物品的分配就足以确定分配是否公平，但间接理论家会认为正义的含义更为丰富，跟语境相关。对于间接理论家而言，物品分配中的公正也取决于各种因素，例如不平等的规模，个人诠释不平等的方式，以及一个领域中的不平等对其他领域的不平等产生的影响。

因此，运气平等主义的回应，与罗尔斯最初的范例有两个方面的不同。首先，对正义的描述，由间接转变为直接。其次，从视正义为根本，并据此在具体语境中解释实质性责任的间接观点，转变为一种以前制度性观点为基础的责任观，将实质性责任与归因性责任紧密结合，并以此作为构建正义理论的可接受性约束（acceptability constraint）。对于正义理论的目的以及认定某人应当承担实质性责任的理由，这两种方法在基本概念上存在着显著差异。例如，像园丁和网球选手这样的案例，预设（而非证明）实质性责任应与归因性责任相一致。这种思想实验很可能不仅缺乏外部有效性，而且也是在回避问题的实质，我们应当从制度上来看待实质性责任。

本章无意对直接与间接正义观点的优缺点进行全面分析。这部分关注的是更为具体的问题：卫生系统应如何看待实质性责任。[①] 笔者认为，在公共卫生的背景下，如果平等主义者将归因性责任与实质性责任紧密地结合在一起，这会成为一种弱点而不是优势。

运气平等主义者立场的基本组成部分之一，是坚持认为某种选择是否可以间接归因，对由此产生的不平等是公平还是不公平存在影响。要将归因性责任和基于正义的矫正视为相互排斥，那么运气平等主义方法的前路，会在严厉的评判和傲慢的蔑视之间显得非常狭窄，陷入两难境地：要么政策最终会污名化或惩罚那些对其糟糕状况没有充分承担归因性责任的人，要么政策可以随意地将个人视为无能或不负责任。

最初存在这样一种担忧：在简化的思想实验世界中，这种方法在健康领域可能会得出错误的结果。马克·弗勒拜伊（Marc Fleurbaey）引入了关于伯特（Bert）的案例。尽管伯特在人生际遇方面很正常，但"他自由地选择了一种疏忽和鲁莽的性格"（Fleurbaey, 1995）。喜欢感受风吹拂头发的他，明知违法，仍然故意不戴头盔骑摩托车。由于疏忽，伯特发生了事故，导致头部严重受伤。他无力支付手术费用，也没有医疗保险。考虑到弗勒拜伊在案例设置中的规定，伯特对于发生在他身上的不幸负有常理范围内的责任，因此最初很难看出运气平等主义者如何避免判断伯特的伤害是由他自己的选择引起的，而纠正这种选择不属于正义问题。

这个结论在许多人看来似乎相当苛刻，并且与正义的要求相反。针对这种情况，运气平等主义者有时认为，虽然不存在正义义务，但在这种情况下可能存在慈善义务或团结义务。另外，一些运气平等主义者主张我们应该对正义的内涵持多元主义态度（Segall, 2007），或者质疑案例的实际相关性，认为运气平等主义者应该关注的是选择本身而不是每个个体的选择（Cappelen and Norheim, 2005）。

避免傲慢的蔑视也会是一个难题。针对运气平等主义过于个人主义和对结构性不公正不够关注的指责，巴里（Barry, 2006）给予了彻底的反驳，他认为世界上存在着结构性不平等，这意味着理性的运气平等主义所要求

---

① 第 9 章讨论了与健康相关的不平等问题，探讨了正义的直接和间接表述，并认为应优先选择间接方法。

的责任条件实际上很少存在。根据这个观点，个人很少能对他们所做的选择负责。“应用这个理论可以得出结论，当下存在的不公平现象很少是可以接受的。运气平等主义的天才之处在于指出了所有真正关注个人选择的理论都存在的激进之处”（Barry, 2006: 102）。如果接受这个论点，确实会极大地扩大原生运气（brute luck）的范围，因此会削减运气平等主义的应用范围，而运气平等主义会允许对处境不佳之人持有评判态度。然而，就决策者应该如何思考实质性责任的核心问题而言，这并不是一个好的答案，不仅是因为巴里的归因性责任方法在实践中很可能永远不会被采纳。认为社会如此不正义，以至于几乎没有人对任何事情负有归因性责任的说法，可能会贬低和诋毁那些处境困难的人所拥有的能动性。

斯特劳森（Strawson, 1974）的主张很有说服力：责任的可归因性概念是人类尊严和道德观念的核心。尽管因受到指责而承担责任可能令人不愉快，但受到表扬和指责的可能性，以及更普遍地承担责任的可能性，是理性和人类尊严不可分割的元素。举例来说，在刑法中将某人视为不负责任或缺乏做出决定的能力，也就是认为他们并不拥有完全的自主权。因此，否认归因性责任在人类生活中的重要作用，可能会破坏平等正义所要捍卫的平等尊严感。在公共政策的话语中，主张几乎没有人能对自己的选择或结果负有归因性责任，以此来抵制个人责任的崛起，即便取得胜利，代价也是极为高昂的（Pyrrhic victory）。①

如果运气平等主义有助于帮助政策制定者做出明智的决策，那么明晰如何区分“选择”和“环境”以及二者的界限所在至关重要。在思想实验中，可以设定某一特定结果是由选择抑或环境造成的，但在思想实验之外，要对结果进行公正的分类却有一定难度。运气很难定义，甚至更难衡量。这个问题在哲学文献中大多被忽略了，尽管在经济学和哲学的交叉领

① 在一本关于成长的回忆录中，达伦·麦加维（Darren McGarvey）记录了格拉斯哥的贫困、虐待和药物成瘾问题，书中解释道：“当我们的处境超出了控制能力，承担某些事情的责任是违反直觉的。在我们遭受了虐待、忽视或压迫的情况下，更是如此。但是，努力承担责任与指责无关，而是诚实地尝试确认我们有能力处理哪些难题。我们这些左派擅长将社会上的每个问题简单地归咎于‘制度’或定义模糊的权力动态，而（承担责任）这种方法则更为激进。”（McGarvey, 2018: 177）

域中有过一些讨论。[①] 结果是，根据所采用的责任模型以及分配归因性责任的条件，可能会采取各种潜在的政策立场来表达运气平等主义的要求。“在现实世界的结果层面，运气平等主义是一种程序性的赌博，结果可能是介于全面的福利结构和异常严苛模式之间的任意情况”（Ahola-Launonen, 2018: 48）。

一些人主张进行分工，并认为这不是严格意义上的运气平等主义的问题，因为“运气平等主义关注的是如何回应责任，而不是实际上由谁对具体后果负责”（Albertsen and Knight, 2015: 167）。运气平等主义者强调，分配应该对选择和责任作出回应，但他们要么认为应该由其他人来定义责任的具体归属，要么以多元化的方式去解释责任，并选择使用符合自身政治观点的责任概念，但这样做显然存在适得其反的危险，可能会进一步削弱最不利者的地位。特别是在实践中，决策者可能更加强调个人主义的责任模式，即使老练的运气平等主义者希望强调更为丰富的社会参与模式（Voigt, 2013: 154）。在权力极度不平等的情况下，运气平等主义的方法可能会无意中进一步巩固结构性不公。

无论如何，似乎可以合理地假设，如果国家官员要准确地确定公民对自身遭遇的不利事件所承担的责任归因程度，会需要获得每个公民的大量私人信息。这就很可能与国家必须尊重公民隐私不相容（Wolff, 1998; Anderson, 1999）。在健康领域，考虑到医疗保密（medical confidentiality）和医患关系的敏感性，这是一个特别受到关注的问题。显然，如果患者认为他们的医生将会评判他们的选择并可能因此给予惩罚，那就很难向患者灌输一种良好的治疗联盟（therapeutic alliance）所需的开放和信任态度。因此，有关特定疾病发作的个人责任程度的信息，尚不清楚要如何在不破

---

① 罗默（Roemer）的观点是哲学文献中最有影响力的论述之一，他认为公平的做法是参考其他个体的相似处境，设定一个基准水平，以风险水平提高的相对程度来追究某人的实质性责任（Roemer, 1993）。这种方法有一个重要的问题尚未解决，每个人都属于多个参考类别，例如男性、教师、年龄介于20岁到30岁、劳动阶级，或者27岁的男性劳动阶级教师，或者一名娱乐性毒品使用者。一个人被归入的参考类别对基准风险率的确定会产生重大影响，而一个人属于哪个参考类别，答案并不是唯一的（Hájek, 2007）。关于这个主题，在一篇较新的综述文章中，罗默和特兰诺得出结论，机会平等的主要焦点应该是“各种不同情形下的结果平等化”，而不是过多地关注何时不应该补偿那些错误的选择（Roemer and Trannoy, 2016: 1328）。

坏信任的前提下，进行收集和使用。

为了准确判定选择和环境之间的界限，获取必要的信息但又不会对隐私造成不成比例的干扰，这是很困难的。强调个人责任的政策可能会变得具有惩罚性、武断或对社会有害，总而言之，是不负责任的。蒙克（Mounk, 2017）指出，在美国的公共政策辩论中，如果导致穷人处境恶化的因果链条中的任何一环可以归咎于他们自身，他们就会受到指责。这是不合理的，因为可能有许多其他因素在导致不良事件发生中发挥了同样重要或更为重要的作用。此外，在有关责任和健康的讨论中，往往会将那些已经受到污名化的群体，比如酗酒者、吸烟者和肥胖者，单独拿出来指责。这些受到污名化的群体，只是许多种个体引发健康风险增加的情形之一。因此，人们显然会担心，这种选择性地针对所谓的个人未尽到责任的做法，会引发替罪羊或责怪受害者的问题（Friesen, 2018）。

8.6 允许，而不是强迫人们承担责任

我们在本章开始时对不同的问责实践进行了概述——包括在个人负有归因性责任的情况下不追究其责任的做法，以及在无归因性责任的情况下追究其责任的做法——也解释了由于公共政策目的的不同，如何将各种不同的对责任的诠释方法，视为通顺易懂的。与情境主义相反，运气平等主义倾向于采用自上而下的方法，将归因性责任和实质性责任紧密结合起来。一个推论就是，运气平等主义方法很难解释，甚至无法承认，在某些政策领域可以通过有意地不以归因性责任的判断作为国家对个人所负义务的条件，来实现正义利益的最大化。

实质性责任的制度表述考虑了更多的语境灵活性。在特定情况下，归因性责任和实质性责任应该如何结合，取决于具体的情境特征，例如政策目标；根据实质性责任判断标准，个体不承担实质性责任的情况下是否有可能采取有利于政策目标的行动；个体承担实质性责任在多大程度上会使他们更有可能采取有利于政策成功的行动；决策者获得足够准确的判断归因性责任所需的信息的成本（无论是财务成本还是伦理成本）；等等。

在刑事司法政策这个领域，制度性表述与运气平等主义者一致认为，

保持归因性责任和实质性责任紧密结合的理由是非常充分的。确保所有且只有罪犯受到惩罚，从而使归因性责任和实质性责任相一致，这是公认的刑事司法公正的先决条件。由于违法行为可能带来的不公平的优势，刑事司法制度的另一个主要目的是将应该承担责任的人绳之以法，并确保罪有应得的人受到适当的惩罚，以此激励人们遵守法律。因此，在刑事司法的背景下，将归因性责任和实质性责任统一起来，既有内在原因也有工具性的原因。

相比之下，公共卫生政策采取尊重个人自由和自主权的方式来改善个人健康状况，达到保护并促进全民健康的目的。认定只有意外患病的人才应该得到帮助，这不是医学和公共卫生的精神内涵。事实上，在弗勒拜伊（Fleurbaey）所举的例子中，即便是将伯特（Bert）的行为设定为疏忽大意，也很少有人会认为不给予治疗才是正确的做法。此外，公共卫生旨在惠民的个体对象，已经有强烈的动机去保护自己的健康：如果他们的健康和福祉正在显著恶化，那么他们就正在遭受或可能遭受严重的不良影响。如果某人正在缩短自己的生命，或正在增加自己未来的痛苦和行动不便，这一事实并不能提供足够的内在动机，那么让他们为未能保护自己的健康承担责任是否会提供有效的额外激励，这一点并不是很清楚。

总的来说，从制度角度来看，我们有充分的理由认为刑事司法中应将归因性责任和实质性责任紧密相连，但也有充分的理由认为这两种责任不应在卫生政策中紧密相连。这就引出了一个基本问题：是用运气平等主义派生出的单一标准取代现有的、不同语境下的责任理解（从而放弃制度性的责任表述），还是保留现有、不同语境下的理解，从而放弃运气平等主义?

明确回答这个问题超出了本章的范围，但我们会给出一些理由，来说明公共健康权论（以及更广泛的医疗保健）为什么需要将实质性责任与归因性责任明确地区分开来。如果这些考量是有说服力的，可以得出一个推论，即运气平等主义者错误地解读了个人责任话语崛起所带来的难题。也许正确的回应不应该是将个人责任的观念纳入平等主义理论，而是在不断加剧的不平等和文化分化（cultural differentiation）的背景下，重新阐明一个令人信服的社会团结的愿景，并以此来解释和论证各种实质性责任模式。

就公共健康权论而言，公共卫生的主要目标是构建这样一种系统，即在符合其他伦理要求的情况下，个人的健康结果不取决于个人做出的特定选择。个人一开始就不应该处于危险或不安全的环境中；如果他们确实处于这种环境中，他们应该可以依赖后援力量和其他人，帮助他们面对这些危险。难点在于制度设计，需要在尽可能保持自由和自主的同时，考虑到人类行为的各种可能性，让任何人都不会受到伤害或损害，即便受到了伤害或损害，也会很快恢复正常。有时候，这可能会让不想得到帮助的人感到更加困难，但正如第 5.7 章节和第 6.5 章节所论述的那样，有人因保护他人健康和安全的措施感到恼火，并不意味着这些措施是不正当的。公共健康权很重要，确保每个人的生命安全是负责任的社会的核心职责。

在这种将安全和平等公民权纳入制度设计的方法中，并不需要否认归因性责任的重要性。正是因为每个人都有理由珍视自己的生活方式，所以我们才致力于保障安全，并在人们跌倒时提供帮助。完全可以认真地对待归因性责任，同时也坚定地致力于确保履行责任不是拥有美好生活或健康生活的必要条件。这样一来，我们就可以牢牢地把握住责任最重要的要素，即个人能够以积极的方式改变他们的生活前景，而不再去坚持“没有人会对任何事负责”的错误观点。

可以通过区分“允许人们负责”和“强迫人们负责”这两者来理解这种区别，前者意味着他们的行为和选择将对他们的生活产生有意义的影响，而后者则是让他们独自走过一个狭窄的悬崖，一失足就会带来灾难性后果。公共健康权论将责任作为一种伦理美德和理想保留的同时，消除了责任化（responsibilization）政策不负责任的特征，即将更多的重担压在个人责任上，社会会变得更好。①

因此，公共卫生和更广泛的医疗保健应该拒绝这样的建议，即有效的正义主张的范围开始于归因性责任结束的地方。详细地了解慢性病护理的情况，可以让我们明白其中的原因。现代医疗保健系统中提供的大多数慢性病护理，会假定患者能够承担起依从治疗建议的归因性责任，否则这种

---

① 杜威等对这一点的表述非常透彻：“追究个人的责任，是为了让他能够对自身处境中隐含的义务有责，即对他人的需求和主张有所回应。要求他人对自己的行为负责的人，自己也要对这种回应的发展方式负责。否则他们就是对自己的行为不负责任。”（Dewey and Tufts, 1981: 304-5）

方式就没有太多意义（Walker, 2019: ch.6）。在糖尿病或艾滋病等疾病中，疾病的日常控制和管理在很大程度上取决于患者。虽然患者可能每隔几个月去看一次专科医生，但决定患者病情保持平稳状态还是恶化的主要因素是他们对治疗方案的依从程度。例如，糖尿病患者的血糖水平是否控制得很好，或者艾滋病患者是否按时服药，确保病毒不会产生耐药性。除非患者不仅能够控制自己的治疗方案，而且实际上又能够成功地做到这一点（至少在足够的时间内可以），不然这两种情况都不会按照预期出现。因此，一概而论地判定患者对坚持治疗不负归因性责任，这种想法似乎是行不通的。

同时，所有证据都表明，长期治疗的依从率实际上相当低（在大多数情况下不超过 50%），而且患者通常不会向医疗保健人员完全诚实地表达他们的依从程度。一系列社会因素与依从率息息相关，包括药物副作用、对药物依赖的不良印象、宗教观念和关于健康的更广泛的社会决定因素。尽管有这些关于患者依从率的证据，但很少有理性的评论者会认为，尝试根据确定哪些患者因未能做到“依从”而负有归因性责任来作为卫生系统做出反应的条件，会对患者有所帮助，或者会让医疗保健专业人员更有效地开展工作。应为患者提供高质量的护理和医疗支持，无论他们的依从性如何。①

8.7 小结

责任，无论形式如何，都是伦理推理的核心问题。在此，笔者强烈反对 20 世纪 80 年代初以来，随着社会不平等程度加剧而发生的责任概念的狭隘化。在政治背景下对责任的讨论越来越多地被视为个人责任方面的问题，而个人主义模型下的个人责任，是要将个人孤立出来进行指责。将这种方法应用到健康领域，很可能是不公平的，因为它把责任归咎于个人，又排除了个人所处的复杂系统的所有其他部分。这样的方法极有可能适得

① 医疗支持的类型对患者的依从性会产生重大影响，而依从性本身也会具有社会梯度（Stutzin Donoso, 2018）。这样一来，定制医疗支持的重要性就会增加，而不是减少。

其反。

运气平等主义的方法，旨在将认真承担个人责任的承诺与平等分配观结合起来，但很难避免严苛和被贬损的情形，而且没有理由认为它们会为公共卫生责任提供一种有启发性的方法。采用间接的正义方法会比较好，并从制度的角度考虑实质性责任。公共健康权论推荐一种实质性责任的方法，允许个人对自己的健康负责，而非强迫，正如我们即将在第 10 章中看到的，尽管也会在必要时，为确保群体免疫而在个人层面保留一定程度的实质性责任。实质性责任的重点会放在追究国家和企业的责任上。

正如我们所看到的，不平等的加剧、团结程度的降低以及更偏向个人主义和评判性的实质性责任模式，这些因素共同导致了社会民主模式的衰落，这本身就对公共卫生造成了深刻的政治挑战。重新思考健康公平，以及如何在不太友好的制度大环境下追求这一目标是至关重要的，下一章将对此进行探讨。

9

测量并消除与健康相关的不平等

9.1 引言

从个体的基因构成到社会结构和全球政策，有无限多种因素直接或间接地影响着每个人的健康。这些因素显然包括医疗保健和公共卫生领域的政策，但也包括诸如交通政策设计、税收制度结构、住房政策和劳动法等方面。狭义上理解的健康领域内的因素也会影响到这个领域外的变量，如收入或交通选择，然后反过来进一步塑造狭义上的健康结果。

从系统角度来思考这个问题，对我们而言并不陌生：输入和输出之间的区别并不是绝对的，对于系统中的一部分来说是输出，对于另一部分来说则是输入。举一个非常简单的例子，如果一个卫生系统按照逆向护理法（Tudor-Hart, 1971）运作，那么一个地区的人均医生数量和健康结果之间就会形成一个反馈回路。不仅医生数量将影响实际的健康结果，健康结果也将对人均医生保有量产生影响。类似的反馈无处不在，尽管机制上通常更为复杂。找出所有相关因素及其相互关系是一项艰巨的任务，因为这些因素的影响在不同的生命周期阶段、不同的族群或地理位置之间并不均匀。

这意味着，虽然健康方面某种特定的不平等，比如城市中贫困地区与富裕地区的预期寿命差异，经常会被单独拿出来讨论，但实际上可以讨论的不平等有无限多种。即使将注意力局限于狭义的医疗保健系统上，医疗系统通常测量的变量也包括预期寿命、健康预期寿命、孕产妇死亡率、结肠癌治疗五年生存率、手术并发症率、医疗引起的破产人数、人均医疗支出、人均医生数量、人均医院床位数量、疫苗接种覆盖率、基层医疗就诊率和对医疗服务的满意程度等。这些变量中的每一项，以及在卫生系统内外使用的数以千计的其他变量，还有无限多的可以测量但目前无法测量的变量，都会揭示出各种不平等现象。

本章会更详细地探讨与健康相关的不平等现象。笔者所使用的“与健康相关的不平等”一词，是意存包容和开放态度的，因为需要分析的部分内容是，变量的范围需要扩展到什么程度，才会对公正、健康和不平等的思考产生效用。卫生系统应该如何去测量与健康相关的不平等？如何判断哪些不平等现象有失公允？哪些非正义的不平等现象应该优先处理？相关因素和潜在干预点的范围之广，迫切地需要一个道德框架来对健康的公平性问题进行思考。

正如第 8.5 章节所探讨的那样，哲学中关于平等的内涵和意义有两个主要取向：直接和间接的正义观。直接的正义观认为，平等基本上是适用于事态和事物分配的度量标准。按照这种观点，当事物按照一个抽象描述的模式进行分配时，这就是公平的；如果假设这个理想模式是平等的，那么与福祉相关的任何不平等在一定程度上都会受到反对。运气平等主义是通过将直接的正义观与“理想模式应当考虑个人选择”的理念相结合而形成的。

间接的正义观认为，应该将平等理解为一种根本的社会利益。根据这样的观点，我们需要了解更多的东西，才能理解特定的不平等是否会引起反对，如果是，又是如何引起反对的。在间接观点中，除了不平等本身之外，反对不平等的原因可以有很多种。这与不平等产生的方式、影响或不平等所表达的事实有关（Anderson, 2010: 2–3）。例如，特定利益方面的不平等可能会导致违反平等关注（equal concern），或者在权力和塑造民主制度能力方面的严重不平等，又或者是引起反对的地位不平等（Scanlon, 2018）。

本章认为，要对健康公平进行阐释，使之具有可行性和政策相关性，则需要关注结构和过程及其相互之间的影响，以及国家应如何进行干预才能改善个人生活。直接的正义方法在这方面远不如间接的正义方法有效。直接方法往往假设只有单一或少数几个主要变量的不平等现象本身才是至关重要的，这种假设是有问题的。直接方法还会对结构和过程进行刻意的抽象来建构正义问题的框架，遗憾的是，这种方法几乎没有解释如何在受述行性影响的复杂系统中使用该理论来指导政策。间接方法没有这两个缺点。本章在结尾处，对健康正义进行了间接描述，涵盖了过程、结构和述行性三个方面，并以健康相关的污名化作为案例研究。

9.2 健康不公平的概念

本书假设平等的地位是一种伦理理想，而不是试图为其进行辩护。探究并不是凭空出现的，平等的观念如今已广为接受，正如阿马蒂亚·森（Amartya Sen）所说，“当今世界的正义理论如果不重视某个空间内的平等状况，就没有任何严肃的合理性可言，这里的‘空间’指在该理论中被视为重要的领域”（Sen，2004: 22）。当代哲学倾向于如何将平等解释为一种理想，而不是它是否合理。事实上，本书第二部分提供的伦理分析预设了平等的背景思想，既可以证明公共健康权的正当性，也可以具体说明如何确定健康风险的优先顺序。①

自 20 世纪 80 年代以来，英美政治哲学倾向于将对平等的特定解释视为一种政治理想，即通过直接的正义理论视角来构想平等。从这个角度来看，政治哲学中最基本的问题，用阿马蒂亚·森的话来说，似乎是“什么的平等？”（equality of what，Sen，1979）。在这些辩论中，人们理所当然地认为“正义”就是要求以某种方式分配某物，使得个人拥有正确的份额。柯亨（Cohen）有一个很著名的提法，他称之为平等主义正义论下的通货问题（the question of the currency of egalitarian justice）：“对于平等主义者来说，一个人的状况的哪些方面具有根本的重要性，而不只是我们认为的根本原因或替代条件？”②

从直接的正义观点来看，关于正义和健康最重要问题是：健康与一种或多种正义的通货之间的关系（Wilson, 2009b, 2011b）。流行病学内部的争论始于健康不平等（health inequalities）和健康不公平（health inequities）之间的区别。健康不平等是一个中性的规范术语，用于“描述个人和群体

① 将平等作为一种理想，对它的本质及合理性的相关论述，参见 Wilson（2007c, 2007d）；O'Neill（2008）；Waldron（2017）。

② 在阐述他的观点时，柯亨（Cohen, 1989: 906）明确指出“我理所当然地认为，正义要求人们拥有同等数量的某种事物”。

在健康结果方面的差异、变化和不一致状况”（Kawachi et al., 2002: 647）。健康不公平是健康不平等的一个子集，即从所有方面考虑都属于非正义的情况。然而，在识别健康不公平现象时，流行病学家通常认为没有必要参考一种或多种正义通货。

流行病学文献和哲学文献一致认为，某种程度上与健康相关的不平等是多样性不可避免的必然结果。并非每个与健康相关的变量都可以在原则上同时实现平等。即使假设某个决策者对卫生系统内的因果关系有全面和确切的理解（虽然这是不可能的），由于不同因素之间的转化率不同，也不可能同时平衡所有与健康相关的措施。[①]举一个高度简化的例子，假设决策者只关心两种不平等状况：一是个体患者医疗保健支出的不平等，二是患者健康结果的不平等。由于某些治疗方法的费用明显高于其他治疗方法，并且某些人比其他人更容易生病，因此同时在患者花费和个体患者的健康结果上实现平等是不可能的。在现实世界中，消除所有与健康相关的不平等显然更不可行。

为了理解国家应该如何应对这种不可避免的事实，即让一些因素更加平等会导致其他因素更加不平等这一事实，应该厘清“平等地对待个人”和“以同样方式对待每个人”二者的差别。例如，人们普遍认为，向达到一定年龄门槛的人（而不是其他公民）提供国家养老金；为有特殊需要的人提供额外的教育支持；允许所有且仅允许超过年龄阈值且未失去资格的人投票；惩罚那些违法的公民，而不是守法的公民，这些都与平等对待个人的理念是相容的（甚至是该理念的内在要求）。

在解释为什么会这样时，德沃金（Dworkin，1977: 227）对受到平等对待的权利（right to equal treatment）和作为平等的人受到对待的权利（right to treatment as an equal）进行了区分：前者是“平等分配某些机会、资源或负担的权利”；后者“不是一种平等分配负担和利益的机会，而是与其他人一样受到平等的关心和尊重的权利”。德沃金认为，作为平等的人受

① 正如乔纳森·沃尔夫（Jonathan Wolff）所指出的，在某种意义上，这一基本观点可以追溯至马克思的《哥达纲领批判》。马克思认为它揭示了人人平等思想存在的一个根本问题，但在20世纪80年代，一些分析政治哲学家，例如森（Sen）、德沃金（Dworkin）、柯亨（Cohen）以及他们的追随者，“将其视为寻求平等主义真正本质的研究起始点”（Wolff, 2015: 210）。

到对待的权利是更为基本的权利，这有时会涉及区别对待个人。他举了一个例子来说明自己的想法："如果我有两个孩子，一个因病奄奄一息，另一个只是身体不适，如果要我掷硬币来决定谁应该服用剩余剂量的药物，我不会表现出平等关怀（equal concern）。"这个例子表明，作为平等的人受到对待的权利是基础性的权利，而受到平等对待的权利则是衍生出来的权利（Dworkin, 1977: 227）。上述两种权利之间的区别，隐含在第 7 章对严重程度和相对受益能力等特征的讨论中。

有些利益要比其他利益更容易分配（和重新分配）。如果政府想大大减少收入不平等，可以通过再分配来实现。例如，通过建立累进所得税制度，再通过福利制度将由此产生的财富分配给穷人。除非在器官移植等极少数情况下，健康的预期寿命不能直接从一个人转移给另一个人，因此政府意图大大减少这种不平等现象要困难得多。此外，有些疾病无法治愈，会导致寿命大大缩短。因此，即使是预期寿命这一个变量也无法实现结果平等，除非其他人的状况都变得非常糟糕。如果不通过大规模克隆政策来消除遗传多样性，或者通过残酷的完全标准化计划来消除社会决定因素的差异，那么在健康结果方面存在很大程度的差异似乎是不可避免的（Whitehead, 1990: 6-7）。

不同的转换因子（conversion factors）的结合，以及重要健康产品的不可再分配性，意味着消除所有与健康有关的不平等并不是一个可取的，甚至也不是一个条理清晰的计划。这个论点所表明的是，有些健康不平等并不等同于健康不公平，但它并没有给出一个积极的标准来识别健康不公平，或者指出哪些与健康相关的不平等应该允许继续存在，以此减少或消除与健康相关的不公平。

流行病学领域有一篇广为引用的文献：怀特海德认为应该将健康不公平定义为"不必要（unnecessary）且可避免的（avoidable），同时也是不公平（unfair）和不公正（unjust）的健康差别"（Whitehead, 1990: 5）。① 根据这种观点，在两种情况下，健康不平等不会成为健康不公平。首先，如果

① 不清楚为什么该定义提到既不公平又不公正的差异，因为怀特海德并没有对这两个术语进行区分，在普通用法中这两个术语本身就几乎是同义词。笔者认为应该删除"不公平"，而保留"不公正"这部分含义。

不平等是必要的或不可避免的；其次，如果不平等并非不公平。怀特海德引用了滑雪受伤的例子（至少该活动是富人为了休闲而从事的），某些群体比其他群体更频繁地受伤并不算是不公平，因为大多数人认为滑雪是一种自主选择并自愿承担风险的活动（Whitehead, 1990: 220）。这可能会造成第 8 章中批评的那种归因性责任和实质性责任之间的混淆。虽然主张一项活动是自愿的可能与实质性责任的判断有关，但没有必要将其视为决定性的考量因素。

关于健康不公平的本质，怀特海德还从“不必要且可避免”这部分表述中，得出了一些牵强且难以置信的结论，包括“自然生物变异引起的健康差异部分，可以认为是不可避免的，而不是不公平的”（Whitehead, 1990: 6–7），只有在“社会进程产生健康差异而不是这些差异被生物学决定时”（Whitehead and Dahlgren, 2006: 2），我们才能说存在健康不公平。

笔者在其他的著作里详细地批评了这些错误［参见 Wilson（2011b）；Smith（2015）］。就目前的讨论范围而言，值得指出的是，某种状况由“自然”引发，并不意味着我们无力阻止，也不意味着我们应该不去尝试阻止。事实上，可以说整个医学领域的目标就是试图阻止本来不可避免的自然过程（Mill, 1985 : 1874）。此外，即使试图消除所有健康不平等是不公平且不可取的，但这并不意味着那些因为“基因彩票”（genetic lottery）而出生时就有严重健康问题又无法治愈的人，没有资格根据正义原则要求某种形式的“矫正”。

即使政策制定者无法治愈不治之症，也可以采取许多的其他措施，确保身体和精神障碍不会妨碍到个人作为平等公民发挥作用。自联合国《残疾人权利公约》（2006）获得批准以来，残疾导致的健康和生活质量不平等越来越多地被认为是对人权的潜在侵犯。确实，正如第 8 章所述，运气平等主义者明确表示，由于厄运而导致的不利情况确实涉及正义问题。① 对于健康不公平的概念表述来说，声称“运气平等主义的核心主张是错误的，实际上只有社会原因引起的不平等才与健康公平有关”，这种说法似

① 要了解针对运气平等主义的一些开创性的著作，参见 Dworkin（1981a, 1981b）; Arneson（1989）; Cohen（1989），而对该立场的批评，参见 Anderson（1999）; Scheffier（2003）。塞加尔（Segall, 2009）在特定的健康背景下对运气平等主义进行了检验，颇有助益。

乎是不必要的争议。而在健康不公平的概念中加入有关平等主义正义的性质的争议性主张，似乎是错误的。[①]

因此，相比怀特海德的定义，我们需要对健康不公平进行更为普适而精确的定义。更好的表述是，只有当与健康相关的不平等是公正社会试图消除的不平等时，它才是真正的健康不公平（Wilson, 2011b）。确定一个公正社会意图消除哪些与健康有关的不平等，不仅需要对公正进行解释，还需要明确要测量哪些与健康相关的变量，如何测量，以及支持何种类型的干预措施。正如第 8 章所提出的那样，采取一种策略，通过系统性地降低风险，将重点放在人口层面的初级预防上，而不是将责任完全推给个人，很可能在公平性、成本效益和减轻公共卫生措施对个人的负担方面会更胜一筹。当然，即使有这样一种对公正的解释，政策制定者也无法同时消除所有这些不平等。还需要对优先次序的进行说明，这可以借鉴第 7 章提出的关于应最需要消除哪些健康风险的观点。正如第 9.5 章节所讨论的那样，不同的风险因素之间可能相互作用，从而放大风险，在第 10 章有关传染病的内容中还会继续探讨。

9.3 直接的正义观及其对健康公平研究的启示

健康（不管具体定义如何）是否应该被视为正义的通货？将健康作为正义的通货，首先要澄清哪些方面的健康“对于平等主义者来说应该具有根本的重要性，而不只是我们认为的根本原因或替代作用”（Cohen, 1989: 906）。在下一章节里，笔者探讨了在确定这样一个测量标准时可能会遇到的一些困难。即使不深入这些细节，我们也应该意识到，认为健康是平等主义正义的唯一通货是不可信的。不论如何理解健康，似乎存在某些对于公正社会来说至关重要的利益，既不可简单地归结为健康的公平分配，也不能仅仅因为它们对健康的公平分配有所贡献就认为其具有价值。例如，

① 在第 8 章中，笔者反对将运气平等主义作为将实质性责任判断纳入公共卫生政策的一种方式。在本章中，笔者会反驳健康政策中的直接平等方法。然而，笔者认为在定义健康不公平时，纯粹出于概念上的原因而排除某些运气平等主义者认为会导致健康不公平的事物，这是不对的。运气平等主义的卫生政策方法存在的问题不是它们在概念上的不连贯。

假设存在一个充斥着种族主义和歧视的社会，阻止妇女参与选举或担任政治职务，但幸运的是，每个人在健康方面都取得了相同的结果，将这样的情形描述为平等主义意义上的公正社会那就很奇怪了。平等主义的分配正义（distributive egalitarian justice）必须关注的不仅仅是健康。①

任何直接实现健康正义的方法，面临的主要挑战在于解释健康在规范上的重要性，以及与其他在正义视角下的重要利益之间的关系。在坚持“什么是平等”这一框架下，主要有两种选择，具体如下。第一种选择，即健康（无论如何定义）并非平等主义正义的通货。按照这样的观点，从正义的角度来看，健康之所以重要，只是因为它对构成正义的通货的任何一种或多种利益的分配产生之影响。第二种选择，即存在多种（且相互不可简化的）平等主义正义的通货，而健康（无论如何定义）只是其中之一。为了说明问题，笔者会简要地讨论上述两种选择中具有影响力的一个版本，然后提出论点，即健康的社会决定因素的系统性使得采取间接的正义视角更加合理。

罗纳德·德沃金（Ronald Dworkin）为第一种选择提供了一个很好的例子。德沃金选择资源作为平等主义正义的通货，广泛地使用资源概念来涵盖土地和金钱等“外部”资源，以及理论上被称为“内部”资源的人才。残疾和健康状况不佳按消极的内部资源来理解（Dworkin, 1981a, 1981b）。德沃金的观点对健康不公平的研究有两个主要影响，具体如下。首先，正义的职责是确保每个人公平地分享资源。健康就是这样一种资源，可以合理地与其他利益进行交易。因此，资源的公平分配并不需要政策制定者将健康视为特例，且寻求与其他利益区别开来实现均等。②其次，在德沃金

① 有时有人建议，在世界卫生组织的定义中，即健康是“一种完全的身体、精神和社会福祉的状态，而不仅仅是没有疾病或不虚弱”（World Health Organization, 1948），健康可能是唯一的正义的通货。如果一个人倾向于认为应该有一种单一的正义通货，那么福祉，或者对福祉的某种解释，例如福利机会平等（Arneson, 1989），可能是实现这一目标的一个合理方式。然而，正如第1.2章节所探讨的那样，将健康重新定义为与福祉完全一致，是否是一个好的策略，目前还不太清楚（Callahan, 1973; Bok, 2004）。

② 德沃金否认健康状况不佳和残疾会赋予某人直接主张资源均等的权利，理由是这相当于“人才的奴隶制”（slavery of talented）（Dworkin, 1981b：312）。他认为，正义只要求每个人都获得足够的资源去购买针对疾病和残疾的保险。然而，正如柯亨（Cohen, 2004）所论证的那样，德沃金的这一主张是否与他的主要立场保持一致是值得怀疑的。

看来，自然与社会之间的区别不具有规范意义，因此不应该在正义理论中预设。在德沃金看来，重要的是某人是否可以公平地对其内部和外部资源组合的短缺负责。如果一个人无法为自己遭受的资源短缺负责，那么这就需要进行矫正，无论不足的原因是自然的还是社会的。

从公共健康权论的角度来看，德沃金建议的那种专注于资源的均等化的观点显得有些目光短浅：它似乎忽视了结构性的健康决定因素（如种族主义或精神健康污名），会如何影响特定个体能否以及如何将资源转化为福祉。此外，在种族主义是健康的结构性决定因素的情况下，认为将资源单独地分配给受影响的个人，以补偿他们受到歧视的“负资源”（negative resousce），这样的解决方案似乎是错误的。德沃金的观点中所依据的责任概念在公共卫生领域也存在问题——正如第 8 章所讨论的，在操作层面较难，因为很容易变成道德主义（moralistic）和不负责任（irresponsible）。

能力方法（capabilities approach），以阿马蒂亚·森（Sen, 1999）和玛莎·努斯鲍姆（Nussbaum, 2000, 2011）作为杰出代表，为第二种选择提供了一个很好的例子。能力论者认为，拥有正常寿命，过上健康生活的能力是正义的几种通货之一。这与德沃金的立场有两个根本性的区别，具体如下。首先，他们认为资源不是正确的分配空间。对于能力论者来说，对人们有价值的是能够实现愿望或达成目标的能力，比如运用他们的实践理性，或者玩耍，或者过上健康的普通人的生活，而不仅仅是拥有可支配的资源。其次，能力论者认为，在正义的问题上我们应该是多元论者：很多种能力对于繁荣的人类生活都是必需的，我们不能用另一种能力的过剩来完全弥补一种能力的不足。有了这种广泛的多元化框架，关于为什么健康是一种对平等主义正义至关重要的功能，论据很简单：

> 健康是人类生活最重要的条件之一，也是我们有理由应当重视的人类能力的重要组成部分。任何接受公平分配和有效形成人类能力的社会正义观，都不能忽视健康在人类生活中的作用，以及个人实现良好健康所拥有的机会，即摆脱可避免的疾病、痛苦和过早死亡。
>
> （Sen, 2004:23）

能力论者对健康作用的理解与公共健康权的方法论产生了更强烈的共鸣，但值得注意的是在强调重点和解释上的一些差异。能力论者对能力（capabilities）和功能（functionings）进行了区分，并认为正义要求为每个人提供有价值的、行使功能的能力，而不是确保他们实际上以这种方式行使功能。他们认为，一个社会试图确保每个人都具有既定的功能，那将是一种错误，因为有些人可能会正当地选择不行使该功能（例如，某人可能出于宗教原因希望斋戒，而强迫这个人拥有充分进食的功能是错误的，社会不应该这样做）。公共健康权的方法论注重确保与健康相关的功能，同时充分尊重自由和自主，而不是提供健康的能力。这是因为，正如第 5 章所探讨的那样，选择健康风险的自由本身似乎并不具有价值。

能力论者对于是否应该有一个固定的核心能力清单存在不同意见。努斯鲍姆认为，存在一组普适性的核心能力，总共十种。这些能力在全世界范围都是相同的，并且从正义的要求来说，政府应确保每个公民至少拥有每种能力的最低水平，且不失体面。而阿马蒂亚·森则更倾向于允许民主社区自己决定哪些能力对他们最重要，还有测量的方法。第 7 章和本章前述的关于建构主义和测量的讨论，应该能提供一些例证来支持阿马蒂亚·森的观点的合理性。①

无论哪种直接的正义模型以及其所支持的平等主义正义的货币的诠释，都能为决策者提供有帮助的视角吗？直接方法假设存在某种正确的分配模式（一种受青睐的商品的特定分配模式），而核心的哲学问题是以一种避免所有反例的方式来确定这个模式是什么。诺齐克（Nozick, 1974）最先指出，困难之处在于：无论正确的模式是什么，个体的行为往往会偏离任何认定的公正分配模式，可能导致权力和财富的显著集中（正如他在著名的威尔特·张伯伦思想实验中所示）。模式化的分配不是一劳永逸的，它将需要积极的维护。这显然涉及收集大量的信息，但也需要根据所期望

① 阿马蒂亚·森最近的著作［例如 Sen（2011）］可能最好解释为在间接正义观中使用了能力方法。罗本斯的著作（Robeyns, 2017）对构建和具体化能力方法的不同方式进行了很好的概述。能力方法与复杂系统方法的整合还处于相当早期的阶段，但还是有人进行了一些有益的尝试，请参阅 Craven（2017）。把健康作为一种能力进行的分析，请参阅 Venkatapuram（2011）。

的模式，时不时地重新分配理论所认为重要的事物（或该事物的下游决定因素）。

那些并不坚信自由主义的人，会认为诺齐克得出的结论相当难以置信：为了长期维持一种模式化的分配，而去侵犯权利，实施侵犯自由的行为，因此应放弃模式化的正义理论，转而采用对正义的历史解释（这种解释不关注持有模式）。[①] 但是，其中潜在的观点，即不仅要考虑理想状态，还要考虑如何从现状过渡到理想状态，并在实现理想状态后如何将其保持下去，这是我们在本书中一直追求的系统理论分析的核心内容。一旦清楚地了解了实现和维持特定分配模式所需的条件，这种分配模式可能就变得不那么具有吸引力了，正如第 8 章中讨论的关于运气平等主义责任观念的情况那样。

9.4　测量与健康有关的不平等现象

乍看之下，谈论与健康有关的不平等是在暗示一种二元解读：研究所关注的变量分布，要么平等，要么不平等。然而，虽然特定商品的分配只有一种平等的方式（人人的所得相同），但不平等的方式可以有无数种。因此，在数量上，不平等分配远远超过平等分配。

当然，人们常常说某些分配比其他分配更不平等，但特姆金（Temkin, 1993）的研究表明，即使在思想实验中，将所有相关事实规定为已知，两种分配中的哪一种更为不平等，也会存在争议。特姆金要求我们构想一个由 999 个世界组成的序列，每个世界恰好有 1000 人。在世界 1 中，有 1 个人贫困，999 人富裕；在世界 2 中，有 2 人贫困，998 人富裕；在世界 3 中，有 3 人贫困，997 人富裕……如此递增到世界 500，其中 500 人生活贫困，500 人生活富裕……继续递增，来到世界 998，其中 998 人生活贫困，只有 2 人富裕，然后是世界 999，其中 999 人贫困，只有 1 人富裕。

显然，有 999 人富裕，只有 1 人贫困的世界是平均福利最高的世

① 诺齐克认为，只要合法地获取商品和资源，然后公正地转移，那么分配模式中就不存在其他的正义问题需要回答。有关对这一论点的经典分析和批评，请参见 Cohen（1995）。

界。但是特姆金提醒我们关注的是另一个问题：最不平等的世界是哪一个？特姆金的思想实验有一些重要的前提：每个世界的成员"具有相同的技能、勤奋程度、道德价值等，并且富裕者不对贫困者的困境负有责任"（Temkin, 1993: 27）。因此，对这个序列的思考，我们应该只关注福利分配的平等性，而不考虑个体是否值得拥有这些利益或是否应该对自身的不利处境负责。

特姆金所揭示的是这个序列可以有不同的解释，包括但不限于以下几种：随着序列的延展，情况变得更为不平等；情况变得更为平等；不平等程度保持不变。各种解释都存在一定的可信度。这样一来，即使在境遇不错和境遇不那么好的人之间，考量单一商品分配的不平等，我们也需要能够解释并说明至少两个不同特征的影响：顶端和底部之间的差异程度，以及占据这些位置的个体数量。

哪些结果最不平等，本身就存在差异，再加上可能需要测量的与健康相关的变量种类繁多，"那么现实中是否存在一种单独的情状，足以呈现某个人群存在的健康不平等程度，这就很值得怀疑了"（Hausman, 2007：47）。针对特定的目的，研究人员和决策者可以构建经过验证的不平等测量标准，但这些不会是测量健康不平等的唯一正当方式。

此外，即使有 EQ-5D 或 SF-36 这样常用的健康测量工具，可用于测量与健康相关的生活质量，也经常作为资源分配决策的依据，但人们对要测量的对象仍然存在争议，例如，要测量的是健康本身，还是个体附加在特定健康状态之上的价值。豪斯曼（Hausman, 2015）的论证颇为合理：除非从非常宏观的层面来看，否则很难确定一个状态比另一个状态拥有更多的健康（利益）。因此，他认为，当个体被问及两个状态中哪一个包含更多健康（利益）时，他们更有可能是在表达对不同健康状态的偏好，而这些状态可能与他们是否有直接经验无关。因此，豪斯曼认为，健康政策制定者应该承认，健康经济学工具（如 EQ-5D）测量的是对健康状态价值的判断，而不是测量健康本身。如果是这样，公共政策的关键问题是健康的价值应该如何测量，而不是健康本身应该如何测量。

显然，测量的过程需要以建构主义而非现实主义的方式来诠释（相关区别，参见第 7.9 章节中的讨论）。[①] 测量指标的设计与选择会受到多种因素的影响，包括使用不平等测量方法的目的，获取质量足够的数据的难易程度，测量指标设计者所关注的健康相关性，以及是否需要生成标准化格式的统计数据。

对健康不平等是应该进行单变量测量还是双变量测量，这方面的争论提供了一个很好的例子。健康不平等的单变量测量，纯粹只测量人口中与健康相关的单个变量，不参考其他任何变量。通常来说，收入不平等的测量方式如下：通过基尼系数来衡量不平等程度，该系数在 0（表示收入分配完全平等）到 1（表示单个个体获得全部收入）的范围内测量不平等。该系数是以相对平均绝对差（relative mean absolute difference）的方式来定义的。

双变量的不平等测量，把健康指标与研究所关注的其他变量结合起来，例如，通过社会阶层或种族来研究预期寿命的不平等。大多数关于健康不平等的文献都使用双变量测量。以下两个方面特别受到关注：是人均 GDP 和预期寿命的双变量测量，以及社会经济地位和预期寿命的双变量测量。这些测量已被用于得出关于发展以及社会经济地位在预期寿命中的作用这样重要的高层级结论。

有关 GDP 和健康的文献显示，在发展水平较低的情况下，一个国家的人均 GDP 与预期寿命之间存在着很强的相关性，但随着国家逐渐富裕，人均 GDP 与健康结果之间的相关性逐渐减弱（Deaton, 2003）。绝对低水平的人均 GDP，意味着建立和维持一个功能正常的公共卫生系统的能力大大降低，无法维持更广泛的健康的社会决定因素所需的条件，也无法维持资助狭义医疗保健系统的能力。但随着人均 GDP 从世界银行定义的中等收入水平上升到高收入水平，越来越小的预期寿命差异可以通过人均 GDP

① 豪斯曼认为，现有的测量工具测量的是健康的私人价值，即健康对个人关心或应关心的事物的贡献（Hausman, 2015: 158），而从资源分配的角度，应该测量的是健康的公共价值，即从自由主义国家的角度来看，健康应该被赋予的价值。豪斯曼认为，健康的公共价值应该通过（a）痛苦（suffering）和（b）活动限制（activity limitations）得到缓解的程度来测量。笔者在 2016 年的一篇论文中指出：：虽然豪斯曼认为国家应该关心的是健康的公共价值，这个立场可能是正确的，但没有理由认为健康的公共价值应该以他建议的方式受到限制。从某种意义上说，本书的大部分内容，都可以看作在回答“如何确定健康的公共价值”这个问题。

的增加来解释。例如，根据世界银行的数据，在2000年至2017年，尽管哥斯达黎加和古巴的人均GDP分别为美国的1/5和1/7，但两国在出生时的预期寿命略优于美国（World Bank, 2019b）。当美国医学研究所和国家科学研究委员会（US Institute of Medicine and National Research Council, 2013）将美国的健康表现与其他国家进行比较时，上述情况引起了一番反思。

关于社会经济地位（socioeconomic status）的文献表明，尽管国家间的人均GDP与预期寿命之间缺乏相关性，但各国国内的收入差异与健康结果之间存在强烈的相关性。随着一个人社会经济地位的提高，他的平均预期寿命和其他一系列重要健康指标也会改善。① 有证据表明，在有统计数据的国家中，健康状况都存在社会经济梯度，这绝不仅仅限于遭受绝对贫困的群体，而且在相对来说相当富裕的群体内部也存在（Marmot, 2005）。例如，著名的白厅研究（Whitehall Studies）表明，政府公务员中存在着健康梯度，而这些公务员的境遇从绝对值上看都不错（Marmot et al., 1978）。

单变量和双变量的健康测量都有局限性。健康方面的单变量不平等本身，并不能告诉研究人员任何关于差异原因的信息。例如，这些指标无法让研究人员将社会因素引起的现象，与自然因素引起的现象区分开来，也无法将“不必要且可避免”的不平等与“必要且不可避免”的不平等进行区分（Asada and Hedemann, 2002）。因此，不平等的单变量测量在某些方面，对健康公平的理解更为有用。如第9.3章节所述，如果，一个社会的公正性取决于远远超出健康分配范畴的因素，那么健康的单变量测量本身提供的信息，就很难说明需要怎样做才会使一个社会更公正（Hausman et al., 2002; Hausman, 2007）。

如果政府要减少的健康不平等是由两个变量（如预期寿命和种族）交

① “社会经济地位”一词，通常用来指代“家庭或个人基于对财富、声望和权力的获取或控制能力，在社会等级结构中所处的相对位置”（Mueller and Parcel, 1981）。以这种方式定义时，社会经济地位很难准确测量，因此相关研究倾向于使用更容易测量的指标来替代社会经济地位。常用的替代指标有教育水平、当前收入、总财富、职业类型或这些指标的组合（Shavers, 2007）。每种测量指标都有优点和缺点，倘若使用不同的指标，显然会给比较不同的研究结果（关于社会经济地位和健康之间的关系）带去一定的困难（Braveman et al., 2005）。

叉产生的不平等，则优先考虑双变量措施是有意义的。显然，如果出现像非裔美国人这样的群体，在健康方面表现得不如白人美国人这样的群体，特别是有理由认为在健康以外的其他指标上表现得较差的群体，在健康方面也表现得较差的情形，是令人担忧的。因此，这种基于群体的双变量方法具有初步的合理性。此外，在减少与健康相关的不平等上，双变量测量至少在一定程度上为潜在的干预措施提供了线索。

然而，如果研究者仅仅关注群体之间健康不平等的双变量测试，则会忽视在整个人群中存在的许多健康不平等现象。关注组间的平均差异可以消除组内差异。因此，不关注群体内部的不平等会“掩盖人口中存在的部分不平等”（Murray et al., 1999: 537）。这是一个重要的局限性，因为在组内可能存在显著的差异，一些子组或个体的表现要么远远优于平均水平，要么远远低于平均水平。这种差异可能指向过去被忽视的重要因果因素。①

对健康不平等的双变量测量也可能不能提供规范层面的信息。如果从正义的角度看，用双变量测量健康不平等并不具有直接的重要性，那么关于“消除健康方面的不平等，要比消除其他方面的不平等更能实现正义”的假设，是值得怀疑的（Hausman, 2007; Wilson, 2009b; Preda, 2018）。

在这一点上，回归系统思维的基本原理是很有帮助的，应该提醒自己：单一变量和双变量的测量并不能穷尽所有可能性。系统思维告诉我们，研究者应该预料到那些调节健康结果的变量之间存在多样的关系，还涉及反馈回路，跟复杂系统的情况一样。正如第 4 章所述，即使知道特定变量的变化对某种情况下的特定健康结果的影响，也不应简单地假设该变量在其他情况中会起到相同的因果作用。

大数据分析的兴起越来越清晰地表明，研究个体差异与理解群体差异之间并不是互斥的关系。随着数据集的范围、丰富性和相互关联性的显著提高，我们清楚地看到，解释个体层面的健康差异通常需要一个高维模型（即同时考虑大量不同变量之间的差异性），而不是低维模型（单变量或双变量）。在高维模型设定的参数空间中，把研究对象周围的近邻区隔开来，

① 对于群组内差异的忧虑，可以通过进行子群组分析（sub-group analyses）来部分解答，但根本问题在于，一个人所属的（子）群组的平均健康状况，并不总是能很好地反映该（子）群组内特定个体的情况。

这样预测出的个体健康结果，可能比基于特定群体成员身份，进行自上而下的推断更为准确。只要研究者关注与健康相关的各种不平等问题的动态与因果关系，那么能够准确地纳入模型之中的变量就越多，效果则会更好。

出于类似的担忧，浅田（Asada, 2013）提出了一个三段式的健康公平测量流程。第一阶段，在个体层面测量所需的健康变量，并应用回归分析（regression analysis）来尽可能解释研究所关注的健康变量的差异。第二阶段，将回归分析揭示的因素分为道德上合理的因素和道德上不合理的因素。第三阶段，"通过消除合理因素对健康的影响，估计每个人的不公平健康状况"（Asada, 2013: 47）。浅田认为，应该将不公平的健康不平等视为应由社会补救的目标。这样一个丰富的高维数据集也可以用于测量双变量的健康不平等，例如确定在个体层面测得的不公平的健康不平等中有多少应归因于种族或社会阶层。

9.5 结构正义

现在可以更专注地探讨直接和间接正义观之间的关系了。那些致力于直接方法的人之间进行哲学辩论，通常会假设正义的通货是最基本的问题，但对于政策制定者为了减少非正义的不平等问题（unjust inequalities），应采取的测量方法和对象，以及哪些干预措施能最有效地减少非正义的不平等问题，往往给予较少的重视。

正如我们在第 8.5 章节中讨论的关于直接方法对责任问题的实际影响，以及第 7.9 章节中提到的测量主张，这给人一种错误的暗示，即得出对正确模式的解释才是重要的，而如何确定、测量和利用这种模式来改善人们的生活则是其他人的任务。这往往低估了测量重要事项所涉及的复杂性和所需的权衡，以及实现政策变革的困难，同时也高估了理想化模式的实用性。

政策制定者需要根据目前的情况决定采取何种措施。在现实世界中，很少需要对如何分配正义的通货进行完整的阐述（Sen, 2006 , 2011）。他们需要的是发现明显不公和理解实质改进的能力，而不是一套适用于所有可能世界的既完美又精细的理论。此外，复杂系统中的干预需要有迭代能力，而不是一次性解决方案。政策制定者当年所实施的任何变革都不太可能成为一剂灵丹妙药，能够立竿见影地解决问题。

政策的制定，实际上是一个纷繁复杂的、仅在某种程度上受政治控制的、相互作用的过程，直接的正义方法面临的一个核心问题是，它们往往将再分配视为一个偶发活动，仅应用于静态快照（Static Snapshots）的情形。正如我们所看到的，可以测量的变量有无限多个，都可以被描述为与健康相关。这些变量既可以单独测量，也可以用双变量或更高维的方式测量。面对测量与健康相关的不平等的方式多种多样，而且所涉及的因果机制极具复杂性和可变性，十分令人困惑。因此，任何对政策制定者有用的直接的正义方法，都需要澄清构成理想正义的正义通货的高级模式与更为具体的健康相关变量所衡量的个体生活现实之间的关系。

有两个充足理由可以认为，相对于直接方法，间接方法更适合解决政策制定者需要解决的问题。首先，正如第 4 章所指出的，如果伦理观念的形态和边界是社会构建并形成的，而不是被发现的，那么对于直接正义方法来说，述行性会对其提出一些深层次的挑战。在这种情况下，正确的分配模式无法脱离特定情境中存在的自我理解而单独被指定。在这方面，我们提到了信任、隐私和合理期望等概念，并简要地提出论点：污名和等级制度的经历是导致与健康相关的不平等的重要原因，这种不平等无法通过直接方法得到充分的理论解释。

其次，采用复杂系统方法使得人们更有可能认为，制度结构和过程应该成为正义的主题，而不是抽象的分配模式。对于那些因制度的失败而受到影响的人来说，正确设置这些结构和过程，是确保持续性和系统性改善的唯一可行方式。[①] 尽管健康或其他物品的分配模式可能成为主张非正义的证据，但正义并不在于利益分配的静态模式。从这个角度来看，从平等主义正义的通货以及哪种静态的健康分配能实现正确模式的方向入手，这是在回答错误的问题。更为重要的是要理解不平等的结构性驱动因素，特别是这些因素在哪些方面以及如何能够发生变化。

① 正如杨（Young）所说：“归根结底，正义的判断与分配模式无关。每个分配模式只是拼图的一部分，是解释广义社会过程的线索，这些过程限制了一些人的能力发展或获取利益的机会，同时增加了其他人的机会……平等的目的不是确定不平等的不幸来源，而是为了确定各种制度和社会关系，是如何以不同的方式限制一些人发展和行使自身能力并实现目标的机会”（Young, 2001: 16）。

9.6　污名

随着时间的推移，政策制定者拥有重塑制度的巨大权力，但这种权力也存在重要的限制。当制度性特征结合起来，形成鲍尔斯与菲顿（Powers and Faden, 2008: 76）所描述的“密集编织的劣势模式”时，与健康相关的不平等现象可能会变得非常顽固，很难减少。

因此，在与健康相关的重大不平等问题上实现变革往往不像在一条养护良好的道路上用力将大车推动，而更像是在陡峭的山坡上推动一块石头。即使是这样的比喻，也多少低估了任务的难度。在政府试图消除制度性不平等的时候，遇到的各种困难并非始于人类出现之前；这些困难，是我们自己造成的，在某种程度上，就是我们自己。

上述提法有两层意思，具体如下。首先，也是最明显的，除非通过补充和整合的方式去适应实际情况，否则由直接的正义观所提出的正义分配理论，很可能价值有限。其次，人类文化建构不仅在减少健康不平等方面发挥着经验上的限制作用，还可能对健康构成持续威胁。

污名为我们提供了一个有用的案例研究，它说明了要矫正在社会构建和结构层面上发挥作用的健康决定因素是何等困难。这是因为污名与健康不佳之间存在多种复杂的交织方式，并且污名既依赖于权力失衡，又进一步加剧了权力失衡。大多关于污名的现代辩论都始于戈夫曼（Goffman, 1963）的开创性著作。戈夫曼认为，被污名是指被他人视为“不受欢迎的一类人”，并且可能由于声誉不佳而“非常糟糕、危险或软弱”（Goffman, 1963: 2）。因此，受污名者“在我们的心目中从一个完整的普通人，变成了一个有污点的、被贬损的人”（Goffman, 1963: 2-3）。戈夫曼认为，污名产生于个人所处的关系背景之中，并未超出人类创造和繁衍的范围。没有任何属性本身会让人名誉扫地：只有社会结构才会如此。因此，诸如“处女”之类的属性在某些情况下会受到污名化，而在其他情况下，“不是处女”也是一种污名。

为了提供系统性的框架，林克和费兰（Link and Phelan, 2001）构建出了一个很有影响力的污名模型。他们认为，污名具有多种基本特征。首先，它要求有一个内群体和一个外群体，即“我们”和“他们”。污名需要挑选出人类的某些显著差异并贴上标签，但只有当某个区别性特征与现有的负面属性相关联（或开始与之相关联）时，该特征才会被污名化。实现污名化的其中一种方法是利用现有的具有社会影响力的判断和假设体系（刻板印象）。通常，这种刻板印象尽管受到文化的影响，但在不同文化中都相当稳定。[①]

为了对某些人进行污名化，需要将他们视为“其他人”区别对待。这种既有的区分和标签，以及与负面刻板印象的关联，是实现污名化的手段。以这种方式贴上标签的人会丧失地位（Link and Phelan, 2001: 367）。污名和地位丧失之间的关系是双向的：污名本身会导致地位丧失，但社会地位低下或降低本身也可能导致进一步的污名或歧视（Link and Phelan, 2001: 373）。由于污名取决于调动社会资源以强化歧视的权力，因此只有拥有权力的群体才能发起污名化。例如，在安全的心理健康环境中，患者可能会给治疗他们的工作人员贴上标签，并根据刻板印象来评判他们，前面提到的所有其他事情也都会去做，但工作人员不太可能最终成为一个被污名化的群体，因为“患者根本不具备社会、文化、经济和政治力量，无法将他们对工作人员的认知灌输给他人，并产生严重的歧视性后果”（Link and Phelan, 2001: 376）。

因此，从本质上讲，污名是强势群体对弱势群体的一种异化。权力不平等很容易引发前所未有的污名化；而缺乏社会权力本身就是经常被污名化的事情之一。污名可以通过三种主要方式导致地位丧失和歧视。首先，个人歧视（individual discrimination）。比如雇主不会考虑雇用有犯罪前科的人。在这种情况下，施污者仅仅因为污名化的特征而对另一个人不太友好。其次，结构性歧视（structural discrimination）。在这种情况下，即使没有特定的个人试图做出歧视行为，但被污名化的人会因制度结构而境遇变得更糟。最后，自我污名化（self-stigmatization）。个人开始根据那些污名

---

① 例如，佩斯科索利多等学者通过一项跨文化研究来确定了他们所说的心理健康污名的“支柱”，该研究发现：即使在文化氛围较为包容的国家，涉及亲密环境（家庭）、弱势群体（儿童）或自我伤害的问题仍会引发最大的负面反应。第二个核心点是不愿意让精神疾病患者担任权力或权威职位（工作主管、公职人员），以及对如何与精神健康有问题的个体互动，或者是否应该担心暴力行为等问题感到不安（Pescosolido et al., 2013: 858）。

化他们的人的标准来判断自己（Link and Phelan, 2001: 372-4）。[①]

由于这些特征，污名以各种方式放大了与健康相关的不平等，并且构成了健康不平等的根本原因（Hatzenbuehler et al., 2013）。羞耻感或被污名化会影响个人参与医疗保健、向他人披露自身状况或继续保持关注外部状况的意愿（Hutchinson and Dhairyawan, 2017）。许多长期的慢性疾病都受到污名化的影响，而被污名化这件事会大大恶化患者的患病经历。事实上，污名化源于系统性的权力差异，并进一步放大了这些权力差异。这意味着，试图在不改变权力的底层结构的情况下消除污名化是困难的，而且很容易适得其反："只要主导群体坚持他们对被污名群体的看法，那么减少一种会导致劣势的机制的使用，会同时产生增加使用另一种机制的动力"（Link and Phelan, 2001: 375）。

正如格吉尔（Gergel, 2014）所指出的，如果政策制定者试图打击心理健康污名而不去改变底层的权力关系，则可能会将被污名化的人置于进退两难的境地。如果政策制定者试图通过将患有精神疾病的人认定为与众不同，如幻听或精神分裂症患者，以此来促进对精神疾病患者的包容，那么这似乎会为污名化打开一扇门，毕竟已经将患有精神疾病的人框定为了"异类"。根据佩斯科索利多等（Pescosolido et al., 2013）揭示的跨文化刻板印象，这样的尝试很可能会找到生长的沃土。但如果精神疾病患者被框定为与"我们"一样，那么这似乎会产生同等且相反的问题：如果精神疾病患者与我们一样，那么他们的行为可能看起来就是故意的；看起来这个人应该能够以不同于我们的方式行事。因此格吉尔认为，患有精神疾病的人通常会同时遭受两种同等但相反的污名：基于相似性和不相似性的污

---

① 斯坎布勒与霍普金斯（Scambler and Hopkins）进一步探讨了这一点，区分了污名的实施和感受。污名的实施是"基于……被认为是不可接受的劣等"的歧视行为，而污名的感受主要指对污名实施的恐惧，以及一种与污名化状态相关的羞耻感（Scambler and Hopkins, 1986: 33）。尽管之前通常认为污名的实施是较为严重的问题，但经过广泛的访谈后，斯坎布勒与霍普金斯得出结论，至少就癫痫病而言，污名的感受才是更大的问题。在他们的受访者中，只有不到三分之一的人能够回忆起自己曾遭受污名化实施的具体情况，但几乎所有人都经历过一种强烈的污名化感受。这意味着即使在污名化实施减少或不存在的情况下，污名化感受也可以继续存在。斯坎布勒与霍普金斯讨论了"耻辱教练"（通常是善意的父母）的作用，他们在孩子易受影响的年龄阶段向他们灌输一些观念，将某些特征描述为可耻的，应该隐藏起来，尽管实际上，如果将这些特征展示出来，情况可能并没有那么糟糕（Goffman, 1963: 7）。

名。基于不相似性的污名，将精神病患者视为“在本质上与众不同，在某种程度上是‘异类’，因此容易产生恐惧心理，被嘲笑或被限制”（Gergel, 2014: 149）。基于相似性的污名化源于这样一种观点，即精神病患者在本质上相似，但将精神疾病视为“特征上的缺陷而不是真正的疾病”（Gergel, 2014: 149）。

令人不安的结论是，除非解决根本的权力结构差异，否则试图减少污名的努力很可能会遭受第 4 章所描述的政策阻力（policy resistance）的影响。[①] 尽管由污名引起或加剧的与健康相关的不平等，有时可以通过对受污名化的个体进行干预来减少，但矫正不平等的结构性驱动因素通常需要采取结构性的解决方案。考虑到复制污名的结构特征，我们不应期望这会是一件容易的事情。

从伦理角度看，我们有充分的理由采取行动，不仅要消除作为健康不佳重要原因的污名，还要消除维持这些污名的群体之间的权力差异。心理健康污名的作用就像沃尔夫和德夏里特（Wolff and De-Shalit, 2007）所描述的那样，是一种“腐蚀性的劣势”（corrosive disadvantage），也就是说，这种因素不仅本身不受欢迎，而且可能导致或催化系统中其他不受欢迎的变化。心理健康污名对个人的生活能力造成了限制和破坏；坚持平等地对待个人，意味着需要减轻这种痛苦。然而，理想化的道德明确性（moral clarity），可能并不容易转化为改善生活的可行方法，尤其是在直接理论的情况下，人们所倡导的正义原则与维持或加剧劣势的过程之间没有建立起关联性。

当风险与劣势的模式源于相互交织的结构特征时，与心理健康污名的情况一样，要完全改善它们可能会特别困难。如果要显著减少特定的健康不公平，需要进行一系列深入的结构性干预，那么这样的干预最多只能获得部分成功，尽管经过了精心的设计并努力推行，特别是在腐蚀性劣势的

① 回顾一下前文，当试图通过“权宜之计”（quick fix）来干预系统时，若未能预见到系统性影响，就会出现政策阻力。

结构特征符合某些实权人物的利益的情形下。① 当然，这并不是不做尝试的理由，而是承认建立政治联盟的重要性，如果要确保结构正义，这种联盟不仅要可持续，而且随着时间的推移要不断强化自身。

9.7 小结

本章阐明了平等待遇、正义和与健康相关的不平等之间的关系。鉴于与健康相关的不平等现象的多样性、衡量这些不平等现象的不同方式以及它们之间的因果关系，我们已经看到，澄清哪些情况属于不平等现象至关重要。许多哲学文献都试图以一种直接的方式来回答这个问题：假定正义存在于静态的分配模式中，每个人都拥有适量的对正义至关重要的东西。从复杂性的角度来看，这种静态的正义观是错误的，因此本章提出了一种间接的正义观，认为正义就是确保制度结构和社会过程正确。从复杂性的角度看待问题，使我们认识到，要在解决健康不平等问题上取得重大进展，存在着一个根本性难题，即许多不平等是由结构性特征决定的。下一章将在传染病的背景下对这些观点进一步予以阐述。

① 正如帕克和阿格尔顿（Parker and Aggleton, 2003: 18）所说，"解开污名化和歧视对人的束缚，意味着质疑任何社会环境中的平等和不平等结构本身。而且，鉴于所有已知的社会都是基于多种（尽管不一定相同）形式的等级和不平等来构建的，质疑这种结构就是质疑社会生活最基本的原则"。

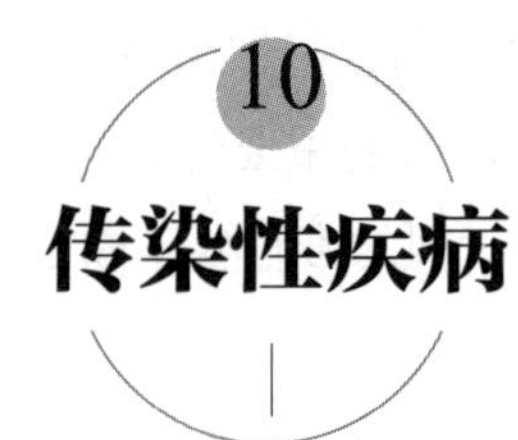

10 传染性疾病

10.1 引言

任何携带传染病的人都会对他人健康构成直接威胁。这意味着，即使是那些支持第 6 章所批评的“自主权优先”观点的人，也会倾向于同意国家有责任控制传染病。例如，一些自由主义者支持强制接种疫苗，理由是如果一个可以接种疫苗的人选择不接种，就会给其他人带来不合理的伤害风险。（Flanigan, 2014; Brennan, 2018）。

在控制传染病方面，无论国家做出何种具体的政策选择，它们不仅需要考虑那些希望得到保护而免受伤害的人，还要考虑那些为了保护他人免受伤害，生活受到干预的人（Battin et al., 2008）。公共健康权方法为如何协调这些不同利益提供了最佳思路。为了理解其中的缘由，不妨简要回顾并进一步明确第 6.1 章节中对约翰·斯图尔特·密尔（John Stuart Mill）的伤害原则（harm principle）的讨论。密尔认为，行为是否对他人造成伤害，对于确定国家是否可以使用刑法来规制该行为至关重要，尽管我们注意到，伤害原则当前最常引用的情形，比密尔最初预期的范围要广泛得多。

在自由社会中，将伤害原则作为控制传染病的基础，乍看上去可能很不错，因为作为一项规范性原则，它具有普世吸引力。然而，这种看上去有用的规范指导，具有欺骗性。密尔在《论自由》中的观点，意在排除某些并非以伤害为理由来实施的国家行为，特别是家长式和具有道德主义色彩的法律。因此，伤害原则排除了国家行为的某些理由类型，但其本身并没有提供一个正面描述，说明国家何时可以合法地实施干预，保护他人不受伤害。关键问题不在于是否可以，而在于何时以及以何种方式，国家可以合法地进行干预，预防传染病对他人造成伤害。

试图确定哪些与传染病相关的伤害类型会促使国家采取适当的行动，很快便会遭遇并必须应对传染病伤害的因果复杂性。传染病在传染性、危重症率或死亡率的可能性方面各不相同。就像感冒或疣，与结核病或艾滋病就完全不同。只是接触病原体通常并不足以引起临床上的疾病感染，因此了解宿主的易感性和疾病的特异性因素是至关重要的。

任何受到密尔的伤害原则启发的成功的传染病政策方法，都需要明确，目标到底是减少所有传染病造成的伤害还是某些子集的伤害，比如不法伤害（wrongful harms）。如果采用广义的伤害概念，将伤害视为利益受损，那么通常会将感染传染病视为一种伤害，而将传染病传播给他人，至少会在某种程度上对伤害承担部分因果责任（Feinberg, 1984: ch. 1）。然而，由于传染病在本质上会对他人造成伤害，因此如果一条原则告诉我们，国家只应该出于防止他人不受伤害的目的进行干预，那就缺乏传染病政策中所需的具体性指导。

另一种情况是，如果明确规定国家干预的正当理由是不法伤害，那么在疾病传播的语境下，对不法伤害的概念进行清晰的阐述就变得至关重要。考虑到传染病自我强化的特性，需要将疾病模型以及对他人所负实质性责任的判定结合起来，才能确定某个人在传播疾病时所造成的不法伤害，这是一个复杂的过程。假设 X 导致 Y 被感染，然后 Y 传染给其他几个人，每个人又再传染给其他人。X 造成的伤害是否仅限于感染 Y，还是 X 对感染造成的所有伤害都应承担实质性责任？

此外，虽然也存在个人故意感染他人的情况，但很少见。个人通常很难确定自己是否具有传染性：许多传染病在临床症状出现之前就已经具有传染性；即使个人出现了症状，传染性与临床症状之间的关系也可能是复杂而模糊的。生殖器疱疹就是一个生动的例子。这是一种常见但经常受到忽视的病症："大约 80% 的感染者没有意识到（病症的存在），但大多数人通过学习可以识别症状"（Dunphy, 2014: 793）。即使一个人知道自己患有这种疾病，但要想控制其传染性仍然很困难。疾病引发的皮疹反复发作，但任何试图将罪责观念引入传染病传播的做法，都必须考虑到这种责任化

（responsibilization）对求医行为模式（care-seeking patterns）的影响，以及可能使一些已经处境最差的人进一步处于不利地位。

> 病毒携带者在没有出现皮疹的情况下传播病毒的天数与出疹天数大致相等……而大多数传播发生在没有明显病变的时候。最重要的是，我们不知道传染期是哪些天。换句话说，以皮疹的水疱作为传染标志，在任何时间都只能避免传染时间区间的一半。
>
> （Dunphy, 2014: 794）

即使在艾滋病病毒的案例中，也很少有专家认为刑事定罪的作用不应该仅仅是边缘性的（Global Commission on HIV and the Law, 2012）。就像第 8 章中所研究的某些非传染性疾病案例一样，一味强调个人责任在传染病中的作用，很可能导致道德主义、污名化、责备受害者或其他适得其反的结果。传染病所造成的伤害的性质决定了不应该采取过分凸显个人行为的方法，而更适宜用系统方法来减少伤害。①

简而言之，在传染病的语境下，伤害原则很可能要么含糊其词而无益，要么需要通过确切的规范性研究来予以具体化，包括界定权利、适度保护以及权利主张的优先次序，这些内容在第二部分和第 8 章中已经讨论过了。因此，这里并没有另辟蹊径，替代本书已经采用的方法。

10.2 从生态学角度思考疾病

采用复杂系统方法可以发现，传染性疾病和非传染性疾病之间的区别并不像最初看起来那样绝对。显然，传染病本身可以从一个人传染给另一个人，而非传染性疾病则不能。然而，无论疾病本身是传染性的还是非传

① 这并不意味着个人不应该考虑自己在传染病方面需要承担的责任，但任何呼吁个人责任的做法，都需要极其谨慎地对待。从个人的角度来看，问题变成了什么样才算采取了充分的预防措施；解答这个问题，需要考虑到个体可能具有无症状传染性，以及不同类型的预防措施的有效性会存在差异，同时也要考虑到宿主对疾病的易感性可能有很大不同。什么样的预防措施才算足够，根据具体情况会有很大的差异：与免疫功能低下的人互动及与健康成年人互动，合理的预防措施就会大不相同。

染性的，许多疾病的风险因素都是有传染性的。事实上，根据复杂系统方法，完全可以预期到系统的一部分所发生的事情会影响到系统中其他部位的存量和流量，从而系统效应将放大或减少健康风险。

行为吸收模型提供了一个有用的例子。可以将大众广告与疾病孢子的传播进行类比：一方面，广播的信息会促使易感人群采取特定行为；另一方面，病原体的传播源会导致易感宿主受感染。一旦某些人被新行为所“感染”，无论是吸烟、驾驶汽车还是吃素食，这些行为就很可能会通过模仿和劝说的方式在同伴群体中传播开来，其他人要么看到了好处，要么不想屈居人后。[①] 如果新行为得以确立，则会改变其他行为——也许会成为人们所预期的、需要被默认的行为，或者成为人们觉得如果不这样做就需要解释的行为。影响健康的行为的树立、传播和衰退过程可以使用与传染病相同的模型进行分析（Page, 2018: ch. 11）。

虽然传染性疾病和非传染性疾病的风险因素存在着深刻的共性，但从伦理和政策的角度来看，传染性疾病还引发了许多独特的问题。传染病本身就是有机体，这意味着从生态学角度理解它们最有帮助。这带来了许多在非传染性疾病中不会出现的挑战和机遇（或至少不会以同样的方式出现）。细菌和病毒的繁殖速度极快，因此可以迅速诱发高发病率和死亡率，这使控制传播率的干预措施成为公共卫生政策的重要组成部分。如果不考虑疾病传播的动态情况，就不可能明智地考量传染病问题。

严谨的态度必须以传播的数学分析为基础。基本再生数 R_0，衡量的是一个原发病例在完全易感人群中导致的继发病例的平均数。R_0 取决于一个人的传染期长短、相关类型的接触者数量以及相关类型的接触者导致感染

① 亚当·斯密（Adam Smith）在《道德情操论》中对社会权力不平等如何影响风俗传播的分析，提供了一个有用的初始点：“正是由于我们钦佩富人和大人物、从而加以模仿的倾向，使他们能够树立或引领所谓时髦的风尚。他们的衣饰成了时髦的衣饰；他们交谈时所用的语言成了一种时髦的语调；他们的举止风度成了一种时髦的仪态。甚至他们的罪恶和愚蠢也成了时髦的东西。大部分人以模仿这种品质和具有类似的品质为荣，而正是这种品质玷污和贬低了他们自己”（Smith, 1982 [1790]：part 1, section Ⅲ ch. Ⅲ）。

的可能性。①我们可以区分出基本再生数 R_0 和有效再生数 R。R 考虑了易感染特定疾病的人口百分比。有效繁殖率会低于 R_0，如果人群中有人对该疾病具有先天免疫力，或通过接种疫苗获得免疫力，或从疾病中康复，或采取了社交隔离（social distancing）措施。当 R 大于 1 时，感染率会随着时间的推移而上升；当 R 小于 1 时，感染率会下降；如果 R 徘徊在 1 左右，则该疾病将成为地方性流行病（endemic），感染人数将大致保持不变。

当人群中易感人群的百分比足够低，即 R 小于 1 时，就会出现群体免疫（herd immunity）。有群体免疫的地方，疾病的发病率将大大降低，即使是易感人群也会得到很好的保护。为了形成群体免疫需要用（R_0−1）/R_0 这个简化公式来计算所需免疫的人口比例（无论是通过接种疫苗还是从疾病中康复）。因此，如果 R_0 是 4，则需要四分之三的人口免疫才能发生群体免疫；如果 R_0 是 15，那么十五分之十四（93%）的人口会需要免疫。

R_0 和 R 的结构非常简单，但仍有助于从总体层面思考疾病控制方案。应当注意的是，R_0 和 R 预设了人口的均匀混合（homogeneous mixing），并且假设每个人的接触数量恒定不变（Fox et al., 1971）。显然，这是一种简化，如果处理不当，可能会得出误导性的结果。在现实生活中，接触者的聚集程度和数量会有很大的不同：一种疾病在拥挤的城市中传播给一百万人，比在分散的村庄中传播给一百万人更容易，因为那里的人与人之间几乎没有接触。即使在同一个人群中，空间的使用方式也会带来很大的不同。例如，学校停课对流感传播的影响已得到大量研究（Jackson et al., 2013），学校停课和休闲活动的不同影响是 COVID-19 应对措施的一个重要因素。即使人群平均免疫力足以确保群体免疫，但如果病例聚集在接触率较高或免

---

① 特定疾病的 R_0 值有时会出现在新闻报道中，特别是在大众媒体上，似乎它们是简单而客观的，并且可以一劳永逸地确定下来。然而，正如德拉马特等人所言，这样做犯了两个方面的错误。首先，“R_0 值几乎总是通过数学模型估算出来的，而估算值取决于建模过程中做出的众多决策”。其次，如果模型中用于计算 R_0 的基础变量，从一个环境或时间段变为另一个环境或时间段，则 R_0 值也会发生变化。人们广泛引用的麻疹 R_0 值，范围介于 12 到 18 之间，是基于美国 1912 年至 1928 年以及英格兰和威尔士 1944 年至 1979 年的数据。这是有问题的，因为在那之后，“人类在社会和地理的组织方式上发生了重大变化，因此这些历史数值极不可能与当今流行病学现实相匹配。行为方式的变化无疑改变了接触率，而接触率是 R_0 计算的关键组成部分”（Delamater et al., 2019: 3）。

疫水平显著较低的地区，仍可能存在疾病传播的隐患。因此，为传染病政策提供有用指导的有效模型，需要考虑到更广泛的变量，包括疫苗效果和亚组差异（Fine et al., 2011）。

更复杂的传染病模型应考虑宿主、病原体和环境的更多特征，以及它们之间的关系。就像其他系统性因果关系的情形一样，要减少或控制流行病可能需要我们关注那些最初看上去并不明显的特征。奥斯特菲尔德（Ostfeld, 2012）针对莱姆病（Lyme disease）提供了一个有用且详细的复杂系统分析。这也为其他传染病中可能存在的相互作用类型提供了一些参考。奥斯特菲尔德等人费尽心思完成了记录，他们发现在北美，易感人群被黑脚蜱叮咬时会发生莱姆病感染。蜱虫本身仅仅是疾病传播媒介，而导致人类患病的是伯氏疏螺旋体（Borrelia burgdorferi）。

黑脚蜱并非天生就感染了伯氏疏螺旋体，每只蜱虫都必须通过吸食受感染的宿主才会使自身被感染。黑脚蜱的生命周期经历了四个阶段。卵孵化成幼虫。每只幼虫都会将自己附着在合适的宿主身上，例如老鼠或鼩鼱，吸血为食。一旦幼虫吃饱，它就会从宿主身上掉下来，留在森林的地面上，直到来年春天变成蛹，之后变成成虫。蜱虫在幼虫阶段吸食受感染的宿主时可以被感染，但作为蛹时更有可能被感染。

每个蜱虫被感染的可能性取决于它所吸食的宿主本身是否感染了伯氏疏螺旋体，以及宿主传播疾病的能力。奥斯特菲尔德的研究表明，宿主的疾病传播能力存在非常大的差异。虽然“四种啮齿动物和鼩鼱被森林中近一半的幼虫吸食，并感染了约 90% 的幼虫，但其他所有宿主被超过一半的幼虫吸食，仅感染了其中的 10%”（Ostfeld, 2012: 58）。鉴于传染病的系统性特征，这对人类感染率的演变具有重要意义：感染伯氏疏螺旋体的幼虫蜱数量减少，意味着伯氏疏螺旋体传播给其他宿主的数量减少，这一过程将经过几代人迭代。

正确地映射这一系统，能使我们看到一些潜在的解决方案，否则这些方案会显得极其违反直觉。例如，鉴于具有传染性的宿主对莱姆病传播的重要性，一个意想不到的重要问题是，什么样的环境有利于负鼠等物种的繁衍，虽然它们作为伯氏疏螺旋体的宿主，传染能力非常低，但会被许多蜱虫吸食（根据奥斯特菲尔德的说法，问题的核心是，在美国受莱姆病影响最严重的地区，森林被划分为相对较小的区块，与住房相邻这些区块足够大，能够供养鼩鼱和小鼠等有传染能力的宿主，但无法供养那些传染能力较低的体型较大的哺乳动物。如果是这样，增加林地面积可能会对莱姆病感染率产生显著影响）。

对传染病产生、蔓延和感染人类的系统进行详细研究，可以提供强有力的证据表明，生态学方法比更简单或更归纳的方法更具成效。生态学方法不仅考虑到相关病原体、传播媒介和环境的性质，还认真对待它们之间的相互作用。

当然，生态学方法必须以数据来驱动。就像在映射复杂系统的情况一样，仅仅笼统地断言事物之间存在相互关联是不够的；相反，需要通过实证研究来探索这些关联的性质和强度（Ostfeld, 2012 ：186）。这种知识可能与具体场景有关：在生态学层面对某一传染病的细致了解，可能并不意味着能够为占据不同生态位的其他传染病提供可操作的见解。[①] 因此，需要将详细的实证工作与对系统内不同点进行干预的利弊的细致入微的伦理理解相结合——要做到这一点，需要更多的实证细节（empirical detail）和特异性 (specificity)，这超出了本书的论述范围。不过，在本章的后续部分里，我们将探讨以生态学方法应对传染病的大致轮廓。

我们将重点关注三个具体问题。第一，合理使用抗生素。随着病原体对药物产生抗药性，药物可能变得无效，这引发了关于如何合理地确定优先用药策略的难题（见前文 10.3）。第二，维持群体免疫。许多成功的传染病疫苗接种政策需要在社区内维持较高水平的免疫接种率，而这本身又取决于公众对疫苗的信心。（见前文 10.4）。第三，疾病的根除。通过消灭致病生物或病媒生物，是有可能在全球范围内根除某些传染病的。这引发了一个重要问题，即如何权衡成功的根除计划所带来的巨大的长期健康利益与其他看似更紧迫的优先事项之间的关系（见前文 10.5）。

---

① 然而，越来越多的证据表明，生物多样性的丧失可能是人类传染病感染率上升的更普遍原因。相关内容，请参见 Keesing 等（2010）。

10.3 合理使用抗生素

抗生素是通过杀死细菌或抑制细菌生长来促进感染后康复的药物。有几类不同的抗生素，它们在化学结构、作用方式和对细菌的有效性上存在差异。通常将抗生素区分为狭谱和广谱抗生素：狭谱抗生素对小范围的细菌有效，而广谱抗生素对较大范围的细菌有效。

当特定抗生素失去杀死或抑制细菌生长的能力，细菌就会产生耐药性。鉴于抗生素种类繁多，细菌可以对某些但不是所有抗生素产生耐药性。某些抗生素耐药性是与生俱来的，也就是说，有些细菌在某些抗生素问世之初，就已经对其产生了耐药性。作为达尔文提出的生存斗争的组成部分，细菌已经存在了 30 多亿年；那些能够存活至今的细菌已然面对过抗生素给予的选择压力，其抵抗天然抗生素的能力提高了它们的生殖适应度（D’Costa et al., 2011）。例如，一些细菌已经发展出外排泵（efflux pumps），在抗生素有机会杀死它们之前自动将抗生素泵出细胞外。

其他抗生素的耐药性是（由外部）获得的，即当以前对抗生素易感的细菌因基因变化而产生抗药性时，就会出现这种情况：例如通过修改抗生素原先的作用靶点或代谢途径。耐药性可以通过两种方式传播：垂直基因转移（vertical gene transfer）和水平基因转移（horizontal gene transfer）。垂直基因转移就是人们熟悉的自然选择过程。细胞分裂过程中在随机点位发生突变，遗传给下一代。当生物体吸收了细菌祖先以外的其他细胞的遗传物质时，就会发生水平基因转移，其对进化的重要性直到 20 世纪 80 年代才被充分认识。① 水平基因转移允许耐药基因通过质粒交换在细菌种间传递。绝大多数突变和水平基因转移对生物体来说并不是优势，但是在有数十亿细菌和大量世代的情况下，能够在生存斗争中提供优势的突变将随着时间的推移而被选中。②

---

① 对于水平基因转移的概述，请参考 Syvanen（2012）或 Quammen（2018），读者将会看到更详细且更易理解的描述。

② 奇怪的是，有时人们不愿意以明确的进化术语来解释耐药性（Antonovics et al., 2007），但其基本机制仍然是自然选择。

目前抗生素的使用是不可持续的。也就是说，新型有效抗生素被推向市场的速度远低于现有抗生素类别因耐药病原体而失效的速度。我们正面临着“后抗生素时代”的威胁。就当前问题的严重性来说，耐药性感染现在每年导致约 70 万人死亡，如果不采取任何措施，到 2050 年可能会增加到每年 1000 万人（Review on Antimicrobial Resistance, 2014）。

当下已经提出或部分实施了一些政策应对措施，包括改变资金机制的平衡，以便投入更多资源来确保新型有效抗生素能够进入市场；防止为了增重而在养殖业中常态化地使用抗生素；加快检测过程，以便抗生素精确地定位到最需要的地方，并减少根据经验使用广谱抗生素的需求。然而，要迅速改变抗生素的使用模式和发现速度，以避免死亡率的大幅上升，这在技术、制度和政治层面仍存在很大挑战。①

如果没有新类型的抗生素，预计会出现严重且不断恶化的耐药性问题。引入一类新的抗生素确实会给我们一些喘息的时间，但考虑到微生物的性质和自然选择的作用，任何新型抗生素都有可能随着时间的推移以及耐药性的蔓延而变得无效。考虑到全球人口的持续增长（到 2050 年至少达到 95 亿人），以及许多人仍因无法获得抗生素而继续遭受本可避免的疾病与死亡，治疗性抗生素的需求可能会继续增长。有可能（尽管并非不可避免）的情况是，尽管我们在未来的研究中尽了最大努力，但以现在公认最佳的方式在医疗保健实践中使用抗生素也会是不可持续的（Millar, 2011），因此制定一种合理使用抗生素的方法至关重要。

10.3.1 抗菌效力公平分配的静态模型

在考虑抗生素问题时，有必要区分两类资源。第一，以药片或药瓶形式存在的抗生素的实物库存，第二，更抽象的抗生素有效性（antibiotic effectiveness）的库存（Wilson, 2013）。首次发现抗生素时，要想制造出足够的抗生素来治疗所有易感者存在很大困难。现在，大多数抗生素已不再受专利保护，生产成本非常低廉，②但是要提高抗生素的有效性却代

① 有关抗菌素耐药性引发的伦理问题的概述，请参阅 Littmann 和 Viens（2015）。

② 这并不是说在资源匮乏的环境中总能获得抗生素：供应不足和供应过剩都是问题。

价昂贵，且困难重重。确实，抗生素的廉价性在很大程度上导致了抗生素有效性欠缺的问题，例如，在动物饲料中使用抗生素在经济上是有利可图的。

因此，抗生素耐药性是抗生素有效性不足的问题，而不是抗生素本身库存不足的问题。一旦我们明确了要公平分配的资源是抗生素的有效性，而且这种有效性是稀缺的，那么关键问题就是如何公平地应对这种稀缺性。笔者会探讨两种不同的公平分配模型，即静态模型和动态系统理论模型，并认为只有后者才能胜任这一任务。

根据第 7 章中论述的竞争性主张方法，分配抗菌效力的其中一种方法是将其视为传统资源分配问题的变体。例如，可以将抗生素的有效性视为一种稀缺资源，不同的人都有权主张，这种主张的强度取决于他们疾病的严重程度以及他们能从中受益多少等特征。

耐药性感染不同于通常采用竞争性主张的思想实验的一个重要特点是不确定性的深度。如果政策制定者通过配给抗生素来应对抗生素危机，这将要求个人放弃现有治疗，以防止未来情况恶化。每个被拒绝获得有效抗生素的人现在都可以作出如下推理：（1）我现在生病了，需要治疗；（2）目前并不清楚我的放弃是否会使某一特定个体受益；（3）不管我怎么做，所讨论的药物（由于耐药性的增加）可能在中期内变得无法使用，或者（由于噬菌体、新型抗生素等替代品的发明）变得不再必要；（4）因此，认为我得到抗生素的主张弱于我正在或可能与之竞争的其他主张是不合理的。

与有效性保持不变的资源分配情况相比，成对比较的应用会随着时间的推移变得更加困难。如果我们试图将某人现在对抗生素疗效的主张强度与其可能是多年后对该抗生素疗效的主张强度进行对比，那么很难找到一个客观正确的答案；而当前在权衡这个问题时，我们面临着明显的利益冲突。仅就一个问题而言，如果无论决策者现在做出什么决定，这类抗生素在未来的效果都会比现在差（因为其他人在继续使用），那么这如何影响未来的人获得使用该抗生素的主张呢？

其中一种答案可能是对该主张的强度采用折现率，例如通过建模模拟该抗生素在十年后能够提供的益处，并以此作为折现率。[①]然而，这样做的话，我们会遇到第4章中讨论的述行性的问题，因为控制抗生素未来有效性的关键因素，是干预期间的使用方式。如果我们预测某种抗生素会因为过度使用而变得完全失效，并以此为由忽视未来个体使用该抗生素的主张，这显然是不公平的。[②]

10.3.2 对公平与抗生素的动态思考

一旦我们采取生态学的视角，就会发现更多质疑抗菌效力的静态分配模型的理由。在分配稀缺资源的竞争性主张中，通常会假设要分配的资源数量是恒定的，需要确定的是如何公平分配资源的固定供给。例如，资助一项新的干预计划，意味着其他计划的可用资金会减少。然而，要准确理解抗生素的有效性，我们就必须将抗生素的数量看作是可变的，并且在某种程度上是不可预测的，而非一成不变的。并非每次使用抗生素都会导致耐药菌株的产生，也并非所有产生的耐药菌株都会继续传播。开发新型抗生素会增加可用的有效抗生素储备。

就其本身而言，这仅意味着抗生素的有效性在某种程度上受到随机性的影响，提高或下降都有可能。其他方面的特征则要求我们将可用抗生素有效性的存量视为具有述行性和相关性。如果耐药特征在特定环境下不能带来选择优势，那么耐药细菌可能会被淘汰。相反，有些突变可能与人类行为无关，这种情况既会降低耐药特征的适应度代价，使其更有可能在没有使用抗生素的情况下持续存在。由于不同的细菌菌株会对不同的药物产生耐药性，抗生素的有效性也会因为将药物从一个位置转移到另一个位

---

① 笔者在第7.6章节已经详细讨论了时间折现（time discounting）的问题。

② 耐药性和气候变化之间有一些有趣的比较。在这两种情况下，要解决问题，就需要决策者充分重视未来的利益，以避免短期行为（short-termism）的恶性循环。这说起来很容易，但做起来很难。莱文（Levin）等将气候变化描述为一个非常棘手的问题，并指出我们的政治机构倾向于在决策时更多地考虑政策即时所生之社会效益，并延缓必要的行为变革，通常是表面上承诺减少温室气体排放，但这些承诺几乎没有或根本没有产生直接影响。受到短期成本的影响，加上一些人认为不利于经济发展的因素将在未来减少（例如低成本技术的出现或增加不作为的成本），推迟政策选择的倾向日益严重。然而，随着未来的临近，当我们计划对气候变化采取行动时，短期成本的显著性又重新出现，形成了一个恶性循环（Levin et al., 2012: 128-9）。利特曼等（Littmann et al., 2019）认为，这种非常棘手的问题框架应该适用于抗生素耐药性的研究。

置，从而发生改变。因此，抗生素有效性的大小是一个因变量而不是自变量：它的大小将取决于系统的总体状态，而不是脱离系统独立存在。

从对莱姆病的研究中也可以看出，从生态学的角度理解耐药性，可以得出令人惊讶且违反直觉的方法来降低耐药性的传播速度。安德鲁·里德（Andrew Read）及其合作者在这方面的研究较具代表性。肯尼迪与里德（Kennedy and Read, 2017）探讨了一个有趣的问题：为什么药物耐药性（drug resistance）比疫苗耐药性（vaccine resistance）更容易产生？疫苗和抗生素都是针对活的病原体而使用的，而且预计会产生有利于耐药性的选择压力。然而，尽管药物耐药性很常见而且存在严重问题，但疫苗耐药性却很罕见，即便发生，对人类健康的影响也要轻得多（Kennedy and Read, 2018）。他们推测，有两个关键特征造成了这种差异。首先，疫苗是预防性的，目的是在遇到病原体之前启动免疫系统，而抗生素则是在出现相关临床感染之后才开具的。当感染严重到需要使用抗生素时，病原体颗粒的数量将比免疫系统首次遇到病原体时多了几个数量级。因此，疫苗产生的选择压力远小于抗生素。

其次，所用机制的脆弱性存在很大差异。疫苗通常能够激活免疫系统，使其对病原体的多个特征做出反应。如果其中的一两个特征发生变化，不会对疫苗的有效性产生任何影响，然而，抗生素的作用方式对细菌变化的适应性通常要差得多：可能只需一两个关键突变便会大大降低抗生素的有效性。①

对选择压力的思考会引导我们以一种更为复杂的方式去看待抗生素使用和供应过程中的公平性问题。从深层次来说，该问题不在于如何公平地分配一种固定的稀缺资源，而在于如何进行制度设计，降低感染的可能性，以及干预措施要如何设计才能最大限度地降低抗生素在使用过程中失

① 尽管耐药性影响轻微，但疫苗提供的保护可能相对短暂。疫苗产生的免疫反应通常会随着时间的推移而减弱，因此需要予以强化。此外，突变或不同病毒株之间的竞争可能会降低疫苗的免疫效果（因此，每年都需要重新配制流感疫苗，因为不同的毒株会轮番占据主导地位）。病毒株内的这种转变应该从选择压力的角度来理解；但在这种选择压力下，占主导地位的是疫苗使用以外的其他因素。

效的概率。[①] 抗生素这种稀缺资源的公平使用问题应视为次要，相较之下更为重要的是如何降低需要抗生素治疗的感染发生率的问题。在这方面，有人主张需要新一代的受进化生态学启发的策略，“不一定以治愈个体患者（为目标）……而是去‘治愈’特定环境中的抗生素耐药性，并预防或削弱与抗生素耐药性相关的生物元素”（Baquero et al., 2011: 3650）。

如果可以通过疫苗接种或者攻克引发免疫系统削弱的疾病，从而避免使用抗生素，我们就应该这样做。疫苗可以通过减少易感疾病的传播和建立群体免疫来帮助减少抗生素的使用，同时还可以在预防过度用药的问题上发挥作用（Lipsitch and Siber, 2016; Jansen et al., 2018）。[②] 绘制传染病（特别是耐药感染）的社会决定因素图谱也至关重要。怀尔德等（Wild et al., 2017）提供了一个有用的例子，足以说明所需的思维方式，它指出弱势移民人群所遭受的结构性不公和人权侵害，以及缺乏稳定且可获得的护理，这些都是耐药结核病的重要决定因素。

10.4 疫苗犹豫、群体免疫与信任动态

疫苗接种已经避免了数千万人的死亡，而且通常非常划算。儿童疫苗接种是一项尤其重要的公共卫生战略。它提供了一种极具成本效益的方法来减少或消除环境中的健康风险，这样做是安全的，对接种疫苗的人也几乎没有带来任何不便。在可以确保群体免疫的情况下，它还提供了保护最脆弱群体和那些自身无法接种疫苗的人的有效方法。正如第 6 章所论述的那样，有充分的理由认为，如果不能提供适当的、易于获得的儿童免疫接种计划，将侵犯公共健康权。

从系统的角度思考，我们会发现这样一个事实，即降低某个人的风险因素的干预措施，可能会对其他人产生溢出效益，就像有针对性的健身计

① 米勒形象地比喻道：“抗生素就像一艘漏水的救生艇，用得越多，效果越差”（Millar, 2012: 465）。我们需要一艘不那么容易沉没的救生艇，同时也要减少所需救援的次数。

② 根据一份研究综述，美国有高达 50% 的急性呼吸道疾病，存在抗生素处方开具不当的情况（Fleming-Dutra et al., 2016）。提高流感疫苗的人口覆盖率会显著减少过度用药的问题（因为它降低了会导致患者服用不适当抗生素的呼吸道感染率）。

划最终也会影响到目标受众的朋友和同事加强锻炼一样。疫苗接种的不同寻常之处在于，它往往是为了实现这些次级效益。

尽管疫苗接种对个人和公共健康有明显的好处，但近年来在世界许多地方，疫苗犹豫（vaccine hesitancy）的现象都有所增加。疫苗犹豫被定义为“尽管可获得疫苗接种服务，但推迟接受或拒绝接种疫苗”（SAGE [Strategic Advisory Group of Experts on Immunization], 2014）。在 2019 年，世界卫生组织将疫苗犹豫列为对全球健康的十大威胁之一（World Health Organization, 2019a）。很多关注焦点都集中在麻疹的疫苗接种上。由于 R_0 值较高，麻疹的群体免疫需要 90%—95% 的免疫接种率。① 实现这一覆盖率很难。此外，即使全国范围内的疫苗接种覆盖率较高，但疫苗犹豫往往容易聚集在一起，进而导致地方性疫情的暴发。麻疹疫苗接种至关重要，因为麻疹具有高传染性，并且可能致命。根据世界卫生组织的估算，2017 年全球因麻疹导致的死亡人数达到 11 万人，其中大部分集中在个别缺乏足够常规免疫的国家。而在 2000 年至 2017 年，“麻疹疫苗阻止了共计 2110 万人的死亡”（World Health Organization, 2019b）。近年来，一些富裕国家的病例出现激增现象。

疫苗覆盖率不足的原因包括自满（complacency）、自信（confidence）和便利性（convenience）三大因素。当“人们认为接种疫苗可以预防的疾病风险较低，免疫接种并非必要的预防措施”时，就会出现自满情绪（SAGE, 2014）。信心与公众对疫苗提供者、其他参与者、疫苗接种计划中的政治因素等的信任水平有关。便利性包括疫苗的实际可用性（physical availability）、地理可及性（geographic accessibility）和可负担性（affordability），以及人们的健康素养和理解免疫服务价值的能力（SAGE, 2014）。本章节重点关注与信心和自满相关的案例，因为公共健康权论对

① 引用的麻疹 R_0 值通常在 12 至 18 的范围内。将简单的（R_0-1）/R_0 公式应用于数值为 12 的 R_0 意味着需要 91.6% 的覆盖率，而数值为 18 的 R_0 则需要 94.4% 的覆盖率。然而，正如前一节所指出的，情况其实更为复杂，原因有两点：一是用于计算 R_0 的数据现在相当陈旧，可能无法准确地反映当前的接触率水平；二是即使基于准确数据计算 R_0，也预设了均匀混合的情况。

儿童疫苗接种便利性的要求是明确无疑的。①

儿童疫苗接种计划针对的是无症状人群，也覆盖了低风险人群。自信和自满会带来重大挑战。对群体免疫的相关文献有一定了解之后，可能会让父母误以为，只要有足够多的其他家长为其孩子接种了疫苗以确保产生群体免疫，那么自己的孩子因未接种疫苗而面临的风险就会非常低。他们可能会更进一步认为，自己的孩子是否接种疫苗，对于能否建立群体免疫几乎没有影响，因此拒绝接种疫苗并无不妥。

显然，上述思维方式具有述行性的特征。即使只有十分之一的父母采取这种搭便车的接种方式，要维持麻疹的群体免疫也会极具挑战性，甚至可能完全无法实现。如果病原体的传播水平非常低，并且接种疫苗存在一定的风险或不便，对于个体儿童来说，接种疫苗可能不符合其最大利益，那么这种思考就是正确的。然而，像常规儿童疫苗接种这样的案例，情况远非如此。虽然这些疫苗本身非常安全，但社区中的传染水平仍然使感染的可能性很大。因此，在提供儿童疫苗接种的情形下，通过不接种疫苗来搭群体免疫的便车，不太可能符合儿童的最佳利益。②

当然，对于接种疫苗是否符合孩子的最佳利益，父母可能会有不同意见。有些父母出于哲学或宗教原因反对接种疫苗，或者在常规免疫的风险和收益问题上持有的观点，与通过仔细分析相关同行评审研究得出的结论不同。

在质疑此类主张时，重要的是要明确父母在代表孩子做决定时应该努力做些什么。现在普遍认为，父母应该以孩子的利益为目标，充当他们的利益受托人，而不是利用父母的支配权力，按照自己的意愿来决定孩子的未来。鉴于此，父母在判断什么决策才符合孩子利益的时候，至少在某种程度上必须对其他人负责。拒绝让孩子接种疫苗的父母，可能不仅是在

① 这一段以及接下来的三段借鉴了与翠西・钱特勒（Tracey Chantler）和艾米莉・卡拉菲尔拉科丝（Emilie Karafillakis）的合作研究。参见 Chantler 等（2019）。

② 正如第 7 章所讨论的，在不确定性概念下做出决策，应事先而非事后判断所谓的最佳利益。相关问题是，在需要做出接种决定时，家长有理由知晓接种疫苗是否符合儿童的最佳利益。即使在极少数与疫苗相关的伤害案例中，接种疫苗（用药禁忌除外）都是符合儿童事前最佳利益的选择。

寻求孩子最佳利益的方式上犯了错误，还可能违背了他们对孩子的道德责任。关于界线的划定以及确定方法，存在一系列非常复杂的问题（Birchley, 2016）。随着疫苗犹豫的增加，这些问题变得更为紧迫，因为儿童疫苗接种政策的目的，不仅仅是为了保护那些接种了疫苗的儿童，也是为了减少疾病的传播以及保护那些无法接种疫苗的儿童。①

然而，并不能假设接种疫苗始终符合所有接种者事前的自身利益。正如第 10.5 章节讨论的那样，随着全球根除运动越来越接近成功，接种疫苗给接种者带来的预期收益将越来越少，而通过消除环境中的健康威胁给整个世界带来的好处将越来越多。随着疾病病例数量接近零，如果疫苗本身至少存在一定的风险，接种者的预期收益可能会低于预期成本（Barrett, 2013）。令人警醒的是，在 1948 年至 1965 年，由于天花疫苗接种后出现的并发症（如脑炎），导致美国儿童死亡的数量为 200—300 人，但在此期间美国仅有一例天花死亡病例（Stepan, 2011: 210）。口服小儿麻痹疫苗的风险比天花疫苗小得多，但并非微不足道。所以，如果要求所有医疗专业人员都严格按照每个患者的个体最佳利益来提供干预措施，那么基于疫苗的全球根除运动是否能够成功完成，就不太清楚了。②

因此，疫苗接种和其他疾病控制措施是在标准医疗的背景和伦理假设下制定的，还是在更广泛的公共卫生政策背景下制定的，这一点非常重要。在临床护理中，接受治疗的人将成为预期的主要受益者。举个例子，《国际医学伦理准则》指出医生在提供医疗服务时，应以病人的最佳利益为出发点（World Medical Association，2006）。在标准的疫苗接种活动中，接种的个体仍然是主要受益者，但此类活动还希望通过群体免疫为其他人创造溢出效益。如果一项政策在事前对某些人来说更不利，那么这样的理由就站不住脚。

正如第 5 章所论述的那样，期望一项在伦理上可接受的政府政策，既能促进共同利益，又绝对不会使某些个体的状况变得比原本更糟糕，这是

① 就破伤风而言，鉴于其不会在人与人之间传播，故父母追求儿童最佳利益的责任将仅限于接种疫苗的义务。

② 对于 COVID-19 采取的封锁政策也存在这样一种特征，即在某种程度上对一些人不利：儿童和青少年很少会出现重症，但他们的生活和学业却因封锁政策而中断（John, 2020）。

不合理的。因此，即使对某些个体来说，接种疫苗或采取其他疾病控制措施在事前可能会对他们不利，但这本身并不意味着这样的政策是不道德的。故，如果把根除运动（或封锁政策）与普通的医疗实践相比较，它们在伦理上可能会有问题，但与交通等公共政策背景相比较，它们似乎又没有问题。

在思考国家要求个人采取预防措施或以其他方式改变自身行为以提高他人的安全和福祉是否合理时，重要的不是每个人采取预防措施所能避免的预期伤害的大小，而是要避免的风险大小与减少风险的措施的成本或负担之间是否相称。正如在第 7.3 章节中讨论的那样，认为微小的额外风险不会带来道德上的差异，是非常不可信的。如果真是这样，那么即使微小的额外风险数量再多，也不会使事态有所改变。

大规模甚至灾难性的伤害，比如气候变化和抗菌素耐药性所造成的伤害，是由无数微不足道的事件共同引起的。虽然一个人的疫苗犹豫，也许不太可能导致其他人感染麻疹并死亡，但这并非不可想象。有些人由于身体原因无法接种疫苗，例如年龄太小或免疫力低下。因此，认为接种疫苗只是个体责任，这种假设是有问题的；这无法起到保护最脆弱人群的作用。考虑到保护脆弱群体或其他处境最差的人的重要性，国家为了保护其他人而使得对某些人造成伤害的风险略微增加是合理的。关键是风险要公平分配，个人承受的事前风险相对于获得的利益来说不至于过大。

上述分析让我们得出两个结论：首先，如果接种疫苗符合儿童的事前利益，同时也是作为保护公共利益的公共卫生战略的一部分，那么家长拒绝按照常规免疫接种计划为其子女接种疫苗的行为明显是不合理的。事前对孩子不利的情况要更复杂一些。其次，假定一个人是为自己做决定，如果接受常规疫苗接种所带来的负担与那些无法接种疫苗的人所遭受的损失相比是非常小的，而且如果充分遵守该政策将实现重大的公共利益，那么拒绝接种疫苗显然也是不合理的。如果某项政策对于保护其他处境更差的人是必要的，那么作为子女利益受托人的父母是否也应该同意事前对自己孩子稍差的结果？答案是肯定的。父母作为子女利益的受托人，他们所采取的行动必须在伦理上是合理的，以确保孩子的利益得到保护。在对疾病根除的问题进行深入研究后，笔者会在第 10.6 章节继续讨论实施强制疫苗接种政策会带来的后果，因为这种政策，即便在最完善的情况下，也并不符合所有人的事前利益。

10.5 疾病根除

自疫苗问世以来，在全球范围内消除疾病的努力激发了人们的想象力，这种可能性在托马斯·杰斐逊（Thomas Jefferson）于1806年写给爱德华·詹纳（Edward Jenner）的信中得到了精彩的表达："医学上从未有过哪一项进步，有如此的价值……未来的国家只能通过历史了解到这种令人讨厌的天花病存在过，而你根除了它"（Jefferson，1806）。虽然杰斐逊的梦想在170多年后才得以实现，但天花确实在20世纪70年代末在全球范围内被根除，这成为20世纪的一个标志性成就。

一般来说，根除一种疾病就是通过刻意的努力将疾病的发病率降低到零（Fenner et al., 1998）。在全球范围内根除一种疾病，意味着从整个世界永久性地消除该疾病的威胁：根据公认的定义，"全球范围内消除特定疾病的病原体，意味着通过有意识的控制措施，令该病原体在自然界中彻底消失，倘若其不再构成重大的外源性风险（例如天花），则控制措施可以停止实施"（Cochi and Dowdle, 2011: 5）。

很难否认，在全球范围内根除天花是一件好事，因为数千年来天花一直是人类发病和死亡的主要原因。从这个意义上讲，根除行为的伦理性是直截了当的。然而，重要的是要平衡这种伦理共识，同时认识到在20世纪曾有过许多失败而且耗资巨大的根除运动（如针对黄热病、雅司病和疟疾）（Stepan, 2011）。在某些情况下，如黄热病，这种疾病本就不应该被尝试根除，因为它存在动物宿主。在其他情况下，失败的尝试可能更准确地反映了在全球范围内根除某种疾病所固有的困难性，即使从技术上判断是可行的。

造成这种高度困难的因素包括：成功的全球根除运动需要国家之间长期、深度的协调与合作；在疾病于当地根除和全球根除的漫长间隔期内，需要确保足够多的人继续接种疫苗，维持全球范围内的群体免疫力；由于战争或政治不稳定性，而存在病例重新传入先前未染病地区的持续性风险（Klepac et al., 2013）。根除脊髓灰质炎运动的漫长尾声就是一个生动的例子。世界卫生大会于 1988 年承诺根除脊髓灰质炎，原定于 2000 年完成根除计划。随后，由于不稳定局势导致输出脊髓灰质炎病毒的国家数量增加，世界卫生组织在 2014 年将其认定为“国际关注的突发公共卫生事件”（Public Health Emergency of International Concern）。①

如何正确地对根除政策进行伦理考量？根除政策的“最后一步”（last mile）可能非常漫长，尽管实际感染病例已经寥寥无几，但仍需要数百万甚至数十亿人长期接种疫苗才能完成任务。根除运动所需的时间和资源可以转而用于在某个国家可能更为紧迫的目标。因此，如果根除疾病的政策在伦理上是合理的，那么根据所能获得的健康福利的规模来进行论证可能更有说服力，而不是一味地宣称，如果采取疾病控制政策，将资源用于其他紧迫的公共卫生目的，就会侵犯个人的公共健康权。

本章节将讨论如何将全球的疾病根除当作一项政策目标，特别是将疾病根除视为伦理上的例外是否恰当（Wilson and Hunter, 2010）。如果可以，则疾病根除政策应被给予独特的（sui generis）伦理考量；如果不能，传统的公共卫生政策伦理方法就足够了。笔者首先考察了三个认为疾病根除是一项特殊的政策目标的论点：（1）全球疾病根除具有象征意义；（2）疾病根除是一项全球公共产品；（3）疾病根除是一种救援形式。这些论点都未能成功地表明根除疾病作为一个政策目标具有独特性，也没有提供理由说明公共卫生当局负有开展根除运动的特殊职责，或者个人负有为根除运动提供便利的特殊职责。

然而，这些论点的失败并不意味着全球疾病根除在伦理上是有问题的，或者不应该进行。在全球范围内根除一种疾病，如果成功的话，是一种提供巨大健康福利的方式，而且这种福利会一直延续到未来。没有必要认为存在特殊的根除疾病的职责；在普通的公共卫生政策中也有同样的考虑——公平而有效地减轻疾病负担——在可行的情况下，使全球根除疾病成为一个令人信服的目标。

① 在撰写本书时（2020 年 12 月），该紧急状态令仍然有效。

10.5.1 作为象征价值的观点

人们通常会认为根除疾病具有重要的象征价值。多年来，根除脊髓灰质炎这一明确目标一直激励着各方的捐助者，例如国际扶轮社的成员。正如2008年时任世界卫生组织总干事的陈冯富珍在国际扶轮大会的讲话中所说，“我们必须证明公共卫生的力量。国际社会很少有机会以真正、持续的方式改善这个世界。根除脊髓灰质炎就是其中之一”（Chan, 2008）。

有时人们会认为，这种象征价值使疾病根除在伦理上成为一个特例，因此，根除政策的推行应超越其提供的实际健康益处。确实，正如我们稍后会详细探讨的那样，疾病根除政策需要持之以恒，而像天花这样的大规模成功案例，有助于让目标看起来是可以实现的。但这仅仅意味着，疾病根除要想获得成功就离不开坚定的长期承诺，而不是把疾病根除的象征价值作为首先采取这种政策的理由。

实现具有高度象征价值的目标可以激励人们，并且（正如陈冯富珍所建议的）构成了公共卫生重要性和实现持久变革这一叙事的重要组成部分。然而，象征价值并不能否定公共卫生政策对个人的合理性要求。因此，即使我们认同根除疾病对许多人具有高度象征价值，这也不意味着所有人都要承担额外的伦理责任，需要通过同意接种疫苗来促进疾病根除运动，或者政府有额外的权限来执行可能侵犯个人权利的行为，例如强制接种疫苗。

如果接种疫苗的人认同疾病根除具有很高的象征价值，那么可以合理地假设此人愿意采取必要的步骤来促进疾病根除，并允许他人为此目的干预自己的生活。但这里需要遵循的道德原则是“同意”，根除疾病的象征价值只起到次要作用。与公民面临的其他公共卫生问题相比，全球根除运动所针对的疾病通常只是造成国家领土内疾病和死亡的一个相对次要的原因。如果某人认为疾病根除不具有重要的象征价值，那么就很难看出对他人具有象征价值的事情，如何让她产生自愿承担风险的道德义务，或者允许他人胁迫她以维护这一象征价值。

10.5.2 作为全球公共产品的观点

有人会认为，全球根除疾病是全球公共产品的一个重要典范——这种产品既具有非排他性，又具有非竞争性。“一旦提供，就不能阻止任何国家享受该全球公共产品，某个国家对这种产品的享受也不能影响到其他国家的消费机会。一旦实现成功供给，全球公共产品将使世界各地的人们都受益”（Barrett, 2007: 1）。

在其他需要提供公共产品的情况下，人们通常认为社区可以正当地要求自己的成员为提供这些产品作出贡献而不考虑这样做是否符合作为个体的每个人的最佳利益。陪审员服务或纳税就是很好的例子。因此，人们可能会认为，根除疾病作为全球公共产品这一事实就足以表明，采取疾病根除政策具有特殊的伦理责任。

然而，疾病根除是否具有公共产品的地位，从而有别于控制疾病而非根除疾病的政策，这一点尚不明确。一般来说，降低风险似乎属于公共产品范畴，因为其通常是非竞争性和非排他性的。倘若是这样，全球公共产品的论点就无法支持消除风险（根除疾病）而不是降低风险（控制）的政策。如果全球公共产品论者坚持认为，仅仅只有根除疾病（而非降低风险）才是一种全球公共产品，那么就需要对此作出解释。

在引述的这段话中，巴雷特（Barrett）指出，利益的普遍性是关键点所在，全球公共产品带来的结果是“世界各地的人们生活得更好”。然而，我们并不清楚消除麦地那龙线虫等疾病究竟会给世界各地的人们带来什么好处。最明显的答案是，根除该疾病将消除当前的健康威胁，使人们在更安全的环境中生活，由此而受益。但是，需要明确具体的环境改善程度、改善方式以及对谁来说环境有所改善等问题。在这种情况下，尚不清楚全球根除麦地那龙线虫病对没有该种疾病的国家（如英国）的公民会带去何种益处。或者，如果这是一种益处，那么对于这些个体来说，它是否重大而显著，这一点仍不明了。

此外，声称降低某种特定疾病的风险不是全球公共产品，而该风险的消除才是全球公共产品，这是令人费解的。所有人都会在某个时间点死去。因此，即使根除了一种特定的疾病，每个人仍然会死于其他的疾病。虽然可以将消除对健康的威胁概念化为一种全球公共产品，但我们并不清楚为什么要认为把特定的健康风险降低到零具有特别重要的意义，毕竟环境中仍然存在许多其他类型的健康风险。无论哪种情况，将根除疾病作为全球公共产品，并不能充分证明个人负有促进根除运动的特殊义务，或者公共卫生当局有开展根除运动的特殊权限。

10.5.3 根除疾病是某种形式的救助吗?

克劳迪娅·爱默生（Claudia Emerson）认为，救助义务（duty to rescue）是采取疾病根除计划的主要原因：

> 救助义务要求我们在有能力的情况下帮助处于困境中的人，而这样做不需要过度牺牲……以脊髓灰质炎为例，据预测，如果未能彻底根除该疾病，在未来二十年内将有四百万儿童感染麻痹性脊髓灰白质炎（paralytic polio）……在这种情况下，未能根除疾病相当于未能救助，因为我们有能力拯救那四百万儿童免受脊髓灰质炎的伤害。
>
> （Emerson, 2011: 107）

区分救助义务和广义上的行善义务（obligations of beneficence）是很重要的。日常道德规则（commonsense morality）认为救助义务比行善义务要严格得多。需要救助的情形，涉及当下处于危险之中的某个具体的人。拯救困在地下的矿工是一种救助行动，但升级矿井机械以降低未来发生事故的风险则属于行善，而非救助。正如第 7.2 章节所讨论的，该领域主要的伦理辩论在于，当下正处于危险境地的人，他们的诉求是否真的比那些在未来不确定的某个时间点可能陷入危险境地、不确定的个人更为紧迫。

虽然像辛格（Singer, 1972）这样的人认为行善义务与救助义务同样严格，但他们是基于道德层面所做的论证，而不是像爱默生那样，简单地将行善的情形重新归类为救助范畴。如果我们遵循爱默生的用法，把降低身份不明的群体的长期风险视为救助行为，那么似乎任何事情都可以算作救助行为。大多数普通的公共卫生活动，如常规免疫接种或对餐馆进行卫生和安全检查，都可以算作是在救助那些身份不明的群体，使其不被传染疾病。

我们似乎应该承认，疾病根除运动并未拯救那些在未来不会患上脊髓灰质炎的人们。相反，该运动永久性地将某种健康风险从他们所处的环境中予以消除，从而使未来不再有人需要从这种健康风险中获得救助。上述益处非常重要，但其并不是根除疾病的健康益处与其他公共卫生政策的健康益处的不同之处。正如接下来的部分要探讨的，这是支持疾病根除政策的更为成功的论证基础。

10.5.4 将疾病根除视为普遍卫生政策

疟疾造成了巨大的疾病负担，每年导致超过 40 万人死亡和 2 亿多例病例（World Health Organization, 2018a）。如果能够开发出有效的疫苗，并成功开展根除疟疾的运动，从而在人类存续的剩余时间里将疟疾造成的疾病负担降至零，这将带来巨大的健康益处（Liu et al., 2013）。虽然没有特别的理由选择这样的根除政策，但根除疾病显然是满足公共卫生政策更普遍的需求的一种方式——公平有效地减少疾病负担。与其他竞争性的健康干预相比，根除政策有时会更有利于平衡负担和收益，在这种情况下应该选择根除政策。

标准的成本效益工具难以准确计算普通的国家疫苗接种活动带来的益处（Beutels et al., 2008）。而计算疾病根除运动所生益处则更加困难。接下来，笔者将概述其中一些额外问题，并论证这些问题不应该妨碍疾病根除运动的进行。

第一个难题与不确定性有关。在全球范围内根除一种疾病极其困难。迄今为止，人类只成功地进行过一次这样的尝试，因此认为任何一项疾病根除运动都能取得成功，是不现实的。当一场疾病根除运动失败时，它可以失败得比较优雅。根除运动可以以体面的方式宣告失败，尽管没能在全球范围内根除某种疾病，但它却使该疾病的患病率持续大幅下降；根除运动也可以以不那么体面的方式宣告失败，不但没能使该疾病的患病率持续下降，反倒留下了负面的印象，使未来开展根除运动更加困难。因此，建立一个根除运动的预期成本效益模型是非常具有挑战性的，尽管在这方面已经取得了一些进展（Barrett, 2013）。

第二，出于道德和成本效益的考虑，认为根除运动应该以规模大、速度快为目标（Omer et al., 2013）。如果根除运动在最后阶段持续时间较长，那么预防每一个新增病例的成本都将成倍增加。仍然需要采取同样的预防措施，并进行所有的监测，但实际患病人数将非常少。在这一点上，疫苗犹豫更有可能成为一个问题，因为个人会合理地质疑他们自己是否会从接种疫苗中受益，或者是否值得接种疫苗来抵御一种极其罕见的疾病威胁。如果决策者认为，只有在每个个案的成本保持在可接受范围内时才应继续实施根除措施，那么他们很可能会在任务完成之前就放弃，这意味着疾病会持续暴发，最终结果是该疾病永远不会被根除（Thompson and Tebbens, 2007）。

第三，也是最困难的一点，存在这样一个深刻的问题：如何在成功地根除运动和其他医疗资源需求之间进行权衡。疾病根除只有经过较长时间之后才能带来真正的好处，而医疗支出往往侧重于中短期效益。如果我们假设，在未来五十年或一百年的时间里拯救一条生命与现在拯救一条生命同样重要，那么我们似乎应该将目前医疗资源的很大一部分用于根除运动。正如默里（Murray）在《全球疾病负担》报告的初步框架中所指出的那样：

> 如果健康收益不能进行折现，那么我们可以得出这样的结论：应该将所有资源投入到任一成本有限的疾病根除计划中，因为这会消除无限的失能调整生命年（disability-adjusted life years，DALY），在价值上也超过了所有其他不能带来根除结果的健康投资。
>
> （Murray, 1994: 440）

默里得出的结论是，为了避免这种悖论，未来的健康收益应该受到折现率的限制。这个结论似乎令人非常惊讶：如果根除疟疾等疾病的预期健康总收益真的远远大于改善糖尿病的控制措施，那么这难道不是支持根除疟疾的有力论据吗？①

虽然这里的情况很复杂，但我们在第 7.6 章节中已经论证过，似乎没有充分的理由对未来的健康收益适用较高的贴现率，即使有充分的理由对未来的其他利益进行大幅折现。我们也没有理由认为仅仅因为痛苦或死亡

① 在《全球疾病负担》报告的最新版本中，放弃了对未来健康收益的折现。

在时间上更临近，就有理由在伦理上予以优先考虑，就像没有理由认为痛苦或死亡在空间上临近一样。

还可以提出一些认识论问题，这些问题与认为未来生命的内在重要性较低的观点完全不同。例如，某一疾病在未来可能不再是问题，如果是这样的话，现在花费资源来根除它，而不是治疗其他健康问题，会是一种资源浪费。也许未来没有人还能从疾病根除中获益，那么现在花费时间和精力来完成疾病根除的最后一步将是徒劳无功的。然而，认为基于不可预见的灾难的可能性的这种折现率应该很高，这是毫无道理的，因为“即使是1%的折现率也意味着世界在69.7年内有50%的可能性会灭亡”（Anand and Hanson, 1997: 695）。

帕菲特（Parfit, 1984: 453-7）曾在不同的背景下提出过一个例子，对我们理解这里所涉及的问题颇有助益。假设我们正在考虑疟疾的三种未来情景，具体如下：

（1）维持现状（status quo）；

（2）疟疾控制运动将目前的疟疾负担降低99%；

（3）全球根除疟疾运动可以根除疟疾。①

很明显，在其他条件相同的情况下，选项（3）优于选项（2），而选项（2）优于选项（1）。但是，成功的根除运动，比仅仅将疾病负担降低到目前水平的1%的控制运动又好多少呢？许多人会认为，成功的根除运动只比成功的控制措施好一点点。该说法忽略了这样一个事实，即如果我们只是将当前的疟疾负担降低了99%，那么疟疾将在人类历史的余下时间继续导致疾病和死亡，除非采取进一步的根除措施或环境发生了重大变化。因此，与控制运动相比，成功的疾病根除运动可能带来的总收益是巨大的。

经常有人认为根除疾病是一个伦理上特殊的目标，这种论点是经不住推敲的。但笔者的目的并不是反对将疾病根除设定为政策目标，而是要更好地解释它为何令人信服。（在可行的情况下）提倡根除疾病，主要原因

① 帕菲特最初提出的例子是在（1）维持现状；（2）一场摧毁现有人口99%的核战争；（3）一场摧毁全部现有人口的核战争之间做出选择，但基本观点是相同的。

正是它未来所能带来的健康益处。除了不确定性之外，没有充分的理由对未来的健康益处进行折现；由于不确定性而产生的折现应该相对较小。一旦我们认识到这一点，那么根据可行性来判断，在提供如此巨大的健康益处的情况下，我们有足够的理由去尝试根除疾病。

10.6 强制接种疫苗

我们已经看到，疫苗接种计划——无论其目的是控制疾病抑或根除疾病——所提供的巨大的整体效益以及对弱势群体的保护，足以产生同意接种疫苗的初步道德义务（prima facie ethical obligation），而且在普通疫苗接种计划中，疫苗接种也符合接种者的事先利益。然而，值得注意的是，在许多情况下，即使疫苗接种方便且成本低廉，各国也可能难以达到足够的接种率以实现群体免疫，更不用说彻底根除一种疾病了。

因此，关于疫苗接种的伦理讨论，主要集中在强制接种的合理性问题上，以及是否可以动用国家的力量来确保接种的实施，要么采取罚款等措施，要么不允许未按时接种疫苗的儿童上公立学校。正如我们在第 6 章所看到的，干涉自由的公共卫生措施并不罕见，譬如标记有毒物品、对餐厅进行常规卫生和安全检查、产品安全标准以及道路的限速规定等。然而，作为一种医疗干预，疫苗接种引发了这样一个问题，即是否应该以常见的权利（如身体完整权和拒绝治疗权）对疫苗接种加以界定。

政府采取促进和保护健康的行动是否在伦理上合理，关键取决于对个人生活的干预是否是必要和相称的，以及所能实现的收益。第 5 章提出了四项原则，在保护和促进健康的目标与保护自主权和自由的目标之间促成协调。这些原则为我们思考维持群体免疫力的政策的合理性提供了一个良好的开端，而此类政策已然超越了强制接种疫苗的劝诫方向。针对疫苗接种政策，我们可以将这些原则作出如下的具体说明。

1. 确定特定疫苗接种政策可获得的收益大小或可避免的危害大小很重要。在其他条件相同的情况下，如果预期获得的收益越大以及预期避免的危害越大，那么支持干预的理由就越充分。

2. 民众对政策的认可或同意程度很重要。在其他条件相同的情况下，受影响人口中赞同干预措施的比例越大（越是热衷于此），支持该政策的理由就越充分。

3. 自主选择的能力很重要。在其他条件相同的情况下，选择本身越重要，那么一个人有机会做出真正或真实的选择就越重要，而干预他们的选择就越存在问题。

4. 自由很重要。在其他条件相同的情况下，一项政策的强制性越强，它的问题就越多。

一项政策是否必要和相称，取决于该政策的目标是否可以通过一种较少干预自由和自主选择的方式来实现。[①]这一事实与公民对政策和政府行动的解释方式密切相关。在某些情况下，如果将疫苗强制接种解释为政府基于不接种疫苗的危险性足够高而实施的举措，并且要求每个人都要在保护公共利益方面发挥作用是合理的，这可能会增强公众接种疫苗的信心。

然而，在其他情境下，强制接种疫苗可能会加剧疫苗犹豫，导致维持群体免疫更加困难。将先前基于自愿原则的政策变为强制性政策，可能会削弱公众对该政策的信心（Frey and Jegen, 2001）。英国 1854 年对天花疫苗实施法律强制接种产生了意外的后果，就是个非常典型的案例。政策实施初期适得其反，导致疫苗接种率下降，与天花相关的死亡率增加。尽管随着时间的推移，接种率有所提高，到 19 世纪 70 年代，其他实行天花强制免疫接种的欧洲国家的相关死亡率也有所降低（Winslow, 1903），但在英国，强制天花疫苗接种的法律规定却意外地催生了反疫苗运动，该运动在 19 世纪末 20 世纪初颇具影响力（Wolfe and Sharp, 2002）。

---

① 新冠疫情的暴发清楚地表明，在疫情形势紧张的情况下，感染病例每隔几天就会翻一番，卫生系统有可能不堪重负，因此采取足够的强制力确保疫情得到控制通常是更好的选择，即使这意味着临时实施一些可能看起来过度的措施。在疫情初期，应果断并尽早采取强制措施的主要原因是，在那个时间段很难监测遏制政策（containment policy）是否有效，并且如果需要继续控制疾病，也很难迅速转向更具强制性的政策。一般情况下，在进行干预后观察其效果，然后再决定是否采取更具强制性或成本更高的干预措施，这种做法通常是可行且确实可取的。然而在大流行的早期阶段，是无法做到这一点的。数据都是零散的，并且滞后于当前的感染状态（例如，存在潜伏期）。任何一个针对大流行病的政策，如果选择从对自由侵犯程度最低的干预措施开始，并根据需要增加管制强度，那么显而易见的风险是：政客们最终会采取一系列逐步升级的干预措施，每种干预措施在早期阶段都可能足以控制疫情，但其终是无法控制疾病的发展，故需要实施非常严格的封锁措施，并且持续时间比在早期采取果断行动所需的时间要长得多。

总体而言，政策制定者必须维持某种微妙的平衡：如果疫苗犹豫现象普遍存在，那么人们可能会认为强制接种疫苗的政策是必要的；但普遍存在的疫苗犹豫现象本身，可能会削弱强制接种疫苗的政治正当性。在特定情况下，哪些疫苗接种政策是合理的，将取决于（其中包括）对该政策的普遍同意程度，以及所干预的选择的重要性。同意的程度显然会因文化和时间而不同；我们还必须考虑到本土化的差异，即特定社区对于重要选择的认定。①

公共健康权论的试金石是公共卫生活动对个人具有正当性。因此，任何强制接种疫苗的政策都需要认真对待向被强制接种的个人说明理由的必要性。鉴于强制接种疫苗会侵犯个人的身体完整性，而且出于宗教或个人信仰的原因，某些人会强烈反对，这是一个相当高的标准。②因此，正如维尔韦伊与道森（Verweij and Dawson, 2004: 3123）所说，参与疫苗接种计划"通常应该是自愿的，除非强制接种对于预防具体而严重的伤害至关重要"。认识到疫苗接种计划需要公民的高度支持，并且强制接种可能会降低而不是增加支持，这应促使政策制定者系统地思考如何建立和维护对疫苗接种的信任。③

---

① 关于强制疫苗接种不同方法的案例研究，请参见 Chantler 等（2019）。

② 强制性疫苗接种政策还需要表明在豁免权问题上的立场。纳文与拉金特（Navin and Largent, 2017）区分出了三种较为有用的异议管理策略：排除主义（不允许非医疗豁免）、宗教优先（只允许基于宗教的豁免，而不是基于其他个人信仰的豁免）和不便（允许基于宗教和个人信仰的豁免，但对于那些反对态度不强烈的人来说，获得豁免带来的不方便程度，足以阻止他们选择豁免）。

如果某人确实出于良知而反对某项政策，那么强制推翻这种立场就是一件严肃的事情，即使从主流观点来看，他所坚持的立场似乎是错误的。因此，公共健康权框架表明，在实行强制性疫苗接种政策的地方，通常会有充分的理由允许存在某些非医疗豁免。很难明确阐述何为宗教上的反对意见，而在一个世俗国家的背景下，更难以证明为什么宗教上的反对意见应该享有特殊地位。因此，很难证明宗教优先的正义性。如果人们真的担心有人会以虚假理由来获取豁免权，那么为了公平起见，应该以一种对宗教和非宗教原因都保持中立的方式限制豁免人数，如通过增加豁免的不便程度来实施限制。

③ 其他政策领域也面临着类似的信任和社会许可问题，特别是医疗数据的使用超出了患者的直接护理所需的情形。有关此类主题的更多信息，请参见 Taylor 和 Wilson（2019）。

10.7 小结

本章从生态学的角度对传染病进行了检视。它分析了三个不同的问题：耐药性、确保群体免疫和疾病根除。在每种情况下，提出的解决方案都需要从复杂系统的角度来理解传染病的动态状况。

讨论的目的是要避免陷入过于狭隘的观点。尽管一些人将抗菌药物耐药性看作是固定稀缺资源的分配问题，但我们认为这些问题是一些更为根本的问题所生之结果，即如何最大限度地减少需要抗菌药物治疗的感染发生。虽然对于为什么应该进行疾病根除存在一些错误的论点，但将根除视为一种非常有效的、改善未来人们生活的方式，能够更好地理解这样做的伦理必要性，以及现在应做出什么样的牺牲才能确保实现这一目标。虽然很多哲学辩论集中在强制疫苗接种的合理性上，但我们认识到更深层次的问题在于如何在不需要强制的情况下维持公众对这一制度的信任。

卫生系统的目标千差万别，所以很难想象会有一个单一的数字可以概括它们所做的事情以及效率的高低。即使我们人为地将重点限制在减少特定传染病的生物医学疾病负担上，也有许多目标，至少在空间、时间和风险集中度这三个维度上存在异质性。对于某一目标有效的措施，相对于其他目标而言可能无效；而耐药现象则大大加剧了这种复杂性。

对抗生素的合理使用以及是否值得尝试疾病根除计划，将在很大程度上取决于纳入考虑的地理空间和时间周期。一种极端的情况是以成功治疗当下的一个患者为目标，在空间、时间和风险集中度这三个维度上，该目标都会受到极大的限制。另一种极端情况是全球疾病根除运动，其目标是世界上任何地方的人们现在或将来既不会患上该疾病，也不会面临该疾病的风险。

这些关于区域性、时间尺度以及预防抑或治疗的问题也适用于非传染性疾病的治疗，第 7 章对此进行了详细论述，但在考虑传染性疾病时，这些问题会变得较为尖锐，而在涉及耐药性感染时，则尖锐程度更加提升。由于全球范围内的人员流动，一个国家的传染病暴发可能会威胁到其他国家。药物耐药感染大大增加了风险，因为这意味着不仅会出现更多的疾病病例，而且原本可以成功治疗这些新病例的治疗方法现在已不再有效。

在这个由空间、时间和风险集中度组成的三维立方体中确定某一特定卫生系统的优先事项将影响到最佳方案的选定。政策制定者在特定情况下需要回答的问题包括：预防和治疗应该给予多大的权重；疫苗是否应该针对那些病死率高的人，还是应该针对最有可能成为传播源的人，或者是否应该提供给全体人口；是否存在工具性或内在性的原因来调配资源，去帮助控制境外的传染病；成功应该从短期、中期还是长期的角度来衡量；等等。笔者并没有试图为任何特定的卫生系统在这个三维空间中的优先事项提供一个明确的答案，而是希望通过公共协商为公民和决策者提供一套有用的工具，以便他们自行回答这些问题。

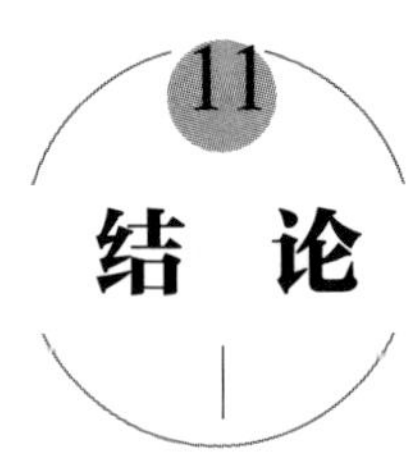

11 结 论

11.1 引言

本书进行了实践和理论两个方向上的探索。在实践层面，本书旨在就尽责的决策过程中出现的一些基本问题，为公民和不同角色的决策者提供建议和帮助。这些问题包括：有关证据与政策制定的相关性的认识论问题；为什么证据在某种情况下可能很有用，但在其他情况下可能没有用处；为什么对某一特定领域中复杂的相互作用有清晰预判的政策干预措施，不太可能受到政策的阻挠。

本书就以下方面提出了建议：如何明确并调和政策制定所应遵循的价值观；如何思考个人与国家之间的关系；为什么向个体公民证明所有公共政策的合理性是重要的。认识到语境的重要性，本书通过一些具体的例子阐述了应该如何落实责任和健康公平等核心价值观。

公共政策需要伦理和哲学思考，这样决策者做出的选择才能站得住脚，更不用说是明智的；但并非任何形式的伦理和哲学思考都能达到这个目标。因此，在理论层面上，本书持续探究了如何以有助于公共政策的方式进行哲学思考，以及哲学作为一门学科需要做出哪些变革以适应这一需要。

哲学家需要改变观念，不再将决策者视为试图引导的系统之外的人，而是采取一种动态观点，将决策者视为同一系统内的行动者，而且他们自己也会受到该系统的影响。因此，尽管哲学不再担任向政策制定者提供蓝图或强制性要求的角色，但它仍然在澄清公共政策的认识论、思考外部有效性和述行性的影响、明确应如何思考指导政策的价值观、为政策制定者提供伦理框架等方面发挥着独特的作用。

11.2 关于公共政策认识论的教训

在公共政策领域存在一个至关重要的认识论问题：如何在各种形式的证据（无论是随机对照试验、意见调查还是数学模型）和需要做出的政策决定之间找到最佳的衔接方式。鉴于决策者总是在应对复杂系统，他们有理由对所提供的模型输出结果与实际情况之间是否存在准确的映射关系持怀疑态度。

然而，即使是简单的模型，在理解问题的轮廓和动态方面也是非常有价值的，例如，通过改变不同的模型参数和它们之间的互联关系，可以为研究人员和决策者提供一套用于情景规划的重要见解。因此，模型可以帮助决策者了解关闭医院对获取医疗服务产生的可能影响，即使实际患者的流动不太可能被模型准确无误地预测。

如果简单的模型能使研究人员明智地对以前看来显然是正确的假设提出质疑，那么它也可能是有用的。例如，人们可能自然而然地认为，测量到的特定动物的数量随着时间推移而呈不规律变化状，那么这可能表明要么存在某种测量误差，要么环境发生了重大变化。但正如梅（May, 1976）的研究所示，简单的动物种群确定模型也可以导致这种看似随机的波动。

如果操作得当，采用简单模型探索现实世界问题的动态是没有问题的。事实上，如果不这样做，就很难在研究如何干预复杂系统方面取得进展，但关键是要明确模型与现实世界问题之间的关系。严谨性要求根据证据和模型的状况合理地分配置信度。这就需要了解现有证据的质量和稀缺性，以及在收集证据时所做的选择。此外，还需要了解从“原始”数据到处理后的数据模型的选择，以及从一个或多个可用数据模型到用于确定潜在干预地点的解释性模型的选择。上述每一个阶段都需要做出选择，而每一个选择往往都可以以不同的方式做出。

认真对待复杂系统意味着科学方法或科学哲学领域经常考虑的问题，例如关于测量的内容和方式、模型设计等，需要融入伦理学和政治哲学的方法。但是，要想做好科学工作，就需要在模型构建和模型使用中做出适当的伦理判断。当涉及公共政策时，哪些变量最重要，哪些变量应该被测量，这不是一个无须进行伦理反思就能做出决定的问题。第 9 章详细讨论了在没有具体说明不平等的内容、如何测量以及何谓“改善”的情况下，含糊其词地主张健康不平等的不公正性是毫无裨益的。这样做需要权衡不同数据集的成本，以及可用数据的质量，而且需要判断何时将注意力集中在单变量、双变量或更高维度的差异上对于政策目的是有益的。

从证据或模型到根据这些证据所采取的行动，都需要解决外部有效性的问题。在避免Ⅰ类错误（“假阳性”）和Ⅱ类错误（“假阴性”）之间几乎总是需要权衡利弊。这不仅是认识论层面上的权衡，还涉及道德层面上的权衡，即避免检测出不存在的某物要比未能检测到特定环境中存在的某物更具重要性（Rudner,1953）。

仅举一个例子，精准医学中提出的许多干预措施都是基于大数据和基因筛查的二级预防，并且带来了过度诊断和过度治疗的重大风险（Vogt et al., 2019）。虽然精准干预的概念听起来比非定向干预更有吸引力，但关键问题在于它所带来的危害和益处的整体平衡。卫生系统往往有充分的理由优先考虑减少人口健康风险的非定向的初级预防措施，而不是高度定向的干预措施，即通过药物干预减少风险因素对公民健康的影响，但并不改变人口层面的风险来源（Wilson, 2021）。

11.3 外部有效性、述行性及哲学方法论

一些甚至许多哲学家对于伦理学方法论，尤其是关于伦理思维的严谨性的看法，是大错特错的。这些哲学家过于轻率地假定，通过巧妙地操纵简单且不切实际的思想实验，就可以洞察永恒和普遍的伦理原则，而这些永恒和普遍的原则反过来又能为政策制定提供有益的信息。尽管没有明确表述，但这些哲学家预先假定，事件、生活、制度和规范的流动变化模式在某种程度上会误导人们认识事物的真实本质，而在深层次上，伦理现实是简单、静态和永恒的。

本书明确而含蓄地论证了一种截然不同的哲学概念。按照这种观点，哲学本质上是一种参与解决问题的形式。哲学思考之所以必要，很大程度

上是因为社会、政治和技术变革以多种方式打破了已经成为习惯的活动模式。过去一直被视为公共活动背景的不受质疑的一部分事物，现在变得有问题了。例如，写作的发明和传播作为一种媒介深刻地改变了讲故事、教育和知识分享的方式，这是柏拉图在他的《斐德罗篇》中通过对话探讨过的内容。最近，大数据的崛起以及由此带来的对个人信息的深入推测能力远超以往，引发了关于隐私性质以及从已公开信息中可以合理推断出什么的疑问（Nissenbaum, 2009; Rumbold and Wilson, 2019）。

笔者所提倡的哲学方法，是将事物、人、制度或规范的变化视为根本，并将这些流动中的规律、模式和固定点解释为将这些变量维持在狭窄范围内的动态过程的相互作用。许多看似稳定和静态的事物都是动态过程演变的结果，并且由于动态过程的相互作用而保持了表面上的静态。秩序和规律通常是从系统的不同要素相互调节和影响的效果中自下而上地产生的，而不是自上而下地强制要求事物如此。

这并不是笔者在 2007 年刚开始思考公共卫生伦理问题时就持有的观点，而是问题本身的性质要求这样做。特别是在考虑耐药性感染时，这种挑战要求伦理推理能够从理论上说明如何应对动态变化的健康威胁，这似乎从一开始就很难用假设伦理现实恒定不变的工具来充分说明。笔者越是继续推进这个项目，就越觉得耐药性感染并不是一种需要以某种方式去适应为静态问题涉及的伦理框架的例外情况，而实际上是公共政策中伦理问题的常见形式。因此，需要找到一个适合思考耐药性感染的框架，然后考虑如何将这个框架推广到公共政策中出现的其他问题上。

正如笔者时不时提请读者注意的那样，优先考虑静态和不变的观点很难与地球物理学、生物学和社会科学的基本原理相调和，尽管它们在哲学中有着非常可敬的渊源，并与许多人对自己在世界中所处位置的感受相一致。常识认为地球物理特征是不变的，而早期的人类将其作为其他测量的基础（如一天的长度、一年的天数、地球表面的陆地位置以及大气和海洋的化学组成）。然而，这些特征在地质时间尺度上发生了巨大的变化，并且持续变化着。

这些变化在很大程度上是由生命本身的动力所驱动的。例如，早期的地球大气和海洋中只含有微量的氧气，在大氧化事件之后，有氧生物才成为可能；只有在氧气积累得足够多之后，才能够满足快速移动的动物所需的能量要求（Judson, 2017）。人类世（Anthropocene）的到来进一步引发了人们对人类活动如何深刻影响地球生态系统的关注（Wilson, 2018）。基本的社会形式和结构，如农业、文字、法律、财产、货币、科学、数学、亲属关系、伦理规范和惩罚等，各有其历史，都涉及一系列的创新和适应，并且仍在不断发展。

在推广一种新的伦理思维方式时，面临的一个主要挑战可以用一句老话来形容："如果没出问题，为什么要修？"也就是说，哲学家们多年来一直在使用一套思考工具，并相信这些工具对他们非常有效，因此他们不太可能仅仅因为有人指出现有技术在解决某些问题（如耐药性感染或心理健康污名）方面校准效果不佳而放弃这些工具。相反，人们往往倾向于试图降低新型案例的重要性，继续关注那些旧方法可以处理的案例上；如果有必要，会设法将新型案例转化至现有框架之中予以分析。

本书试图通过提问的方式直面这种担忧，如果以思想实验为主导、旨在揭示静态伦理现实的方法是一种严谨和有用的伦理学实践方法，那么世界将会是什么样子。首先是来自丹尼特（Dennett, 2006）和基彻（Kitcher, 2011c）的一系列观察，他们认为存在着广泛而可能是无限多的问题，可以作为哲学问题来讨论，并且在每种情况下，都可以通过越来越细微的区别、论证和反驳来构建文献。因此，仅仅因为存在一个可以通过一些公认的哲学技术进行日益精细的辩论的生态位，并不能说明这种活动本身是有用的，或者应该成为获得有限的研究经费的优先事项。

如何对哲学问题的反思进行优先排序，以及在反思中使用何种方法，是一个至关重要的问题。笔者试图通过描述伦理学的目的，然后将哲学方法论的实用性与达成目标方面获得的成功联系起来，以此取得一些进展。根据笔者所捍卫的观点，伦理反思和辩论是必要的，因为在我们生活的过程中，包括在制定和实施公共政策时，会出现伦理上的分歧、问题和困境。伦理始于共同生活中出现的问题，因此，如果伦理辩论要避免变得毫无意义并陷入纯粹展示学术技巧的境地，那么它就必须对伦理实践负责。

将实践视为伦理学中的重要因素，其中的重要含义是依赖于抽象和简化来改进伦理判断的方法面临着双重的转化挑战。首先，需要将引发伦理问题的情景中与伦理相关的特征转化为简化和抽象的形式，以便进行哲学分析。其次，一旦对伦理问题的简化和抽象模型进行了思考，得出的结果就需要进行转化，成为能够对实际伦理问题做出明智回应的形式。

第 3 章强调了在双重转化的过程中，与实际行动相关的信息可能会丢失的一些情形。特别是，对玩具问题进行严谨而优雅的思考，并不意味着这种思考的结果有助于对更为混乱和复杂的现实问题做出明智的决策。思想实验中预设的因果结构可能与现实中的不同，而且思想实验可能会排除现实中发生的规范性情境互动（normative contextual interactions）。这种由双重转化引起的困难，对于以思想实验为主导的伦理学方法来说已经足够具有挑战性，但哲学家们仍然坚持认为思想实验可以提供有用但常常不可靠的观察结果，揭示预先存在的道德真理，并且有时可以从观察结果转化为现实世界中的明智举措。

第 4 章所引介的述行性，对强调静态原则和抽象的各种伦理学方法构成了更深层的挑战。述行性所针对的不是抽象和简化在伦理思考中的作用，而是哲学家们持有的“伦理现实是静态和可发现的，而非可变和偶然的”这一观点。默顿（Merton, 1948）关于米林维尔银行挤兑事件的寓言（第 4.6 章节），生动地展示了事物的发展往往受到人们对他人行为的信念和解释的实质性影响。

述行性不仅会影响到世界的现实状况，还影响到我们在伦理范畴所使用的概念，以及旨在确保结构公正的社会制度。在很多情况下，伦理问题及其解决方案只与人类的文化形态相关，实际上这种情况是常态而非例外。本书中不断出现了一些对公共政策理论研究至关重要的概念，但这些概念只能从述行性的角度来理解，如公众信任、合理期望、政策阻力、自我强化政策、实质性责任、结构正义、种族、性别、残疾、污名和欺压。

这些概念不会单独地影响公共政策，而是以复杂的组合方式共同发挥作用。例如，当一项新的公共卫生政策旨在消除目前偏向于某些权势群体的交叉不平等时，而这些群体背后又有传统的支持，那么就必须考虑如何在制定政策时避免政策阻力，并在一段时间内建立并保持公众信任。

述行性并没有完全否定思想实验和其他形式的抽象，但它确实迫使人们重新思考它们的目的。通常在哲学框架内进行的思想实验会关注单个行为主体做了什么或应该做什么，而其他一切都是固定的。从本质上说，述行性至关重要的情形取决于多个独立的行为主体所做行为的综合效果，其中每个个体的行为是基于对其他人行为的预期，而这些行为和相互作用的效应会随时间迭代。这就需要考虑其他行为主体可能具有的不同观点、价值观和策略，并为述行性情景的模型提供一组动态和生态的输出，而不仅仅是一个单一的解决方案。

11.4　公共卫生、伦理框架与灵活变通

本书不仅为哲学应如何影响公共政策提供了方法论上的辩护，而且还基于平等、民主问责和述行性等理念提出了一个实质性的伦理框架。这一框架强调，平等公民权意味着公共政策干预必须对受其影响的个人而言具有合理性。仅凭一项政策会在人口层面创造聚合效益，并不能成为采取该政策的充分理由。

虽然政策干预需要向个人证明其合理性，但这并不意味着它们应该针对个人。与直接干预个人生活相比，在更广泛的社会层面进行干预以改善健康状况，通常更容易为个人所接受，因为相对于要求个人改变其自身行为，上游领域的干预更容易降低健康风险，同时也不会对个人造成很大的干扰。

促进狭义生物医学意义上的健康只是政府的众多正当目标之一。许多人也会将此类健康仅视为与自己利益相关的众多事项之一。在保护和促进健康两者的重视程度上，公民与政策制定者之间会存在合理分歧。给予健康“过多”的重视，可能会威胁到其他优先事项。公共卫生政策制定者往往需要寻求与其他目标的协同作用，而不是简单地坚持公共卫生的优先地位。

由于这些限制的存在，笔者认为，阐释政府在公共卫生领域的职责的最佳方式是公共健康权这个概念。对这一权利的主张使我们能够解释为什么政府采取片面的做法，即只对建立一个过度保护的“保姆式国家”的伦理担忧做出回应，是错误的。对政府来说，避免失职也同样重要，即未能采取简单的措施来减少人口健康风险，进而导致大量人员遭受本可避免的伤害或死亡。如果政府（或其他行为主体，如商业公司）没有采取合理必

要的措施来降低人口健康风险，那么就可以问一问是否侵犯了个人的公共健康权。

提出这个高层级的框架是为了阐明在公共卫生的目标和手段方面需要做出的一系列选择的伦理特征。在设计该框架以及考虑如何将其具体应用于实质性责任、健康公平和传染性疾病等情况时，我们的目的不是为决策者提供一套关于如何制定公共卫生政策的详细指导。相反，我们的目的是提供一套论据、原则和示例，各个国家需要根据自身的传统和优先事项进行定制和细化。

政策制定是一种即兴创作，哲学家在公共政策中的作用是为决策者的即兴创作提供支持，而不是取而代之。说政策制定是即兴创作，并不是说政策制定应该是无计划的，或者没有理论依据。除了自发性之外，要做好即兴创作还需要丰富的经验、知识和技能。在面对复杂的政策挑战时，认为公职人员可以在缺乏经验、证据、模型和伦理原则的情况下，即兴地做出明智的回应，与认为一个不懂得演奏乐器、对爵士乐的历史和曲目一无所知的人，可以即兴演奏一段出色的萨克斯独奏一样不可信。所以笔者的主张并不是说准备、建模、理论和证据是不必要的，而是说它们是不够的。

在解读和借鉴本书的分析时，政策制定者应该将伦理分析与对系统交互的缜密分析结合起来，这是关键所在。认识到可能有不同的、可持续的方式来“解决”由述行性引发的问题，这是智慧的开端。我们在思考责任和疫苗接种政策时都看到了这一点。谁在什么情况下承担实质性责任，这首先是一个系统设计问题。这个问题不可能一劳永逸地解答，而是需要随着环境的变化不断地重新进行思考。同样，疫苗接种政策的最终目标是有效控制和减少疾病。在某些情况下，最好的做法是通过建立和维护公众对自愿制度的信任来解决问题，而在其他情况下，可能需要强制接种疫苗。

本书想要传达的信息在本质上是充满希望的，尽管不一定是乐观的。我们塑造了社会；个体的作为和不作为创造并维持了那些产生不公和不必要苦难的系统。然而，我们也可以重塑世界。这样做并不简单，但是本书会为您提供一系列工具，无论您是哲学家、政策制定者还是一位热心的市民，都可以找到着手点。

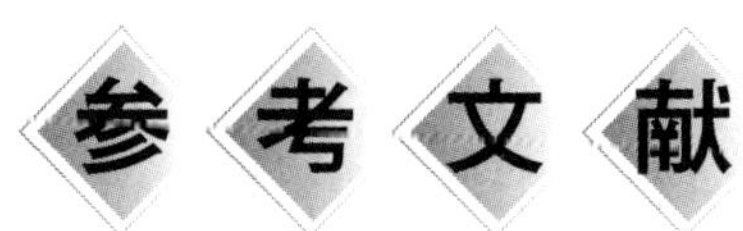

参考文献

Ackoff, Russell L., 1979, "The Future of Operational Research Is Past", *Journal of the Operational Research Society*, 30: 93–104.

Afshin, Ashkan, Mohammad Forouzanfar, Marissa Reitsma, Patrick Sur, Kara Estep, Alex Lee, Laurie Marczak, et al., 2017, "Health Effects of Overweight and Obesity in 195 Countries over 25 Years", *New England Journal of Medicine*, 377 (1): 13–27.

Ahola-Launonen, Johanna, 2018, "Hijacking Responsibility: Philosophical Studies on Health Distribution", PhD Thesis, Helsinki University, Available from: https://helda. helsinki.fi/bitstream/handle/10138/241213/HIJACKIN. pdf?sequence=1.

Albertsen, Andreas, and Carl Knight, 2015, "A Framework for Luck Egalitarianism in Health and Healthcare", *Journal of Medical Ethics*, 41 (2): 165–9.

Alexandrova, Anna, 2017, *A Philosophy for the Science of Well-Being*, Oxford: Oxford University Press.

Allotey, Pascale, Daniel Reidpath, Aka Kouamé, and Robert Cummins. 2003, "The DALY, Context and the Determinants of the Severity of Disease: An Exploratory Comparison of Paraplegia in Australia and Cameroon", *Social Science & Medicine*, 57 (5): 949–58.

Anand, Sudhir, and Kara Hanson, 1997, "Disability-Adjusted Life Years: A Critical Review", *Journal of Health Economics*, 16 (6): 685–702.

Anderson, Elizabeth, 1993, *Value in Ethics and Economics*, Cambridge,

MA: Harvard University Press.

Anderson, Elizabeth, 1999, “What Is the Point of Equality?” *Ethics*, 109: 287–337.

Anderson, Elizabeth, 2010, “The Fundamental Disagreement Between Luck Egalitarians and Relational Egalitarians”, *Canadian Journal of Philosophy*, 40: 1–23.

Anomaly, Jonathan, 2011, “Public Health and Public Goods”, *Public Health Ethics*, 4 (3): 251–9.

Anomaly, Jonathan, 2012, “Is Obesity a Public Health Problem?” *Public Health Ethics*, 5 (3): 216–21.

Anomaly, Jonathan, 2015, “Public Goods and Government Action”, *Politics, Philosophy & Economics*, 14 (2): 109–28.

Antonovics, Janis, Jessica L. Abbate, Christi Howell Baker, Douglas Daley, Michael E. Hood, Christina E. Jenkins, Louise J. Johnson, et al., 2007, “Evolution by Any Other Name: Antibiotic Resistance and Avoidance of the e-Word”, *PLoS Biology*, 5 (2): e30.

Arneson, Richard J., 1989, “Equality and Equal Opportunity for Welfare”, *Philosophical Studies*, 56 (1): 77–93.

Arneson, Richard J., 2018, “Dworkin and Luck Egalitarianism: A Comparison”, In Serena Olsaretti, ed., *Re Oxford Handbook of Distributive Justice*, 41–64. Oxford: Oxford University Press.

Aronowitz, Robert A., 2001, “When Do Symptoms Become a Disease?” *Annals of Internal Medicine*, 134: 803–8.

Arras, John, 2016, “Theory and Bioethics”, In *Re Stanford Encyclopedia of Philosophy*, edited by Edward N. Zalta, Summer 2016, Metaphysics Research Lab, Stanford University, Available from: http://plato.stanford.edu/archives/sum2016/entries/theory-bioethics/.

Arthur, W. Brian, 1989, “Competing Technologies, Increasing Returns, and Lock-in by Historical Events”, *Re Economic Journal*, 99 (394): 116–31.

Arthur, W. Brian, 2014, *Complexity and the Economy*, Oxford: Oxford

University Press.

Asada, Yukiko, 2013, "A Summary Measure of Health Inequalities", In Nir Eyal, Samia A. Hurst, Ole F. Norheim, and Dan Wikler, eds., *Inequalities in Health: Concepts, Measures, and Ethics*, 37–51, Oxford: Oxford University Press.

Asada, Yukiko, and Thomas Hedemann, 2002, "A Problem with the Individual Approach in the WHO Health Inequality Measurement", *International Journal for Equity in Health*, 1 (1): 2.

AsbjØrn Eide Csee Unitel States Certre for Human Rights 1989,Eide AsbjØrn,1989, Rigrt to Aoleguate Food as a Human Right. New York: United Nations, Human Rights Study Series NO.1 Sales NO. E. 89. XIV . 2.

Ashcroft, Richard, 2008, "Fair Process and the Redundancy of Bioethics: A Polemic", *Public Health Ethics*, 1 (1): 3–9.

Ashford, Elizabeth, 2003, "The Demandingness of Scanlon's Contractualism", *Ethics*, 113 (2): 273–302.

Badano, Gabriele, 2016, "Still Special, Despite Everything: A Liberal Defense of the Value of Healthcare in the Face of the Social Determinants of Health", *Social Reory and Practice*, 42(1): 183–4.

Balconi, Margherita, Stefano Brusoni, and Luigi Orsenigo, 2010, "In Defence of the Linear Model: An Essay", *Research Policy*, 39 (1): 1–13.

Balshem, Howard, Mark Helfand, Holger J. Scfiuünemann, Andrew D. Oxman, Regina Kunz, Jan Brozek, Gunn E. Vist, et al., 2011, "GRADE Guidelines: 3. Rating the Quality of Evidence", *Journal of Clinical Epidemiology*, 64 (4): 401–6.

Banerjee, A. V., and E. Duflo, 2011, *Poor Economics: A Radical Rethinking of the Way to Fight Global Poverty*, New York: Public Affairs.

Baquero, F., T. M. Coque, and F. de la Cruz, 2011, "Ecology and Evolution as Targets: The Need for Novel Eco-evo Drugs and Strategies to Fight Antibiotic Resistance", *Antimicrobial Agents and Chemotherapy*, 55 (8): 3649–60.

Barrett, Scott, 2007, *Why Cooperate?: Re Incentive to Supply Global*

Public Goods, New York: Oxford University Press.

Barrett, Scott, 2013, "Economic Considerations for the Eradication Endgame", Philosophical *Transactions of the Royal Society B: Biological Sciences*, 368 (1623): 20120149.

Barry, Nicholas, 2006, "Defending Luck Egalitarianism", *Journal of Applied Philosophy*, 23 (1): 89–107.

Bateman-House, Alison, Ronald Bayer, James Colgrove, Amy L. Fairchild, and Caitlin E. McMahon, 2017, "Free to Consume? Anti-Paternalism and the Politics of New York City's Soda Cap Saga", *Public Health Ethics*, 11 (1): 45–53.

Battin, Margaret P., Leslie P. Francis, Jay A. Jacobson, and Charles B. Smith, 2008, *Re Patient as Victim and Vector: Ethics and Infectious Disease*. New York: Oxford University Press.

Bauman, Christopher W., A. Peter McGraw, Daniel M. Bartels, and Caleb Warren, 2014, "Revisiting External Validity: Concerns about Trolley Problems and Other Sacrificial Dilemmas in Moral Psychology", *Social and Personality Psychology Compass*, 8 (9): 536–54.

Bayer, R., and J. D. Moreno, 1986, "Health Promotion: Ethical and Social Dilemmas of Government Policy", *Health A$airs*, 5 (2): 72–85.

Bedau, Mark A., 1997, "Weak Emergence", *Noûs*, 31: 375–99.

Beutels, Philippe, Paul ScuÆam, and C. Raina MacIntyre, 2008, "Funding of Drugs: Do Vaccines Warrant a Different Approach?" *Re Lancet Infectious Diseases*, 8 (11): 727–33.

Biggs, Michael, 2011, "Self-Fulfilling Prophecies", In Peter Bearman and Peter Hedström, eds., *Re Oxford Handbook of Analytical Sociology*, 294–314, Oxford: Oxford University Press.

Billman, George E., 2020, "Homeostasis: The Underappreciated and Far Too Often Ignored Central Organizing Principle of Physiology", *Frontiers in Physiology 11*, Available from: https://www.frontiersin.org/articles/10.3389/fphys.2020.00200/full.

Birchley, Giles, 2016, "Harm Is All You Need? Best Interests and Disputes about Parental Decision-Making", *Journal of Medical Ethics*, 42 (2): 111–15.

Blake, Michael, and Mathias Risse, 2008, "Two Models of Equality and Responsibility", *Canadian Journal of Philosophy*, 38 (2): 165–99.

Bok, Sissela, 2004, "Rethinking the WHO Definition of Health", Harvard Center for Population and Developmental Studies: Working Paper Series, Vol. 14, No. 7, Available from: http:// www.ressma.com/Documentation/BIBLIO/DOCUMENTS%20GENERAUX/ WHODEFINITION_HEALTH.pdf.

Boorse, Christopher, 1977, "Health as a Theoretical Concept", *Philosophy of Science*, 44 (4): 542–73.

Boorse, Christopher, 1997, "A Rebuttal on Health", In James M. Humber and Robert F. Almeder, eds., *What is Disease*? 1–134, Totowa, NJ: Humana Press.

Borges, Jorge Luis, 1998, "On Exactitude in Science", In *Collected Fictions*, translated by Andrew Hurley, 325, New York: Penguin.

Bostrom, Nick, 2005, "The Fable of the Dragon Tyrant", *Journal of Medical Ethics*, 31 (5): 273–7.

Bovens, Luke, and Nancy Cartwright, 2010, "Measuring the Impact of Philosophy", Science and Technology Parliamentary Committee Papers on Research Funding Cuts, Available from: http://www.publications.parliament.uk/pa/cm200910/cmselect/cmsctech/memo/ spendingcuts/uc8302.htm.

Box, George E. P., and Norman R. Draper, 1987, *Empirical Model-Building and Response Surfaces*, New York: John Wiley & Sons.

Boyd, Kenneth M., 2000, "Disease, Illness, Sickness, Health, Healing and Wholeness: Exploring Some Elusive Concepts", *Medical Humanities*, 26 (1): 9–17.

Braveman, Paula A., Catherine Cubbin, Susan Egerter, Sekai Chideya, Kristen S. Marchi, Marilyn Metzler, and Samuel Posner, 2005, "Socioeconomic Status in Health Research: One Size Does Not Fit All", *JAMA*, 294 (22): 2879–88.

Brennan, Jason, 2018, "A Libertarian Case for Mandatory Vaccination", *Journal of Medical Ethics*, 44 (1): 37–43.

Brodersen, John, Lisa M. Schwartz, and Steven Woloshin, 2014, "Overdiagnosis: How Cancer Screening Can Turn Indolent Pathology into Illness", *APMIS*, 122 (8): 683–9.

Broome, John, 1994, "Discounting the Future", *Philosophy and Public A$airs*, 23 (2): 128–56.

Bush, Vannevar, 1945, *Science: Re Endless Frontier*, Washington, D.C.: United States Government Printing Office.

Butland, Bryony, Susan Jebb, Peter Kopelman, K. McPherson, S. Thomas, J. Mardell,V. Parry, et al., 2007, *Tackling Obesities: Future Choices, Project Report*, London: Government Office for Science.

Butler, Samuel, 1910, *Erewhon: or, Over the Range*. 3rd edn, New York: E. P. Dutton & Company, Available from: https://www.gutenberg.org/files/1906/1906-h/1906-h.htm.

Callahan, Daniel, 1973, "The WHO Definition of 'health'", *Re Hastings Center Studies*1, (3): 77–87.

Callahan, Daniel, 2013, "Obesity: Chasing an Elusive Epidemic", *Hastings Center Report*, 43 (1): 34–40.

Campbell, Marion K., Gilda Piaggio, Diana R. Elbourne, and Douglas G. Altman, 2012, "Consort 2010 Statement: Extension to Cluster Randomised Trials", *BMJ*, 345: e5661.

Campos-Matos, Ines, Seema Mandal, Julie Yates, Mary R. Ramsay, James Wilson, and Wei Shen Lim, 2021, "Maximising Benefit, Reducing Inequalities and Ensuring Deliverability: Prioritisation of COVID-19 Vaccination in the UK", *Re Lancet Regional Health Europe 2*, Available from: https://www.thelancet.com/journals/lanepe/article/PIIS2666-7762(20)30021-1/fulltext.

Caplan, Arthur L., 1983, "Can Applied *Ethics* Be Effective in Health Care and Should It Strive to Be?" *Ethics*, 93 (2): 311–19.

Cappelen, Alexander W., and Ole F. Norheim, 2005, "Responsibility in Health Care: A Liberal Egalitarian Approach", *Journal of Medical Ethics*, 31 (8): 476–80.

Cartwright, Nancy, 2007, "Are RCTs the Gold Standard?" *BioSocieties*, 2 (1): 11–20.

Cartwright, Nancy, 2013, "Knowing What We Are Talking About: Why Evidence Doesn't Always Travel", *Evidence & Policy: A Journal of Research, Debate and Practice*, 9 (1): 97–112.

Cartwright, Nancy, and Jeremy Hardie, 2012, *Evidence-Based Policy: A Practical Guide to Doing It Better*, New York: Oxford University Press.

Cassini, Alessandro, Liselotte Diaz Högberg, Diamantis Plachouras, Annalisa Quattrocchi, Ana Hoxha, Gunnar Skov Simonsen, Mélanie Colomb-Cotinat, et al., 2019, "Attributable Deaths and Disability-adjusted Life-years Caused by Infections with Antibiotic- resistant Bacteria in the EU and the European Economic Area in 2015: A Population- level Modelling Analysis", *Re Lancet Infectious Diseases*, 19 (1): 56–66.

Chalmers, Iain, 2003, "Trying to Do More Good than Harm in Policy and Practice: The Role of Rigorous, Transparent, Up-to-Date Evaluations", *Re ANNALS of the American Academy of Political and Social Science*, 589 (1): 22–40.

Chan, Margaret, 2008, "Finishing the Job of Polio Eradication. Speech to Rotary International Convention: The Rotary Advantage in Polio Eradication", Available from: https://www. who.int/director-general/speeches/detail/finishing-the-job-of-polio-eradication.

Chan, Margaret, 2016, "WHO Director-General Briefs UN on Antimicrobial Resistance", World Health Organization, available from: https://www.who. int/director-general/ speeches/detail/who-director-general-briefs-un-on-antimicrobial-resistance.

Chantler, Tracey, Emilie Karafillakis, and James Wilson, 2019, "Vaccination: Is There a Place for Penalties for Non-compliance?" *Applied Health Economics and Health Policy*, 17 (3): 265–71.

Charlton, Victoria, Peter Littlejohns, Katharina Kieslich, Polly Mitchell, Benedict Rumbold, Albert Weale, James Wilson, and Annette Rid, 2017, "Cost Effective but Unaffordable: An Emerging Challenge for Health Systems", *BMJ*,

356: j1402.

Claeys, Gregory, 2013, *Mill and Paternalism*, Cambridge: Cambridge University Press.

Cochi, S., and W. R. Dowdle, 2011, "The Eradication of Infectious Diseases. Understanding the Lessons and Advancing Experience", In S. Cochi and W. R. Dowdle, eds., *Disease Eradication in the 21st Century: Implications for Global Health*, 1–10, Cambridge, MA: MIT Press.

Cochrane, Archibald Leman, 1972, *E$ectiveness and E$ciency: Random Reßections on Health Services*, London: Nuffield Provincial Hospitals Trust London.

Coggon, John, 2018, "The Nanny State Debate: A Place Where Words Don't Do Justice", Faculty of Public Health, Available from: https://www.fph.org.uk/media/2009/fph-nan- nystatedebate-report-final.pdf.

Cohen, Gerald A., 1989, "On the Currency of Egalitarian Justice", *Ethics*, 99 (4): 906–44.

Cohen, Gerald A., 1995, *Self-Ownership, Freedom, and Equality*, Cambridge: Cambridge University Press.

Cohen, Gerald A., 2009, *Rescuing Justice and Equality*. Cambridge, MA: Harvard University Press.

Cohen Christofidis, Miriam, 2004, "Talent, Slavery and Envy in Dworkin's Equality of Resources", *Utilitas*, 16 (3): 267–87.

Commission on the Social Determinants of Health, 2008, *Closing the Gap in a Generation: Health Equity Rrough Action on the Social Determinants of Health. Final Report of the Commission on Social Determinants of Health*, Geneva: World Health Organization.

Cookson, Richard, Christopher McCabe, and Aki Tsuchiya, 2008, "Public Healthcare Resource Allocation and the Rule of Rescue", *Journal of Medical Ethics*, 34 (7): 540–4.

Craven, Luke K., 2017, "System Effects: A Hybrid Methodology for Exploring the Determinants of Food In/Security", *Annals of the American*

Association of Geographers, 107 (5): 1011–27.

Cribb, Alan, 2010, "Translational Ethics? The Theory-practice Gap in Medical Ethics", *Journal of Medical Ethics*, 36 (4): 207–10.

Cribb, Alan, 2011, "Beyond the Classroom Wall: Theorist-practitioner Relationships and Extra-Mural Ethics", *Ethical Reory and Moral Practice*, 14 (4): 383–96.

Dancy, Jonathan, 1985, "The Role of Imaginary Cases in Ethics", *Pacißc Philosophical Quarterly*, 66 (1–2): 141–53.

Daniels, Norman, 1994, "Four Unsolved Rationing Problems: A Challenge", *Re Hastings Center Report*, 24 (4): 27–9.

Daniels, Norman, 2006, "Equity and Population Health: Toward a Broader Bioethics Agenda", *Re Hastings Center Report*, 36 (4): 22–35.

Daniels, Norman, 2007, *Just Health: Meeting Health Needs Fairly*, New York: Cambridge University Press.

Daniels, Norman, 2015, "Can There Be Moral Force in Favoring an Identified over a Statistical Life?" In I. Glenn Cohen, Norman Daniels, and Nir Eyal, eds., *Identißed Versus Statistical Lives: An Interdisciplinary Perspective*, 110–23, New York: Oxford University Press.

Daniels, Norman, 2018, "Reflective Equilibrium", In *Re Stanford Encyclopedia of Philosophy*, edited by Edward N. Zalta, Fall 2018, Metaphysics Research Lab, Stanford University, Available from: https://plato.stanford.edu/archives/fall2018/entries/reflective-equilibrium/.

Darwall, Stephen, 2006, "The Value of Autonomy and Autonomy of the Will", *Ethics*, 116 (2): 263–84.

Dave, Chintan V., Aaron S. Kesselheim, Erin R. Fox, Peihua Qiu, and Abraham Hartzema, 2017, "High Generic Drug Prices and Market Competition", *Annals of Internal Medicine*, 167 (3): 145–51.

Davis, Pamela B., 2006, "Cystic Fibrosis Since 1938", *American Journal of Respiratory and Critical Care Medicine*, 173 (5): 475–82.

Dawson, Angus, 2011, "Resetting the Parameters: Public Health as the

Foundation for Public Health Ethics", In Angus Dawson, ed., P*ublic Health Ethics: Key Concepts and Issues in Policy and Practice*, 1–19, Cambridge: Cambridge University Press.

Dawson, Angus, and Marcel Verweij, 2008, "The Steward of the Millian State", *Public Health Ethics*, 1 (3): 193–5.

D'Costa, Vanessa M., Christine E. King, Lindsay Kalan, Mariya Morar, Wilson W. L. Sung, Carsten Schwarz, Duane Froese, et al., 2011, "Antibiotic Resistance Is Ancient", *Nature*, 477 (7365): 457–61.

de Marneffe, Peter, 2006, "Avoiding Paternalism", *Philosophy and Public A$airs*, 34 (1): 68–94.

Deaton, Angus, 2003, "Health, Inequality, and Economic Development", *Journal of Economic Literature*, 41 (1): 113–58.

Deaton, Angus, and Nancy Cartwright, 2018, "Understanding and Misunderstanding Randomized Controlled Trials", *Social Science & Medicine*, 210: 2–21.

Dees, Richard H., 2017, "Public Health and Normative Public Goods", *Public Health Ethics*, 11 (1): 20–6.

Delamater, Paul L., Erica J. Street, Timothy F. Leslie, Y. Tony Yang, and Kathryn H. Jacobsen, 2019, "Complexity of the Basic Reproduction Number (R_0)", *Emerging Infectious Diseases*, 25 (1): 1–4.

Dennett, Daniel C., 2006, "Higher-Order Truths about Chmess", *Topoi*, 25 (1–2): 39–41.

Dewey, John, 1917, "The Need for a Recovery of Philosophy", In *Creative Intelligence: Essays in the Pragmatic Attitude*, New York: Henry Holt and Co, Available from: http://www. gutenberg.org/ebooks/33727.

Dewey, John, and James Tufts, 1981, "Ethics", In *Re Later Works, 1925–1953*, volume 7, edited by J. A. Boydston, Carbondale: Southern Illinois University Press.

Doll, Richard, and A. Bradford Hill, 2004, "The Mortality of Doctors in Relation to Their Smoking Habits: A Preliminary Report. 1954", *BMJ (Clinical*

Research Edn), 328 (7455): 1529–33.

Drlica, Karl, and David S. Perlin, 2011, *Antibiotic Resistance: Understanding and Responding to an Emerging Crisis*, Upper Saddle River, NJ: FT Press.

Drolet, Brian C., and Nancy M. Lorenzi, 2011, "Translational Research: Understanding the Continuum from Bench to Bedside", *Translational Research*, 157 (1): 1–5.

Dumit, Joseph, 2006, "Illnesses You Have to Fight to Get: Facts as Forces in Uncertain, Emergent Illnesses", *Social Science & Medicine*, 62 (3): 577–90.

Dunphy, Kilian, 2014, "Herpes Genitalis and the Philosopher's Stance", *Journal of Medical Ethics*, 40 (12): 793–7.

Dworkin, Gerald, 1972, "Paternalism", *Re Monist*, 56 (1): 64–84.

Dworkin, Gerald, 2020, "Paternalism", In *Re Stanford Encyclopedia of Philosophy*, edited by Edward N. Zalta, Summer 2020, Metaphysics Research Lab, Stanford University, Available from: https://plato.stanford.edu/archives/sum2020/entries/paternalism/.

Dworkin, Ronald, 1977, *Taking Rights Seriously*. London: Duckworth.

Dworkin, Ronald, 1981a, "What Is Equality? Part 1: Equality of Welfare", *Philosophy and Public A$airs*, 10 (3): 185–246.

Dworkin, Ronald, 1981b, "What is Equality? Part 2: Equality of Resources", *Philosophy and Public A$airs*, 10 (4): 283–345.

Dyer, Owen, 2020, "Covid-19: Many Poor Countries Will See Almost No Vaccine Next Year, Aid Groups Warn", *BMJ*, 371 (December): m4809.

Easwaran, Eknath, 1986, *Re Dhammapada*, London: Routledge & Kegan Paul.

Eddy, David M., 2005, "Evidence-Based Medicine: A Unified Approach", *Health A$airs*, 24 (1): 9–17.

Edwards, Sarah J. L., and James Wilson, 2012, "Hard Paternalism, Fairness and Clinical Research: Why Not?" *Bioethics*, 26 (2): 68–75.

Elgin, Catherine Z., 2014, "Fiction as Thought Experiment", *Perspectives on Science*, 22 (2): 221–41.

Elster, Jakob, 2011, "How Outlandish Can Imaginary Cases Be?" *Journal of Applied Philosophy*, 28 (3): 241–58.

Emanuel, Ezekiel J., 2004, "Ending Concerns about Undue Inducement", *Re Journal of Law, Medicine & Ethics*, 32 (1): 100–5.

Emerson, Claudia, 2011, "The Moral Case for Eradication", In S. L. Cochi and W. R. Dowdle, eds., *Disease Eradication in the 21st Century: Implications for Global Health*, 103–14, Cambridge, MA: MIT Press.

Faust, Halley S., and Paul T. Menzel, 2011, "Introduction", In Halley S. Faust and Paul T. Menzel, eds., *Prevention Vs. Treatment What's the Right Balance*? 1–31. New York: Oxford University Press.

Feinberg, Joel, 1970, "The Nature and Value of Rights", *Re Journal of Value Inquiry*, 4 (4): 243–60.

Feinberg, Joel, 1984, *Re Moral Limits of the Criminal Law. Volume 1: Harm to Others*, New York: Oxford University Press.

Feinberg, Joel, 1986, *Re Moral Limits of the Criminal Law. Volume 3: Harm to Self*, New York: Oxford University Press.

Fejerskov, Adam Moe, 2018, "Development as Resistance and Translation: Remaking Norms and Ideas of the Gates Foundation", *Progress in Development Studies*, 18 (2): 126–43.

Fenner, F., A. J. Hall, and W. R. Dowdle, 1998, "What is Eradication?" In W. R. Dowdle and D. R. Hopkins, eds., *Re Eradication of Infectious Diseases*, 3–17, New York: John Wiley and Sons.

Ferrario, Alessandra, Guillaume Dedet, Tifenn Humbert, Sabine Vogler, Fatima Suleman, and Hanne Bak Pedersen, 2020, "Strategies to Achieve Fairer Prices for Generic and Biosimilar Medicines", *BMJ*, 368 (January): l5444.

Fine, Paul, Ken Eames, and David L. Heymann, 2011, "'Herd Immunity': A Rough Guide", *Clinical Infectious Diseases*, 52 (7): 911–16.

Fisher, Ronald A., 1935, *Re Design of Experiments*, Edinburgh: Oliver & Boyd.

Flanigan, Jessica, 2013, "Public Bioethics", *Public Health Ethics*, 6 (2): 170–84.

Flanigan, Jessica, 2014, "A Defense of Compulsory Vaccination", *HEC Forum*, 26 (1): 5–25.

Flanigan, Jessica, 2017, "Seat Belt Mandates and Paternalism", *Journal of Moral Philosophy*, 14 (3): 291–314.

Fleming, Alexander, 1980, "On the Antibacterial Action of Cultures of a Penicillium, with Special Reference to Their Use in the Isolation of b. Influenzae", *Reviews of Infectious Diseases*, 2 (1): 129–39.

Fleming-Dutra, Katherine E., Adam L. Hersh, Daniel J. Shapiro, Monina Bartoces, Eva A. Enns, Thomas M. File, Jonathan A. Finkelstein, et al., 2016, "Prevalence of Inappropriate Antibiotic Prescriptions Among US Ambulatory Care Visits, 2010–2011", *JAMA*, 315 (17): 1864–73.

Fleurbaey, Marc, 1995, "Equal Opportunity or Equal Social Outcome?" *Economics & Philosophy*, 11 (1): 25–55.

Fleurbaey, Marc, and Alex Voorhoeve, 2013, "Decide as You Would with Full Information! An Argument Against Ex Ante Pareto", In Ole F. Norheim, Samia Hurst, Nir Eyal, and Dan Wikler, eds., *Inequalities in Health: Concepts, Measures, and Ethics*, 113–28, New York: Oxford University Press.

Foot, Philippa, 1967, "The Problem of Abortion and the Doctrine of Double Effect", *Oxford Review*, 5: 5–15.

Fox, John P., Lila Elveback, William Scott, Lael Gatewood, and Eugene Ackerman, 1971, "Herd Immunity: Basic Concept and Relevance to Public Health Immunization Practices", *American Journal of Epidemiology*, 94 (3): 179–89.

Frey, Bruno S., and Reto Jegen, 2001, "Motivation Crowding Theory", *Journal of Economic Surveys*, 15 (5): 589–611.

Frick, Johann, 2015, "Contractualism and Social Risk", *Philosophy and Public A$airs*, 43 (3): 175–223.

Fried, Barbara, 2012a, "Can Contractualism Save Us from Aggregation?" *Journal of Ethics*, 16 (1): 39–66.

Fried, Barbara, 2012b, "What Does Matter? The Case for Killing the Trolley Problem (or Letting It Die)", *Philosophical Quarterly*, 62 (248): 505–29.

Fried, Barbara, 2019, "Facing up to Risk", *Journal of Legal Analysis*, 10: 175–98.

Friesen, Phoebe, 2018, "Personal Responsibility Within Health Policy: Unethical and Ineffective", *Journal of Medical Ethics*, 44 (1): 53–8.

Gates, Melinda French, 2019, *Re Moment of Lift: How Empowering Women Changes the World*, New York: Flatiron Books.

Gergel, Tania Louise, 2014, "Too Similar, Too Different: The Paradoxical Dualism of Psychiatric Stigma", *Re Psychiatric Bulletin*, 38 (4): 148–51.

Gericke, C. A., R. Busse, and A. Riesberg, 2005, "Ethical Issues in Funding Orphan Drug Research and Development", *Journal of Medical Ethics*, 31 (3): 164–8.

Gert, Bernard, and Charles M. Culver, 1976, "Paternalistic Behavior", *Philosophy and Public A$airs*, 6 (1): 45–57.

Global Commission on HIV and the Law, 2012, *Risks, Rights & Health*, New York: UNDP, Available from: https://hivlawcommission.org/report/.

Glover, Jonathan, 1975, "It Makes No Difference Whether or Not I Do It", *Proceedings of the Aristotelian Society*, 49: 171–209.

Godin, Benoît, 2006, "The Linear Model of Innovation: The Historical Construction of an Analytical Framework", *Science, Technology & Human Values*, 31 (6): 639–67.

Goffman, Erving, 1963, *Stigma: Notes on the Management of Spoiled Identity*, Englewood Cliffs, NJ: Prentice-Hall.

Gostin, Lawrence O., 2014, *Global Health Law*, Cambridge, MA: Harvard University Press.

Greenhalgh, Trisha, 2006, *How to Read a Paper: Re Basics of Evidence-Based Medicine. 3rd edn*, Oxford: Wiley Blackwell.

Greenhalgh, Trisha, and Jill Russell, 2006, "Reframing Evidence Synthesis as Rhetorical Action in the Policy Making Drama", *Healthcare Policy*, 1 (2):

34–42.

Grill, Kalle, 2009, "Liberalism, Altruism and Group Consent", *Public Health Ethics*, 2 (2): 146–57.

Groce, Nora Ellen, 1985, *Everyone Here Spoke Sign Language*, Cambridge, MA: Harvard University Press.

Gustafsson, Johan E., 2015, "Sequential Dominance and the Anti-Aggregation Principle", *Philosophical Studies*, 172 (6): 1593–601.

Guyatt, Gordon H., Andrew D. Oxman, Gunn E. Vist, Regina Kunz, Yngve Falck-Ytter, Pablo Alonso-Coello, and Holger J. Schünemann, 2008, "GRADE: An Emerging Consensus on Rating Quality of Evidence and Strength of Recommendations", *BMJ* (*Clinical Research Edn*), 336 (7650): 924–6.

Habermas, Jürgen, 2003, *Re Future of Human Nature*, Cambridge: Polity Press.

Hacking, Ian, 2007, "Kinds of People: Moving Targets", *Proceedings of the British Academy*, 151: 285–318.

Hájek, Alan, 2007, "The Reference Class Problem Is Your Problem Too", *Synthese*, 156 (3): 563–85.

Halstead, John, 2016, "The Numbers Always Count", *Ethics*, 126 (3): 789–802.

Hammersley, Martyn, 2005, "Is the Evidence-based Practice Movement Doing More Good Than Harm? Reflections on Iain Chalmers' Case for Research-based Policy Making and Practice", *Evidence & Policy: A Journal of Research, Debate and Practice*, 1 (January): 85–100.

Hansson, Sven Ove, 2005, "Extended Antipaternalism", *Journal of Medical Ethics*, 31 (2):97–100.

Harker, Rachel, 2018, *NHS Funding and Expenditure: Brießng Paper CBP0724*, London: House of Commons Library, Available from: http://researchbriefings.files.parliament. uk/documents/SN00724/SN00724.pdf.

Hart, H. L. A., 1982, *Essays on Bentham: Studies in Jurisprudence and Political Reory*, Oxford: Clarendon Press.

Hatzenbuehler, Mark L., Jo C. Phelan, and Bruce G. Link, 2013, "Stigma as a Fundamental Cause of Population Health Inequalities", *American Journal of Public Health*, 103 (5): 813–21.

Hausman, Daniel, 2007, "What's Wrong with Health Inequalities?" *Journal of Political Philosophy*, 15 (1): 46–66.

Hausman, Daniel, 2015, *Valuing Health: Well-Being, Freedom, and Su$ering*, New York: Oxford University Press.

Hausman, Daniel, Yukiko Asada, and Thomas Hedemann, 2002, "Health Inequalities and Why They Matter", *Health Care Analysis*, 10: 177–91.

Hawton, Keith, Sue Simkin, Jonathan Deeks, Jayne Cooper, Amy Johnston, Keith Waters, Morag Arundel, et al., 2004, "UK Legislation on Analgesic Packs: Before and After Study of Long Term Effect on Poisonings", *BMJ*, 329 (7474): 1076.

Hayek, Friedrich A., 1944., *Re Road to Serfdom*, London: Routledge.

Hayek, Friedrich A., 1967, "The Theory of Complex Phenomena", In *Studies in Philosophy, Politics and Economics*, 22–42, Chicago, IL: University of Chicago Press.

Haynes, Laura, Owain Service, Ben Goldacre, and David Torgerson, 2012, "Test, Learn, Adapt: Developing Public Policy with Randomised Controlled Trials", London: Cabinet Office Behavioural Insights Team, Available from: https://assets.publishing.service.gov. uk/government/uploads/system/uploads/attachment_data/file/62529/TLA-1906126.pdf.

Head, Megan L., Luke Holman, Rob Lanfear, Andrew T. Kahn, and Michael D. Jennions, 2015, "The Extent and Consequences of p-Hacking in Science", *PLoS Biology*, 13 (3):e1002106.

Hemming, K., S. Eldridge, G. Forbes, C. Weijer, and M. Taljaard, 2017, "How to Design Efficient Cluster Randomised Trials", *BMJ*, 358 (July): j3064.

Hermansson, Helene, and Sven Ove Hansson, 2007, "A Three-Party Model Tool for Ethical Risk Analysis", *Risk Management*, 9 (3): 129–44.

Hill, Austin Bradford, 1965, "The Environment and Disease: Association or

Causation?" *Proceedings of the Royal Society of Medicine*, 58 (5): 295–300.

Hofmann, Bjørn, 2016, "Disease, Illness, and Sickness", In Miriam Solomon, Jeremy R. Simon, and Harold Kincaid, eds., *Re Routledge Companion to Philosophy of Medicine*, 16–26, Abingdon: Routledge.

Hofmann, Bjørn, 2018, "Getting Personal on Overdiagnosis: On Defining Overdiagnosis from the Perspective of the Individual Person", *Journal of Evaluation in Clinical Practice*, 24 (5): 983–7.

Hollis, Adrian, 2006, "Drugs for Rare Diseases: Paying for Innovation", In Charles M. Beach, Richard P. Chaykowski, and S. E. D. Shortt, eds., *Health Services Restructuring in Canada: New Evidence and New Directions*, 155–78, Montreal: Queen's University Press.

Holm, Soren, 1995, "Not Just Autonomy—the Principles of American Biomedical Ethics", *Journal of Medical Ethics*, 21 (6): 332–8.

Horne, L. Chad, 2019, "Public Health, Public Goods, and Market Failure", *Public Health Ethics*, 12 (3): 287–92.

Husak, Douglas, 2003, "Legal Paternalism", In Hugh LaFollette, ed., *Re Oxford Handbook of Practical Ethics*, 387–8, Oxford: Oxford University Press.

Hutchinson, Phil, and Rageshri Dhairyawan, 2017, "Shame, Stigma, HIV: Philosophical Reflections", *Medical Humanities*, 43 (4): 225–30.

Institute of Medicine and National Research Council, 2013, *U.S. Health in International Perspective: Shorter Lives, Poorer Health*, Edited by Steven H. Woolf and Laudan Aron, Washington, D.C.: The National Academies Press.

Ioannidis, John P. A., 2005, "Why Most Published Research Findings Are False", PLoS *Medicine*, 2 (8): e124.

Jackson, Charlotte, Emilia Vynnycky, Jeremy Hawker, Babatunde Olowokure, and Punam Mangtani, 2013, "School Closures and Influenza: Systematic Review of Epidemiological Studies", *BMJ Open*, 3 (2): e002149.

Jacobs, Jane. 1961. *Re Death and Life of Great American Cities*, New York: Vintage.

James, William, 1897, "The Will to Believe", In *Re Will to Believe and*

Other Essays in Popular Philosophy. New York: Longmans, Green and Co, Available from: https://www. gutenberg.org/files/26659/26659-h/26659-h.htm.

James, William, 1907, *Pragmatism: A New Name for Some Old Ways of Rinking*, New York: Longmans, Green and Co, Available from: https://www. gutenberg.org/ebooks/5116.

Jansen, Kathrin U., Charles Knirsch, and Annaliesa S. Anderson, 2018, "The Role of Vaccines in Preventing Bacterial Antimicrobial Resistance", *Nature Medicine*, 24 (1): 10–19.

Jefferson, Thomas, 1806, "Letter to Edward Jenner", Available from: https://www.loc.gov/ resource/mtj1.036_0006_0006/.

Jellinger, Kurt A., and Amos D. Korczyn, 2018, "Are Dementia with Lewy Bodies and Parkinson's Disease Dementia the Same Disease?" *BMC Medicine*, 16 (1): 1–16.

Jenni, Karen, and George Loewenstein, 1997, "Explaining the Identifiable Victim Effect", *Journal of Risk and Uncertainty*, 14 (3): 235–57.

Jennings, Bruce, 2009, "Public Health and Liberty: Beyond the Millian Paradigm", *Public Health Ethics*, 2 (2): 123–34.

John, Stephen D., 2013, "Cancer Screening, Risk Stratification and the Ethics of Apt Categorisation: A Case Study", In Daniel Strech, Irene Hirschberg, and Georg Marckmann, eds., *Ethics in Public Health and Health Policy: Concepts, Methods, Case Studies*, 141–52, Dordrecht: Springer Netherlands.

John, Stephen D., 2014, "Risk, Contractualism, and Rose's 'Prevention Paradox'", *Social Reory and Practice*, 40 (1): 28–50.

John, Stephen D., 2020, "The Ethics of Lockdown: Communication, Consequences, and the Separateness of Persons", *Kennedy Institute of Ethics Journal*, Available from: https://kiej. georgetown.edu/ethics-of-lockdown-special-issue/.

Jonas, Monique, 2016, "Child Health Advice and Parental Obligation: The Case of Safe Sleep Recommendations and Sudden Unexpected Death in Infancy", *Bioethics*, 30 (2): 129–38.

Jonas, Monique, and Riripeti Haretuku, 2016, "Reducing Sudden Infant Death Syndrome in a Culturally Diverse Society: The New Zealand Cot Death Study and National Cot Death Prevention Programme", In Drue H. Barrett, Leonard W. Ortmann, Angus Dawson, Carla Saenz, Andreas Reis, and Gail Bolan, eds., *Public Health Ethics: Cases Spanning the Globe*, 211–16, Cham: Springer Open.

Jones, David S., and Scott H. Podolsky, 2015, "The History and Fate of the Gold Standard", *Re Lancet*, 385 (9977): 1502–3.

Jonsen, Albert R., 1986, "Bentham in a Box: Technology Assessment and Health Care Allocation", *Law, Medicine and Health Care*, 14: 172–4.

Judson, Olivia P., 2017, "The Energy Expansions of Evolution", *Nature Ecology & Evolution*, 1 (138): 1–9.

Judt, Tony, 2009, "What Is Living and What Is Dead in Social Democracy?" *New York Review of Books*, December, Available from: https://www.nybooks.com/articles/2009/12/17/ what-is-living-and-what-is-dead-in-social-democrac.

Judt, Tony, 2011, *Ill Fares the Land: A Treatise on Our Present Discontents*, London: Penguin.

Kagan, Shelly, 1988, "The Additive Fallacy", *Ethics*, 99 (1): 5–31.

Kamm, F. M., 1993, *Morality, Mortality, Volume* Ⅰ: *Death and Whom to Save from It*, Oxford: Oxford University Press.

Kamm, F. M., 1996, *Morality, Mortality, Volume* Ⅱ: *Rights, Duties, and Status*, New York: Oxford University Press.

Kamm, F. M., 2006, *Intricate Ethics: Rights, Responsibilities, and Permissible Harm*, New York: Oxford University Press.

Katz, Jay, 2002, *Re Silent World of Doctor and Patient*, Baltimore, MD: Johns Hopkins University Press.

Kawachi, Ichiro, S. V. Subramanian, and Naomar Almeida-Filho, 2002, "A Glossary for Health Inequalities", *Journal of Epidemiology & Community Health*, 56 (9): 647–52.

Keen, John D., 2010, "Promoting Screening Mammography: Insight or

Uptake?" *Journal of the American Board of Family Medicine*, 23 (6): 775–82.

Keesing, Felicia, Lisa K. Belden, Peter Daszak, Andrew Dobson, C. Drew Harvell, Robert D. Holt, Peter Hudson, et al., 2010, "Impacts of Biodiversity on the Emergence and Transmission of Infectious Diseases", *Nature*, 468 (7324): 647–52.

Kelleher, J. Paul, 2013, "Prevention, Rescue and Tiny Risks", *Public Health Ethics*, 6 (3): 252–61.

Kelly, Michael P., and Federica Russo, 2018, "Causal Narratives in Public Health: The Difference Between Mechanisms of Aetiology and Mechanisms of Prevention in Non- communicable Diseases", *Sociology of Health & Illness*, 40 (1): 82–99.

Kennedy, David A., and Andrew F. Read, 2017, "Why Does Drug Resistance Readily Evolve but Vaccine Resistance does Not?" *Proceedings of the Royal Society B: Biological Sciences*, 284 (March): 20162562.

Kennedy, David A., and Andrew F. Read, 2018, "Why the Evolution of Vaccine Resistance Is Less of a Concern Than the Evolution of Drug Resistance", *Proceedings of the National Academy of Sciences*, 115 (51): 12878–86.

Keogh, Ruth H., Rhonda Szczesniak, David Taylor-robinson, and Diana Bilton, 2018, "Up-to-date and Projected Estimates of Survival for People with Cystic Fibrosis Using Baseline Characteristics: A Longitudinal Study Using UK Patient Registry Data", *Journal of Cystic Fibrosis*, 17 (2): 218–27.

Kingma, Elselijn, 2007, "What Is It to Be Healthy?" *Analysis*, 67 (2): 128–33.

Kitcher, Philip, 2011a, *Science in a Democratic Society*, New York: Prometheus Books.

Kitcher, Philip, 2011b, *Re Ethical Project*, Cambridge, MA: Harvard University Press.

Kitcher, Philip, 2011c, "Philosophy Inside Out", *Metaphilosophy*, 42 (3): 248–60.

Kitcher, Philip, 2012, *Preludes to Pragmatism: Toward a Reconstruction of Philosophy*, New York: Oxford University Press.

Klepac, Peter, C. Jessica E. Metcalf, Angela R. McLean, and Katie Hampson, 2013, “Introduction: Towards the Endgame and Beyond: Complexities and Challenges for the Elimination of Infectious Diseases”, *Philosophical Transactions: Biological Sciences*, 368 (1623): 1–12.

Kline, Stephen, and Nathan Rosenberg, 1986, “An Overview of Innovation”, In Ralph Landau and Nathan Rosenberg, eds., *Re Positive Sum Strategy: Harnessing Technology for Economic Growth*, 275–306, Washington, D.C.: National Academies Press.

Koestler, Arthur, 1970, “Beyond Atomism and Holism—the Concept of the Holon”, *Perspectives in Biology and Medicine*, 13 (2): 131–54.

Kymlicka, Will, 2002, *Contemporary Political Philosophy: An Introduction*. New York: Oxford University Press.

Ladyman, James, James Lambert, and Karoline Wiesner, 2013, “What Is a Complex System?”, *European Journal for Philosophy of Science*, 3 (1): 33–67.

Laland, Kevin, Blake Matthews, and Marcus W. Feldman, 2016, “An Introduction to Niche Construction Theory”, *Evolutionary Ecology*, 30 (2): 191–202.

Landrigan, Philip J., Richard Fuller, Nereus J. R. Acosta, Olusoji Adeyi, Robert Arnold, Abdoulaye Bibi Baldé, Roberto Bertollini, et al., 2017, “The Lancet Commission on Pollution and Health”, *Re Lancet*, 391 (10119): 462–512.

Le Fanu, James, 2000, *Re Rise and Fall of Modern Medicine*, London: Abacus.

Letelier, Orlando, 1976, “The Chicago Boys in Chile: Economic Freedom's Awful Toll”, *Re Nation*, Reprinted in *Re Nation, 21 September 2016*, Available from: https://www.thenation. com/article/archive/the-chicago-boys-in-chile-economic-freedoms-awful-toll/.

Levin, Kelly, Benjamin Cashore, Steven Bernstein, and Graeme Auld, 2012, “Overcoming the Tragedy of Super Wicked Problems: Constraining Our Future Selves to Ameliorate Global Climate Change”, *Policy Sciences*, 45 (2): 123–52.

Lewis, Paul, 2017, “The Ostroms and Hayek as Theorists of Complex Adaptive Systems: Commonality and Complementarity”, In Paul Dragos Aligica,

Paul Lewis, and Virgil H. Storr, eds., *Re Austrian and Bloomington Schools of Political Economy*, 35–66, Bingley: Emerald Group Publishing Limited.

Liebisch, Tara Cubel, Jörn Stenger, and Joachim Ullrich, 2019, "Understanding the Revised SI: Background, Consequences, and Perspectives", *Annalen Der Physik*, 531 (5): 1800339.

Ligon, B. Lee, 2004, "Penicillin: Its Discovery and Early Development", *Seminars in Pediatric Infectious Diseases*, 15 (1): 52–7.

Lindblom, Charles E., 1959, "The Science of 'Muddling Through'", *Public Administration Review*, 19 (2): 79–88.

Link, Bruce G., and Jo C. Phelan, 2001, "Conceptualizing Stigma", *Annual Review of Sociology*, 27 (1): 363–85.

Lipsitch, Marc, and George R. Siber, 2016, "How Can Vaccines Contribute to Solving the Antimicrobial Resistance Problem?" *mBio*, 7 (3): e00428-16.

Lipsky, Michael, 2010, *Street-level Bureaucracy, 30th Anniversary Edition: Dilemmas of the Individual in Public Service*, New York: Russell Sage Foundation.

Littmann, Jasper, and A. M. Viens, 2015, "The Ethical Significance of Antimicrobial Resistance", *Public Health Ethics*, 8 (3): 209–24.

Littmann, Jasper, A. M. Viens, and Diego S. Silva, 2019, "The Super-wicked Problem of Antimicrobial Resistance", In Euzebiusz Jamrozik and Michael Selgelid, eds., Ethics and *Drug Resistance: Collective Responsibility for Global Public Health*, 421–43, Cham: Springer International Publishing.

Liu, Jenny, Sepideh Modrek, Roly Gosling, and Richard G. A. Feachem, 2013, "Malaria Eradication: Is It Possible? Is It Worth It? Should We Do It?" *Re Lancet Global Health*, 1 (1): e2–e3.

Loader, Ian, and Neil Walker, 2007, *Civilizing Security*, Cambridge: Cambridge University Press.

Lorenz, Edward N., 1963, "Deterministic Nonperiodic Flow", *Journal of the Atmospheric Sciences*, 20 (2): 130–41.

Manson, Neil C., and Onora O'Neill, 2007, *Rethinking Informed Consent in*

Bioethics, Cambridge: Cambridge University Press.

Marincola, Francesco M., 2003, "Translational Medicine: A Two-Way Road", *Journal of Translational Medicine*, 1 (1): 1, Available from: https://translational-medicine.biomed- central.com/articles/10.1186/1479-5876-1-1.

Marmot, Michael, 2005, "Social Determinants of Health Inequalities", *Re Lancet*, 365 (9464): 1099–104.

Marmot, Michael, D. G. Altman, D. A. Cameron, J. A. Dewar, S. G. Thompson, and Maggie Wilcox, 2013, "The Benefits and Harms of Breast Cancer Screening: An Independent Review", *British Journal of Cancer*, 108 (11): 2205–40.

Marmot, Michael, Geoffrey Rose, M. J. Shipley, and P. J. Hamilton, 1978, "Employment Grade and Coronary Heart Disease in British Civil Servants", *Journal of Epidemiology and Community Health*, 32: 244–9.

Martins, Carlos, Maciek Godycki-Cwirko, Bruno Heleno, and John Brodersen, 2018, "Quaternary Prevention: Reviewing the Concept", *European Journal of General Practice*, 24 (1): 106–11.

May, Robert M., 1976, "Simple Mathematical Models with Very Complicated Dynamics", *Nature*, 261: 459–67.

McCabe, Christopher, 2005, "Orphan Drugs and the NHS: Should We Value Rarity?" *BMJ*, 331 (7523): 1016–19.

McGarvey, Darren, 2018, *Poverty Safari: Understanding the Anger of Britain's Underclass*, London: Picador.

McKie, John, and Jeff Richardson, 2003, "The Rule of Rescue", *Social Science & Medicine*, 56 (12): 2407–19.

Meadows, Donella H., 2008, *Rinking in Systems: A Primer*, Edited by Diana Wright, London: Earthscan.

Meadows, Donella H., Dennis L. Meadows, William W. Ⅲ Behrens, and Jørgen Randers, 1972, *Re Limits to Growth: A Report for the Club of Rome's Project on the Predicament of Mankind*, New York: Universe Books.

Medical Research Council, 1948, "Streptomycin Treatment of Pulmonary

Tuberculosis: A Medical Research Council Investigation", *BMJ*, 2 (4582): 769–82.

Merton, Robert K., 1948, "The Self-fulfilling Prophecy", *Re Antioch Review*, 8 (2): 193–210.

Merton, Robert K., 1968, "The Matthew Effect in Science", *Science*, 159 (3810): 56–63.

Met Office, 2020, "Numerical Weather Prediction Models", Available from: https://www. metoffice.gov.uk/research/approach/modelling-systems/unified-model/ weather-forecasting.

Mill, John Stuart, 1977 [1860], *On Liberty*, *In Re Collected Works of John Stuart Mill, Volume* XVIII *—essays on Politics and Society Part* I, ed. John M. Robson, Introduction by Alexander Brady, 213–310, London: Routledge and Kegan Paul, Available from: https://oll.libertyfund.org/title/robson- the-collected- works- of- john- stuart-mill-volume-xviii-essays-on-politics-and-society-part-i.

Mill, John Stuart, 1985 [1874], *On Nature*, *In Re Collected Works of John Stuart Mill, Volume* X *— essays on Ethics, Religion, and Society*, ed. John M. Robson, Introduction by F. E. L. Priestley, 373–402, London: Routledge and Kegan Paul. Available from: https:// oll. l ibertyfund.org/ title/ mill- the-collected- works-of-john-stuart- mill- volume-x-essays-on-ethics-religion-and-society.

Millar, Michael, 2011, "Can Antibiotic Use Be Both Just and Sustainable . . . Or Only More or Less So?" *Journal of Medical Ethics*, 37 (3): 153–7.

Millar, Michael, 2012, "Constraining the Use of Antibiotics: Applying Scanlon's Contractualism", *Journal of Medical Ethics*, 38 (8): 465–9.

Mitchell, Polly, 2018, "The Construction of Well-being", *PhD Thesis*, University College London, Available from: https://discovery.ucl.ac.uk/id/ eprint/10064726/.

Mitchell, Polly, and Anna Alexandrova, 2020, "Well-being and Pluralism", *Journal of Happiness Studies*, DOI: 10.1007/s10902-020-00323-8.

Morris, John C., 2000, "The Nosology of Dementia", *Neurologic Clinics*,

18 (4): 773–88.

Mounk, Yascha, 2017, *Re Age of Responsibility: Luck, Choice, and the Welfare State*, Cambridge: MA: Harvard University Press.

Mueller, Charles W., and Toby L. Parcel, 1981, "Measures of Socioeconomic Status: Alternatives and Recommendations", *Child Development*, 52 (1): 13–30.

Munro, Eileen, 2005, "A Systems Approach to Investigating Child Abuse Deaths", *British Journal of Social Work*, 35 (4): 531–46.

Murray, Christopher J., 1994, "Quantifying the Burden of Disease: The Technical Basis for Disability-adjusted Life Years", *Bulletin of the World Health Organization*, 72 (3): 429–45.

Murray, Christopher J., Emmanuela E. Gakidou, and Julio Frenk, 1999, "Health Inequalities and Social Group Differences: What Should We Measure?" *Bulletin of the World Health Organization*, 77 (7): 537–43.

Nagel, Thomas, 1979, "Equality", In *Mortal Questions,* 106–27, Cambridge: Cambridge University Press.

Navin, Mark Christopher, and Mark Aaron Largent, 2017, "Improving Nonmedical Vaccine Exemption Policies: Three Case Studies", *Public Health Ethics*, 10 (3): 225–34.

Nissenbaum, Helen, 2009, *Privacy in Context: Technology, Policy, and the Integrity of Social Life*, Stanford, CA: Stanford University Press.

Nozick, Robert, 1974, *Anarchy, State and Utopia*, New York: Basic Books.

Nussbaum, Martha C., 2000, *Women and Human Development: Re Capabilities Approach*, Cambridge: Cambridge University Press.

Nussbaum, Martha C., 2011, *Creating Capabilities*, Cambridge, MA: Harvard University Press.

Nys, Thomas R. V., 2008, "Paternalism in Public Health Care", *Public Health Ethics*, 1 (1): 64–72.

Office for National Statistics, 2016, "Smoking Inequalities in England, 2016", Available from: https://www.ons.gov.uk/peoplepopulationandcommunity/healthandsocialcare/ drugusealcoholandsmoking/adhocs/008181smokinginequal itiesinengland2016.

Office for National Statistics, 2019, "Healthcare Expenditure, UK Health Accounts—Office for National Statistics", Available from: https://www.ons.gov.uk/peoplepopulationand- community/healthandsocialcare/healthcaresystem/bulletins/ukhealthaccounts/2017.

Omer, Saad B., Walter A. Orenstein, and Jeffrey P. Koplan, 2013, "Go Big and Go Fast— Vaccine Refusal and Disease Eradication", *New England Journal of Medicine*, 368 (15): 1374–6.

O'Neill, Martin, 2008, "What Should Egalitarians Believe?" *Philosophy and Public A$airs*, 36 (2): 119–56.

O'Neill, Onora, 2002a, *Autonomy and Trust in Bioethics*, Cambridge: Cambridge University Press.

O'Neill, Onora, 2002b, *A Question of Trust: Re BBC Reith Lectures 2002*, Cambridge: Cambridge University Press.

Ostfeld, Richard, 2012, *Lyme Disease: Re Ecology of a Complex System*, New York: Oxford University Press.

Ostrom, Elinor, 1990, *Governing the Commons: Re Evolution of Institutions for Collective Action*, Cambridge: Cambridge University Press.

Ostrom, Elinor, 2010, "Beyond Markets and States: Polycentric Governance of Complex Economic Systems", *American Economic Review*, 100 (3): 641–72.

Owen, Lesley, Antony Morgan, Alastair Fischer, Simon Ellis, Andrew Hoy, and Michael P. Kelly, 2012, "The Cost-Effectiveness of Public Health Interventions", *Journal of Public Health*, 34 (1): 37–45.

Page, Scott E., 2018, *Re Model Rinker: What You Need to Know to Make Data Work for You*, New York: Basic Books.

Parfit, Derek, 1984, *Reasons and Persons*, Oxford: Oxford University Press.

Parker, Richard, and Peter Aggleton, 2003, "HIV and AIDS-related Stigma and Discrimination: A Conceptual Framework and Implications for Action", *Social Science & Medicine*, 57 (1): 13–24.

Parkhurst, Justin O., and Sudeepa Abeysinghe, 2016, "What Constitutes

Good Evidence for Public Health and Social Policy-Making? From Hierarchies to Appropriateness", *Social Epistemology*, 30 (5–6): 665–79.

Parkkinen, Veli-Pekka, Christian Wallmann, Michael Wilde, Brendan Clarke, Phyllis Illari, Michael P. Kelly, Charles Norell, Federica Russo, Beth Shaw, and Jon Williamson, 2018, *Evaluating Evidence of Mechanisms in Medicine: Principles and Procedures*, Cham: Springer.

Pashler, Harold, and Eric-Jan Wagenmakers, 2012, "Editors' Introduction to the Special Section on Replicability in Psychological Science a Crisis of Confidence?" *Perspectives on Psychological Science*, 7 (6): 528–30.

Pescosolido, Bernice A., Tait R. Medina, Jack K. Martin, and J. Scott Long, 2013, "The 'Backbone' of Stigma: Identifying the Global Core of Public Prejudice Associated with Mental Illness", *American Journal of Public Health*, 103 (5): 853–60.

Petticrew, M., and H. Roberts, 2003, "Evidence, Hierarchies, and Typologies: Horses for Courses", *Journal of Epidemiology and Community Health*, 57 (7): 527–9.

Pickering, Andrew, 2010, *Re Cybernetic Brain: Sketches of Another Future*, Chicago, IL: University of Chicago Press.

Pies, Ronald W., 2014, "The Bereavement Exclusion and DSM-5: An Update and Commentary", *Innovations in Clinical Neuroscience*, 11 (7–8): 19–22.

Piketty, Thomas, 2014, *Capital in the Twenty-first Century*, Cambridge, MA: Harvard University Press.

Ponthière, Grégory, 2003, "Should We Discount Future Generations' Welfare? A Survey on the 'Pure' Discount Rate Debate", CREPP working papers 0302, HEC-Management School, University of Liège, Available from: https://ideas.repec.org/p/rpp/wpaper/0302.html.

Powers, Madison, and Ruth Faden, 2008, *Social Justice: Re Moral Foundations of Public Health and Health Policy*, New York: Oxford University Press.

Pratt, Bridget, and Adnan A. Hyder, 2016, "How Can Health Systems

Research Reach the Worst-off? A Conceptual Exploration", *BMC Health Services Research*, 16 (7): 619.

Preda, Adina, 2018, "'Justice in Health or Justice (and Health)?'—How (Not) to Apply a Theory of Justice to Health", *Public Health Ethics*, 11 (3): 336–45.

Privitera, Johanna, 2018, "Aggregate Relevant Claims in Rescue Cases?" *Utilitas*, 30 (2): 228–36.

Quammen, David, 2018, *Re Tangled Tree: A Radical New History of Life*, London: William Collins.

Quinn, Warren, 1993, *Morality and Action*, Cambridge: Cambridge University Press.

Rachels, James, 1975, "Active and Passive Euthanasia", *Re New England Journal of Medicine*, 292 (2): 78–80.

Ramsey, Frank P., 1928, "A Mathematical Theory of Saving", *Re Economic Journal*, 38 (152): 543–59.

Rawls, John, 1993, *Political Liberalism*, New York: Columbia University Press.

Rawls, John, 1999, *A Reory of Justice*, Revised edition, Cambridge, MA: Harvard University Press.

Rawls, John, 2001, *Justice as Fairness: A Restatement*, Cambridge, MA: Harvard University Press.

Raz, Joseph, 1984, "On the Nature of Rights", *Mind*, 93: 194–214.

Raz, Joseph, 1986, *Re Morality of Freedom*, Oxford: Oxford University Press.

Reason, James, 1995, "Understanding Adverse Events: Human Factors", *BMJ Quality & Safety*, 4 (2): 80–9.

Reibetanz, Sophia, 1998, "Contractualism and Aggregation", *Ethics*, 108 (2): 296–311.

Reisig, V., and A. Hobbiss, 2000, "Food Deserts and How to Tackle Them: A Study of One City's Approach", *Health Education Journal*, 59 (2): 137–49.

Review on Antimicrobial Resistance, 2014, *Antimicrobial Resistance:*

Tackling a Crisis for the Health and Wealth of Nations, London: Her Majesty's Government, Available from: https://amr-review.org/Publications.html.

Review on Antimicrobial Resistance, 2016, *Tackling Drug-resistant Infections Globally: Final Report and Recommendations*, London: Her Majesty's Government, Available from: https://amr-review.org/sites/default/files/160525_Final%20paper_with%20cover.pdf.

Rid, Thomas, 2016, *Rise of the Machines: A Cybernetic History*, New York: W. W. Norton & Company.

Roberts, Devender, Julie Brown, Nancy Medley, and Stuart R. Dalziel, 2017, "Antenatal Corticosteroids for Accelerating Fetal Lung Maturation for Women at Risk of Preterm Birth", In Cochrane Database of Systematic Reviews, no.3 (New York: John Wiley & Sons, Ltd), Available from: https://www.cochranelibrary.com/cdsr/doi/10.1002/14651858. CD004454.pub4/full?highlight Abstract=antenat%7Ccorticosteroid%7Cantenatal%7Cco rticosteroids.

Robeyns, Ingrid, 2017, *Wellbeing, Freedom and Social Justice: Re Capability Approach Re-examined*, Cambridge: Open Book Publishers, Available from: https://www.openbookpublishers.com/product/682.

Roemer, John E., 1993, "A Pragmatic Theory of Responsibility for the Egalitarian Planner", *Philosophy and Public A$airs*, 22 (2): 146–66.

Roemer, John E., and Alain Trannoy, 2016, "Equality of Opportunity: Theory and Measurement", *Journal of Economic Literature*, 54 (4): 1288–332.

Roosevelt, Franklin D., 1941, "Executive Order 8807—Establishing the Office of Scientific Research and Development", Available from: https://www.presidency.ucsb.edu/documents/ executive-order-8807-establishing-the-office-scientific-research-and-development.

Rose, Geoffrey, 1981, "Strategy of Prevention: Lessons from Cardiovascular Disease", *BMJ*, 282 (6279): 1847–51.

Rose, Geoffrey, and James McCormick, 2001, "Sick Individuals and Sick Populations", *International Journal of Epidemiology*, 30 (3): 427–32.

Rosser, J. Barkley, 2015, "Complexity and Austrian Economics", In

Christopher J. Coyne and Peter J. Boettke, eds., *Re Oxford Handbook of Austrian Economics*, ch. 27, Oxford: Oxford University Press.

Rothwell, Peter, 2005, "External Validity of Randomised Controlled Trials: 'To Whom Do the Results of This Trial Apply?'", *Re Lancet*, 365 (9453): 82–93.

Rudner, Richard, 1953, "The Scientist Qua Scientist Makes Value Judgments", *Philosophy of Science*, 20 (1): 1–6.

Rumbold, Benedict, 2018, "Towards a More Particularist View of Rights' Stringency", *Res Publica*, 25 (2): 211–33.

Rumbold, Benedict, Albert Weale, Annette Rid, James Wilson, and Peter Littlejohns, 2016, "Public Reasoning and Health Care Priority Setting: The Case of NICE", *Kennedy Institute of Ethics Journal*, 27 (1): 107–34.

Rumbold, Benedict, and James Wilson, 2019, "Privacy Rights and Public Information", *Journal of Political Philosophy*, 27 (1): 3–25.

Russo, Federica, and Jon Williamson, 2007, "Interpreting Causality in the Health Sciences", *International Studies in the Philosophy of Science*, 21 (2): 157–70.

Rutter, Harry, Natalie Savona, Ketevan Glonti, Jo Bibby, Steven Cummins, Diane T. Finegood, Felix Greaves, et al., 2017, "The Need for a Complex Systems Model of Evidence for Public Health", *Re Lancet*, 390 (10112): 2602–4.

Sackett, David L., William, M. C. Rosenberg, J. A. Muir Gray, R. Brian Haynes, and W. Scott Richardson, 1996, "Evidence Based Medicine: What It Is and What It Isn't", *BMJ*, 312 (7023): 71–2.

Sackett, David L., Sharon E. Straus, W. Scott Richardson, William Rosenberg, and R. Brian Haynes, 2000, *Evidence-based Medicine: How to Practice and Teach EBM. 2nd edn*, Edinburgh: Churchill Livingstone.

Scambler, Graham, and Anthony Hopkins, 1986, "Being Epileptic: Coming to Terms with Stigma", *Sociology of Health & Illness*, 8 (1): 26–43.

Scanlon, T. M., 1998, *What We Owe to One Another*, Cambridge, MA: Harvard University Press.

Scanlon, T. M., 2018, *Why Does Inequality Matter*? Oxford: Oxford

University Press.

Scheffi er, Samuel, 2003, "What Is Egalitarianism?" *Philosophy and Public A$airs*, 31 (1): 5–39.

Schelling, Thomas C., 2006, *Micromotives and Macrobehavior*, New York: W. W. Norton.

Schwitzgebel, Eric, and Fiery Cushman, 2015, "Philosophers' Biased Judgments Persist Despite Training, Expertise and Reflection", Cognition 141: 127–37.

Segall, Shlomi, 2007, "In Solidarity with the Imprudent: A Defense of Luck Egalitarianism", *Social Reory and Practice*, 33 (2): 177–98.

Segall, Shlomi, 2009, *Health, Luck, and Justice*, Princeton, NJ: Princeton University Press.

Selgelid, Michael J., 2005, "Ethics and Infectious Disease", *Bioethics*, 19 (3): 272–89.

Sen, Amartya, 1979, "Equality of What? The Tanner Lectures on Human Values", Available from: https://tannerlectures.utah.edu/_documents/a-to-z/s/sen80.pdf.

Sen, Amartya, 1999, *Development as Freedom*, Oxford: Oxford University Press.

Sen, Amartya, 2004, "Why Health Equity?" In Sudhir Anand, Fabienne Peter, and Amartya Sen, eds., *Public Health, Ethics, and Equity*, 21–34, Oxford: Oxford University Press.

Sen, Amartya, 2006, "What Do We Want from a Theory of Justice?" *Re Journal of Philosophy*, 103 (5): 215–38.

Sen, Amartya, 2011, *Re Idea of Justice*, Cambridge, MA: Harvard University Press.

Shafer-Landau, Russ, 2005, "Liberalism and Paternalism", *Legal Reory*, 11 (3): 169–91.

Shavers, V. L., 2007, "Measurement of Socioeconomic Status in Health Disparities Research", *Journal of the National Medical Association*, 99 (9):

1013–23.

Sheehan, Mark, 2007, "Resources and the Rule of Rescue", *Journal of Applied Philosophy*, 24 (4): 352–66.

Shiffrin, Seana Valentine, 2000, "Paternalism, Unconscionability Doctrine, and Accommodation", *Philosophy and Public A$airs*, 29 (3): 205–50.

Shue, Henry, 1996, *Basic Rights: Subsistence, A$uence, and US Foreign Policy. 2nd edn*, Princeton, NJ: Princeton University Press.

Simester, Andrew P., ed., 2005, *Appraising Strict Liability*, Oxford: Oxford University Press.

Simon, Herbert A., 1962, "The Architecture of Complexity", *Proceedings of the American Philosophical Society*, 106 (6): 467–82.

Singer, Peter, 1972, "Famine, Affluence, and Morality", *Philosophy and Public Affairs*, 1 (3): 229–43.

Sinnott-Armstrong, W., 2005, "It's Not My Fault: Global Warming and Individual Moral Obligations", In Walter Sinnott-Armstrong and Richard B. Howarth, eds., *Perspectives on Climate Change: Science, Economics, Politics, Ethics (Advances in the Economics of Environmental Resources*, Vol. 5), 285–307. Bingley: Emerald Group Publishing Limited.

Sloan Wilson, David, 2016, "Two Meanings of Complex Adaptive Systems", In David Sloan Wilson and Alan Kirman, eds., *Complexity and Evolution: Toward a New Synthesis for Economics*, 31–46, Cambridge, MA: MIT Press.

Sloan Wilson, David, and John M. Gowdy, 2015, "Human Ultrasociality and the Invisible Hand: Foundational Developments in Evolutionary Science Alter a Foundational Concept in Economics", *Journal of Bioeconomics*, 17 (1): 37–52.

Smart, J. J. C., and Bernard Williams, 1973, *Utilitarianism: For and Against*, Cambridge: Cambridge University Press.

Smith, Adam, 1982 [1790], *Re Reory of Moral Sentiments*, edited by D. D. Raphael and A. L. Macfie, vol. Ⅰ of the Glasgow Edition of the Works and

Correspondence of Adam Smith, Carmel, IN: Liberty Fund.

Smith, Gordon C. S., and Jill P. Pell, 2003, "Parachute Use to Prevent Death and Major Trauma Related to Gravitational Challenge: Systematic Review of Randomised Controlled Trials", *BMJ*, 327 (7429): 1459–61.

Smith, Maxwell J., 2015, "Health Equity in Public Health: Clarifying Our Commitment", *Public Health Ethics*, 8 (2): 173–84.

Snowdon, Christopher, 2017, *Killjoys: A Critique of Paternalism*, London: The Institute of Economic Affairs.

Sommer, Marni, and Richard Parker, eds., 2013, *Structural Approaches in Public Health*, Abingdon: Taylor & Francis.

Sousa, Michael D., 2018, "The Persistence of Bankruptcy Stigma", *American Bankruptcy Institute Law Review*, 26: 217–42.

Sreenivasan, Gopal, 2012, "A Human Right to Health? Some Inconclusive Scepticism", *Aristotelian Society Supplementary*, 86 (1): 239–65.

Stanger-Hall, Kathrin F., and David W. Hall, 2011, "Abstinence-Only Education and Teen Pregnancy Rates: Why We Need Comprehensive Sex Education in the U.S.", *PLoS ONE*, 6 (10): e24658.

Steiner, Michael, 2020, "Coronavirus Has Changed How We Support People with Failing Lungs – a Doctor Explains Why", *Re Conversation*, Available from: http://theconversa- tion.com/coronavirus-has-changed-how-we-support-people-with-failing- lungs-a-doctor-explains-why-149960.

Stepan, Nancy Leys, 2011, *Eradication: Ridding the World of Diseases Forever*? London: Reaktion Books.

Sterman, John D., 2001, "System Dynamics Modeling: Tools for Learning in a Complex World", *California Management Review* 43 (4): 8–25.

Sterman, John D., 2006, "Learning from Evidence in a Complex World", *American Journal of Public Health*, 96 (3): 505–14.

Stilgoe, Jack, 2014, "Against Excellence", *Re Guardian*, 19 December, Available from: https://w ww.theguardian. com/science/political-science/ 2014/ dec/19 / against-excellence.

Stodden, Victoria, 2014, "Enabling Reproducibility in Big Data Research: Balancing Confidentiality and Scientific Transparency", In Julia Lane, Victoria Stodden, Stefan Bender, and Helen Nissenbaum, eds., *Privacy, Big Data and the Public Good*, 112–32, Cambridge: Cambridge University Press.

Stokes, Donald E., 1997, *Pasteur's Quadrant: Basic Science and Technological Innovation*, Washington, D. C. : Brookings Institution.

Stoye, George, 2018, "The NHS at 70: Does the NHS Need More Money and How Could We Pay for It?" *The King's Fund*, Available from: https://www.kingsfund.org.uk/publica- tions/nhs-70-does-the-nhs-need-more-money.

SAGE [Strategic Advisory Group of Experts on Immunization], 2014, *Report of the SAGE Working Group on Vaccine Hesitancy*, Geneva: World Health Organization, Available from: https://www.who.int/immunization/sage/meetings/2014/october/SAGE_work- ing_group_revised_report_vaccine_hesitancy.pdf?ua=1.

Strawson, P. F., 1974, *Freedom and Resentment and Other Essays*, London: Routledge.

Stutzin Donoso, Francisca, 2018, "Chronic Disease as Risk Multiplier for Disadvantage", *Journal of Medical Ethics*, 44 (6): 371–5.

Syvanen, Michael, 2012, "Evolutionary Implications of Horizontal Gene Transfer", *Annual Review of Genetics*, 46: 341–58.

Taurek, John M., 1977, "Should the Numbers Count?" *Philosophy and Public A$airs*, 6 (4): 293–331.

Taylor, Mark J., and James Wilson, 2019, "Reasonable Expectations of Privacy and Disclosure of Health Data", *Medical Law Review*, 27 (3): 432–60.

Temkin, Larry S., 1993, *Inequality*, New York: Oxford University Press.

Thaler, Richard H., and Cass R. Sunstein, 2008, *Nudge: Improving Decisions about Health, Wealth, and Happiness*, New Haven, CT: Yale University Press.

Thompson, Christopher, 2018, "Rose's Prevention Paradox", *Journal of Applied Philosophy*, 35 (2): 242–56.

Thompson, Kimberly M., and Radboud J. Duintjer Tebbens, 2007, "Eradication Versus Control for Poliomyelitis: An Economic Analysis", *Lancet*, 369 (9570): 1363–71.

Thomson, Judith Jarvis, 1971, "A Defense of Abortion", *Philosophy and Public A$airs*, 1 (1): 47–66.

Thomson, Judith Jarvis, 1976, "Killing, Letting Die, and the Trolley Problem", *Re Monist*, 59 (2): 204–17.

Tomasello, Michaelz, 2016, *A Natural History of Human Morality*, Cambridge: MA: Harvard University Press.

Tomlin, Patrick, 2017, "On Limited Aggregation", *Philosophy and Public A$airs*, 45 (3): 232–60.

Tudor-Hart, Julian, 1971, "The Inverse Care Law", *Re Lancet*, 297 (7696): 405–12.

Ulijaszek, Stanley J., 2017, *Models of Obesity: From Ecology to Complexity in Science and Policy*, Cambridge: Cambridge University Press.

UN Committee on Economic Social and Cultural Rights, 2000, "General Comment No. 14 (2000), The Right to the Highest Attainable Standard of Health (Article 12 of the International Covenant on Economic, Social and Cultural Rights)", New York: United Nations, Available from: https://digitallibrary.un.org/record/425041.

Unger, Peter, 1996, *Living High and Letting Die: Our Illusion of Innocence*, Oxford: Oxford University Press.

United Nations Centre for Human Rights, 1989, *Right to Adequate Food as a Human Right. E/CN.4/Sub.2/1987/23*, New York: United Nations.

Varoufakis, Yanis, 2016, "Transcript: Interview with Yanis Varoufakis", *Re Economist*, Availableat:https://www.economist.com/briefing/2016/03/31/transcript-interview-with- yanis-varoufakis.

Venkatapuram, Sridhar, 2011, *Health Justice: An Argument from the Capabilities Approach*, Cambridge: Polity Press.

Verweij, Marcel, and Angus Dawson, 2004, "Ethical Principles for

Collective Immunisation Programmes", *Vaccine*, 22 (23): 3122–6.

Verweij, Marcel, and Angus Dawson, 2009, "The Meaning of 'Public' in 'Public Health'", In Angus Dawson and Marcel Verweij, eds., E*thics, Prevention, and Public Health*, 13–29, Oxford: Oxford University Press.

Vogt, Henrik, Sara Green, Claus Thorn Ekstrøm, and John Brodersen, 2019, "How Precision Medicine and Screening with Big Data Could Increase Overdiagnosis", *BMJ*, 366 (September): l5270.

Voigt, Kristin, 2013, "Appeals to Individual Responsibility for Health", *Cambridge Quarterly of Healthcare Ethics*, 22 (2): 146–58.

von Neumann, John, 1966, *Reory of Self-reproducing Automata*, Edited by Arthur W. Burks, Urbana: University of Illinois Press.

Voorhoeve, Alex, 2009, *Conversations on Ethics*, Oxford: Oxford University Press.

Voorhoeve, Alex, 2014, "How Should We Aggregate Competing Claims?" *Ethics*, 125 (1): 64–87.

Voorhoeve, Alex, and Marc Fleurbaey, 2012, "Egalitarianism and the Separateness of Persons", *Utilitas*, 24 (3): 381–98.

Wainer, Howard, 2009, P*icturing the Uncertain World: How to Understand, Communicate, and Control Uncertainty Rrough Graphical Display*, Princeton, NJ: Princeton University Press.

Waldron, Jeremy, 1992, "From Authors to Copiers: Individual Rights and Social Values in Intellectual Property", *Chicago Kent Law Review*, 68: 841–88.

Waldron, Jeremy, 2017, *One Another's Equals: Re Basis of Human Equality*, Cambridge, MA: Harvard University Press.

Waldrop, M. Mitchell, 1992, C*omplexity: Re Emerging Science at the Edge of Order and Chaos*, New York: Simon & Schuster.

Walker, Tom, 2019, *Ethics and Chronic Illness*, London: Routledge.

Wang, Haidong, Amanuel Alemu Abajobir, Kalkidan Hassen Abate, Cristiana Abbafati, Kaja M. Abbas, Foad Abd-Allah, Semaw Ferede Abera, et al., 2017, "Global, Regional, and National Under-5 Mortality, Adult Mortality,

Age-Specific Mortality, and Life Expectancy, 1970–2016: A Systematic Analysis for the Global Burden of Disease Study 2016", *Re Lancet*, 390 (10100): 1084–150.

Weatherford, Jack, 1997, *History of Money: From Sandstone to Cyberspace*, New York: Crown Publishers.

Weaver, Warren, 1948, "Science and Complexity", *American Scientist*, 36 (4): 536–44.

White, Douglas B., and Bernard Lo, 2020, "A Framework for Rationing Ventilators and Critical Care Beds During the COVID-19 Pandemic", *JAMA*, 323 (18): 1773–4.

Whitehead, Margaret, 1990, *Re Concepts and Principles of Equity and Health*, Copenhagen: WHO Regional Office for Europe, Document number: EUR/ICP/RPD 414.

Whitehead, Margaret, and Göran Dahlgren, 2006, *Concepts and Principles for Tackling Social Inequities in Health: Levelling Up Part 1*, Copenhagen: WHO Regional Office for Europe, Available from: https://www.euro.who.int/data/assets/pdf_file/0010/74737/ E89383.pdf.

Wigglesworth, Robin, 2018, "How a Volatility Virus Infected Wall Street", Financial Times, 12 April, Available from: https://www.ft.com/content/be68aac6-3d13-11e8-b9f9- de94fa33a81e.

Wild, Verina, D. Jaff, N. S. Shah, and M. Frick, 2017, "Tuberculosis, Human Rights and Ethics Considerations Along the Route of a Highly Vulnerable Migrant from Sub- Saharan Africa to Europe", *International Journal of Tuberculosis and Lung Disease*, 21 (10): 1075–85.

Wilkinson, Martin, and Andrew Moore, 1997, "Inducement in Research", *Bioethics*, 11 (5): 373–89.

Wilkinson, Martin, and Andrew Moore, 1999, "Inducements Revisited", *Bioethics*, 13 (2): 114–30.

Wilkinson, Richard, and Michael Marmot, 2003, *Social Determinants of Health: Re Solid Facts. 2nd edn*, New York: World Health Organization,

Available from: http://www. euro.who.int/ data/assets/pdf_file/0005/98438/ e81384.pdf.

Williams, Bernard, 1981, *Moral Luck: Philosophical Papers 1973–1980*, Cambridge: Cambridge University Press.

Williams, Garrath, 2008, “Responsibility as a Virtue”, *Ethical Reory and Moral Practice*, 11 (4): 455–70.

Wilson, James, 2007a, “Is Respect for Autonomy Defensible?”*Journal of Medical Ethics*, 33 (6): 353–6.

Wilson, James, 2007b, “Rights”, In Richard E. Ashcroft, Angus Dawson, Heather Draper, and John McMillan, eds., *Principles of Health Care Ethics, 2nd edn*, 239–46, Chester: John Wiley and Sons.

Wilson, James, 2007c, “Nietzsche and Equality”, In Gudrun von Tevenar, ed., *Nietzsche and Ethics*, 221–40, Oxford: Peter Lang.

Wilson, James, 2007d, “Transhumanism and Moral Equality”, *Bioethics*, 21 (8): 419–25.

Wilson, James, 2009a, “Could There Be a Right to Own Intellectual Property?”, *Law and Philosophy*, 28: 393–427.

Wilson, James, 2009b, “Not so Special After All? Daniels and the Social Determinants of Health”, *Journal of Medical Ethics*, 35 (1): 3–6.

Wilson, James, 2011a, “Why It’s Time to Stop Worrying about Paternalism in Health Policy”, *Public Health Ethics*, 4 (3): 269–79.

Wilson, James, 2011b, “Health Inequities”, In Angus Dawson, ed., *Public Health Ethics: Key Concepts and Issues in Policy and Practice,* 211–30, Cambridge: Cambridge University Press.

Wilson, James, 2012, “Paying for Patented Drugs Is Hard to Justify: An Argument about Time Discounting and Medical Need”, *Journal of Applied Philosophy*, 29 (3): 186–99.

Wilson, James, 2013, “Drug Resistance, Patents and Justice: Who Owns the Effectiveness of Antibiotics?” In John Coggon and Swati Gola, eds., *Global Health and International Community: Ethical, Political and Regulatory*

Challenges, ch. 9, London: Bloomsbury Academic.

Wilson, James, 2014, "Embracing Complexity: Theory, Cases and the Future of Bioethics", *Monash Bioethics Review*, 32 (1–2): 3–21.

Wilson, James, 2016, "Public Value, Maximization and Health Policy: An Examination of Hausman's Restricted Consequentialism", *Public Health Ethics*, 10 (2): 157–63.

Wilson, James, 2018, "Global Justice", In Dominick A. Dellasala and Michael I. Goldstein, eds., *Encyclopedia of the Anthropocene*, 81–6, Oxford: Elsevier.

Wilson, James, 2020, "Philanthrocapitalism and Global Health", In Gillian Brock and Solomon Benatar, eds., *Global Health: Ethical Challenges*, 416–28, Cambridge: Cambridge University Press.

Wilson, James, 2021, "When Does Precision Matter? Personalised Medicine from the Perspective of Public Health", In Margherita Brusa, Michael Barilan, and Aaron Ciechanover, eds., *Can Precision Medicine Be Personal; Can Personalized Medicine Be Precise?* Oxford: Oxford University Press.

Wilson, James, and David Hunter, 2010, "Research Exceptionalism", *American Journal of Bioethics*, 10 (8): 45–54.

Wilson, James, and David Hunter, 2011, "Hyper-expensive New Therapies and the Prioritisation of R&D", London: Nuffield Council on Bioethics, Available from: https:// discovery.ucl.ac.uk/id/eprint/1325654/.

Winslow, C.-E. A., 1903, "Statistics of Small-pox and Vaccination", *Publications of the American Statistical Association*, 8 (61): 279–84.

Wolfe, Robert M., and Lisa K. Sharp, 2002, "Anti-vaccinationists Past and Present", *BMJ*, 325 (7361): 430.

Wolff, Jonathan, 1998, "Fairness, Respect, and the Egalitarian Ethos", *Philosophy and Public A$airs*, 27 (2): 97–122.

Wolff, Jonathan, 2015, "Social Equality and Social Inequality", In Carina Fourie, Fabian Schuppert, and Ivo Wallimann-helmer, eds., *Social Equality: On What It Means to Be Equals*, 209–25, Oxford: Oxford University Press.

Wolff, Jonathan, and Avner De-Shalit, 2007, *Disadvantage*, Oxford: Oxford University Press.

Wolff, Robert Paul, 1970, *In Defense of Anarchism*, Berkeley: University of California Press.

Wootton, David, 2007, *Bad Medicine: Doctors Doing Harm Since Hippocrates*, Oxford: Oxford University Press.

World Bank, 2019a, "Current Health Expenditure (% of GDP)", Available from: https://data. worldbank.org/indicator/SH.XPD.CHEX.GD.ZS.

World Bank, 2019b, "Life Expectancy at Birth, Total (Years)", Available from: https://data. worldbank.org/indicator/SP.DYN.LE00. IN?end=2017&locations=CU-US-CR&start= 1960&view=chart.

World Health Organization, 1948, "Preamble to the Constitution of the World Health Organization as Adopted by the International Health Conference, New York, 19–22 June, 1946", New York: World Health Organization, Available from: https://www.who. int/governance/eb/who_constitution_en.pdf.

World Health Organization, 2011, *Scaling Up Action Against Noncommunicable Diseases: How Much Will It Cost*? Geneva: World Health Organization.

World Health Organization, 2013, *WHO Global Status Report on Road Safety 2013: Supporting a Decade of Action*, World Health Organization: New York, Available from: http://www.who.int/iris/bitstream/10665/78256/1/9789241564564_eng.pdf.

World Health Organization, 2018a, *World Malaria Report 2018*, Geneva: World Health Organization, Available from: https://www.who.int/malaria/publications/world-malaria- report-2018/en.

World Health Organization, 2018b, "Antimicrobial Resistance: Fact Sheet", Available from: https://www.who.int/news-room/fact-sheets/detail/antimicrobial-resistance.

World Health Organization, 2019a, "Ten Threats to Global Health in 2019", Available from: https://www.who.int/news-room/spotlight/ten-threats-to-global-health-in-2019.

World Health Organization, 2019b, "Fact Sheet: Measles", Available from: https://www.who. int/en/news-room/fact-sheets/detail/measles.

World Medical Association, 2006, "World Medical Association International Code of Medical Ethics", Available from: https://www.wma.net/policies-post/wma-international- code-of-medical-ethics/.

World Obesity Federation, 2020, "Global Obesity Observatory", Available from: https:// www.worldobesitydata.org.

Wu, Joseph, 2020, "The Limits of Screening", PhD Thesis, University of Cambridge, Available from: https://www.repository.cam.ac.uk/handle/1810/306007.

Yong, Ed., 2016, *I Contain Multitudes: Re Microbes Within Us and a Grander View of Life*, New York: Random House.

Young, Iris Marion, 2001, "Equality of Whom? Social Groups and Judgments of Injustice", *Journal of Political Philosophy*, 9 (1): 1–18.

Young, Iris Marion, 2013, *Responsibility for Justice*, Oxford: Oxford University Press.

Zachar, Peter, and Kenneth S. Kendler, 2017, "The Philosophy of Nosology". *Annual Reviews of Clinical Psychology*, 13: 49–71.

Zuckerman, Harriet A., 1965, "Nobel Laureates in the United States: A Sociological Study of Scientific Collaboration", Unpublished PhD dissertation, Columbia University.

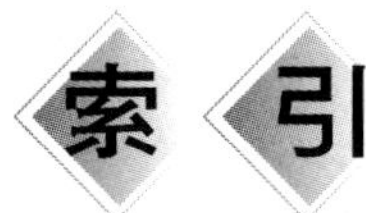

索引

为了方便数字用户阅读，术语索引跨越两页（例如 52-3）的情形，有时可能仅出现在其中一页上。词条后所注页码为原书页码。

后记

截至 2020 年 1 月 30 日，已在 19 个国家发现新冠病毒确诊病例，世界卫生组织宣布该疫情为国际关注的公共卫生紧急事件。

新冠疫情对地方、国家和全球卫生机构提出了最为严峻的考验。由于高传染性的病毒通过飞沫和气溶胶传播，且当时尚无可用疫苗，许多国家采取了一系列非常严格的公共卫生措施来控制新冠疫情。过去认为不可想象的干预措施，如封控政策，得到了广泛的应用，与朋友见面甚至离开住所都会受到管控。这些措施与有效检测、接触追踪和隔离疑似病例相结合，在很大程度上减少了病例数量，但只有少数国家完全抑制住了病毒。

截至 2020 年 12 月底，笔者完成撰稿工作时，全球已确诊 8100 万 COVID-19 病例，180 万人死亡。全球每天新增约 70 万病例，这是自疫情开始以来的最高水平。在少数国家，一些疫苗还处于推广的早期阶段，还远远无法确定第一批疫苗的效力是否足够抑制病毒的传播，免疫力能持续多久，以及这些疫苗何时能在资源匮乏的地区得到广泛供应（Dyer, 2020）。

在疫情暴发之前，本书的初稿已经提交给出版社了。在疫情暴发后的几个月里，笔者参与了好几个为英国的政策制定者提供伦理建议的项目。其中包括：向地区和国家委员会提供关于重症监护室（ICU）优先级的道德建议；向英国国家卫生与社会保障数据监护机构（National Data Guardian for Health and Social Care）提供咨询，使为了规划和研究目的而获取英国国民保健署（NHS）患者数据的流程可以适应新冠疫情带来的一系列变化；担任英国国民保健署 COVID-19 应用程序的伦理咨询组成员，就疫苗分配的伦理原则提供建议（Campos-Matos et al., 2021）。其中很多建议都基于本书提出的框架，包括第 4 章对公共政策的复杂系统方法的分析、第 7 章对优先级排序的分析、第 9 章对健康公平的复杂系统解释，当然还有第 10 章对传染病的分析。

尽管笔者在 2020 年深度参与了为新冠疫情提供伦理建议的工作，但在书中详细讨论这一主题似乎为时过早。就整体而言，本书的目的是提供一种公共政策哲学、一种价值观框架和一种有助于思考公共卫生以及各种公共政策问题的方法。在短时间内彻底改变这一框架以适应新冠疫情这种非常特殊的情况，可能会导致模型出现过度拟合（over-fitting）的重大风险。过度拟合是指过度调整模型以应对少数情况，结果在处理之前未曾预料到的新情况时变得不太有效。

担心“过度拟合”的一个主要原因是，在全球范围内快速发展的公共卫生突发事件中，很难甚至不可能在事件还没有尘埃落定之时，正确地把握其伦理意义并关注焦点问题。考虑到图书出版所需的时间，对于 COVID-19 详细而具体的论述可能很快就会过时，甚至可能在出版之日就已经过时。即使在新冠疫情暴发的最初几个月内，人们已经意识到随着事态的变化，似乎需要解决的伦理问题也在发生变化。

进入重症监护室的优先顺序问题，以及在伦理上是否允许为了照顾存活概率更大的患者而让其他患者脱离呼吸机的问题，似乎是新冠疫情最初几个月中最重要的伦理问题之一。这引发了一系列的论文发表和伦理原则声明（White and Lo, 2020）。然而，几个月后，人们意识到在重症监护室内更少地使用有创通气（invasive ventilation），而在重症监护室外更多地使用持续气道正压通气（Continuous Positive Airway Pressure，CPAP）和高流量供氧（High Flow Oxygen，HFO）等成本更低且劳动强度更小的无创呼吸干预技术，不仅是可能的，而且在临床上是可取的（Steiner, 2020）。从伦理角度看，呼吸机的分配问题似乎也并不那么紧迫了。

本书的一个主要观点是，有效地制定公共政策需要对背景和系统有深度的理解。即使因果机制或干预措施在某种情况下行之有效，也不应假定它会在另一种情况下自动奏效。即使一项伦理原则对思想实验或现实情境中的行为准则进行了概括，也不应假定它在另一种情况下会自动成为明智行动的良好基础。虽然本书的分析比思想实验要丰富得多，也吸纳了许多不同的观点，但也不应自动假定本书提出的经验教训能够在环境因素彻底改变的情况下为做出明智的伦理决策提供依据。

因此，当新冠疫情蔓延时，笔者深刻地意识到无法保证本书的分析能在完全改变的环境中仍然有效。最终，笔者所提出的框架强调了系统的相互关联、述行性以及结构正义的需求，这些在新冠疫情中被证明与在之前的情况下一样有用。

第 10 章探讨了传染病的数学模型，明确指出将疾病的有效传播率（R 值）控制在低于 1 的水平是至关重要的。随着疫情的蔓延，传染病建模以及不同干预措施对 R 值的影响成为新闻报道的主要内容。2020 年 3 月初，英国的病例数量每三天翻一番。非药物干预措施虽然减少了传播，但病例数量缓慢翻番，其无法阻止医院人满为患，医护不堪重负，也无法避免令人无法接受的高死亡率。唯一真正可行的策略，是通过检测、追踪和隔离措施，并采取更广泛的非药物干预措施，将 R 值维持在 1 以下，直到大量有效疫苗出现。

公平性和维护公众信任成为疾病遏制政策所面临的主要挑战。尽管新冠疫情一暴发就呼吁团结，并承认这是一个前所未见的共同风险，会影响到所有人（无论贫富），但很快人们就发现，接触该疾病的风险以及确诊后面临的重症或死亡的风险，并不是平等分担的。最初，那些需要与他人大量接触又无法远程完成工作的人，面临着一个艰难的选择，要么继续工作并承受更高的风险，要么失去收入。而那些可以远程完成工作的人则不会面临这个选择。显而易见的是，富人和受过良好教育的人主要从事的白领工作，可以很容易地转移到线上进行，这加剧了风险不平等的社会感知。

种族和社会阶层等结构性特征已经造成了健康寿命的显著不平等，在新冠疫情中加大了重症和死亡风险。现有结构性不平等与新冠疫情导致的高死亡率之间存在明显关联，由此引发了关于公平和健康公平的一系列深刻问题，无论是应对新冠疫情还是其他更为广泛的问题。“黑人的命也是命”（Black Lives Matter）抗议活动成为全球现象并非偶然，在不同国家引发了针对结构性种族主义的不同回应。

新冠疫情还加剧了原本就对公共卫生干预持有怀疑态度的群体的担忧。在公共场所强制佩戴口罩等措施成了政治问题，而在本书第 5 章和第 6 章中详细讨论过一些针对侵犯自由的公共卫生措施的反对意见。大多数反对者都认可采取公共卫生措施的必要性，但希望更重视保护经济。然而，那些主张采取不那么严格的公共卫生措施的人，往往没有考虑到传染病的一个基本特征，即当公共卫生措施只是中等有效时，R 值会保持在 1 以上，病例将继续呈指数增长。因此，严格程度较低的策略缺乏稳定性，往往会导致封锁与解封措施不断往复，进而破坏经济，或者以在伦理上有争议的方式放任大量死亡结果的发生。

在激烈的争论背后，存在着一系列关于公平分配和风险再分配的重要问题，这些问题可以通过第 7 章介绍的工具进行有益的探讨。一项公共卫生措施会在人口层面带来益处，但这一事实本身并不足以使其在伦理上可接受。同样重要的是，这些措施对于个人应具有合理性，即使是对那些预计会因这些措施而处境变得更糟的人也应如此。

非药物干预措施，如关闭学校、工作场所和商店，是为了保护卫生系统的完整性和人口健康，但同时也给不同群体带来了截然不同的风险和收益。学校停课是一项可以大幅降低 R 率的干预措施。然而，虽然新冠病毒本身对儿童和青少年构成的风险很小，但学校停课给儿童带来的风险却不小。在进行在线教育时，许多孩子可能无法获得足够的电脑设备或互联网资源来参与学习，这会严重影响到他们的权益。

随着酒吧和餐馆等商业场所的关闭，业主们发现他们仍然需要支付租金和其他商业支出，但却失去了谋生的能力。许多工作暂时无以为继，一些花费了很长时间才实现盈利的业主破产了。封锁政策的实施降低了民众感染 COVID-19 的风险，其中受益最大的是那些重症率或死亡风险明显较高的人群，其年龄大多都在 65 岁以上。因此，封锁政策将风险从老年人大规模地重新分配给了年轻人（John, 2020）。

在实施这些政策的同时维持公众的信任，需要政府能够令人信服地证明这种风险的再分配是公平的。政府首先需要调动公民之间的团结精神，解释为什么许多人应该承受生计上的风险或采取的额外预防措施，去保护那些容易受到更严重伤害的人群。那些会遭受损失的人，特别是那些无法工作或经营业务的人，需要得到补偿，这样才能让他们能够支持相应的公共卫生措施。有些国家在这方面做得比较好，其中一些原因在第 8 章关于责任的讨论中有所提及，另一些原因在第 10 章关于述行性和公共信任的分析中有所提及。

译后记

初闻詹姆斯·威尔逊（James Wilson）教授，源于其在 YouTube 上的一段访谈视频。当时正值新冠疫情席卷全球之际，传统的国家治理、经济运行和人际交往的方式都遭受了前所未有的颠覆，人类社会经历着一种根本性的、非连续性的结构断裂，公共卫生治理越发为演进中的风险社会这一宏大话语或叙事所主导。尤记得威尔逊教授在采访中明确提出，健康权应为人权的一个重要组成部分，而国家在保护和促进公民健康方面负有不可推卸的责任。此外，他还谈到了哲学的实用主义立场，强调利用哲学工具来阐明国家在公共卫生领域采取行动的伦理正当性。自那之后，我便有意识地阅读了威尔逊教授发表的一系列哲学和应用伦理学方面的论著，收获颇丰。那些博学、睿智而又严谨的文字仿若一扇通幽大门，透过它既可以领略哲学这颗科学皇冠上的明珠的无限荣光，又可以解码公共卫生政策的正确“打开方式”。再然后，承蒙西南政法大学卫生健康法治与社会发展研究院院长赵万一教授的译著邀约，自己便“夹带私货”，将威尔逊教授的这本专著付诸翻译实践。现如今，回想之前为了熟悉威尔逊教授的哲学理念，便一头扎进相关文献的研读中，常常神游于其深邃的运思逻辑而不能自拔，那些日子虽辛劳，倒也无比充实。

按当下惯例，译者似应就原作的学理脉络和精髓论点进行扼要评述，以飨读者。然威尔逊教授在本书的引言和结论部分，业已纵横捭阖、鞭辟入里地将其写作的逻辑理路和内容架构向我们娓娓道来。更准确地说，他所做的工作犹如为现代哲学指路，教授人们如何在后疫情时代用更为理性的哲学视角去看待公共卫生与公共政策问题。故我自己也就罢了狗尾续貂的痴念，笃信开卷有益，阅读这本载有丰富案例、精练简洁与晦涩深刻并存的当代哲学论著，能够开阔时下应用哲学、法哲学、卫生健康法学、社会学、政治学等学科的研究视野和研究方法。与此同时，将公共卫生与公共政策纳入哲学体系下予以解读和省视，并不仅仅是同一研究客体在不同维度的堆砌和平推；不同进路的视野，或者称之为“眼界”，实则蕴含的是问题意识，旨在打破公共卫生治理研究一直被科学技术范畴的声音所笼罩的桎梏。因此，本书的出版在一定程度上可以为中国式现代化进程中全面推进健康中国建设、促进卫生健康事业高质量发展行稳致远提供一条极具实用价值的宏观知识路径。

本书英文版共有274页，几十万字，对于非哲学科班出身的我，实为一本不折不扣的大部头书籍。翻译期间，常会在同一语句的译法上反复修改，试图从哲学的抽象中寻找公共卫生实践所隐藏的意义旨归。毕竟，理解永远无彼岸可达，只能是在不断的循环中逐渐接近真相。就哲学著作的翻译而言，类似法官释法那般，并非机械的映射关系可以简单概括，在一定程度上毋宁说是一门需要洞察力与诠释力的精细艺术。本书的翻译力求严格忠实原意，却又尽可能用深入浅出、通俗易懂的语言去表达作者的思想，但难免仍会在复刻原文和照顾可读性之间出现偏差，在此恳请读者不吝指正。

和所有的译著一样，这本书凝结了许多人的关心和帮助。除了向原作者威尔逊教授致敬，特别要感谢赵万一教授的伯乐之情，他对门下学生总是谆谆教诲，提携有加。还要特别感谢华东政法大学的胡玉鸿教授和清华大学的李文彬编审，两位学界前辈能够在百忙之中拨冗作序，为本书增色不少。另外，还要向中国社会科学出版社的郭曼曼编辑表示衷心的感谢，她在选题报批、版权谈判、文稿审读、书号申请、封面设计等各个出版环节，一直亲力亲为，不厌其烦地与我进行深入的交流和讨论。最后需要致谢的，是最值得我感恩，也是对我人生最重要的两个人，我可爱的父亲和母亲。他们对我工作和生活的关心与照顾，从来都是默默付出，陪伴左右，并一直鼓励我，要在付出了很多努力却又得不到结果的沉默时光里，不忘初心，砥砺前行。唯愿二老身体康健，自己亦会再接再厉，扎根学术，方能不辜负他们的养育之恩和殷殷期盼。

龙柯宇

2024 年 7 月 23 日于成都府河畔